생명윤리와 법

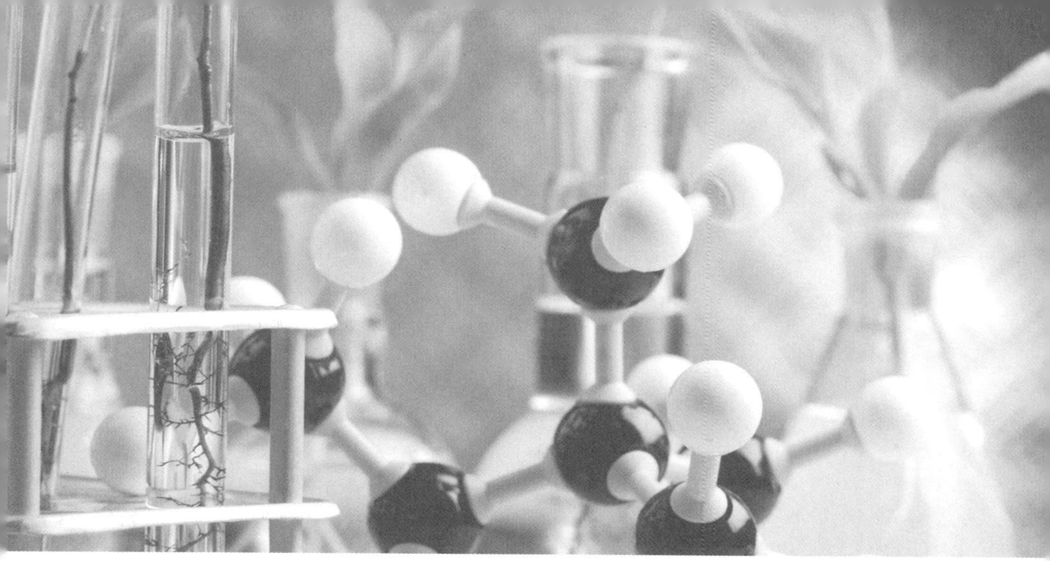

제4개정판

생명윤리와 법

권복규 · 김현철 · 배현아 지음

이화여자대학교출판문화원

제4개정판 서문

2014년에 3판이 출간된 지 벌써 6년이 지났다. 그동안 생명윤리와 관련된 법과 정책도 큰 변화가 있었다. 주요한 것들 몇 가지만 살펴보면 다음과 같다. 김 할머니 사건으로 촉발된 연명의료를 둘러싼 사회적 논의가 2016년 「호스피스·완화의료 및 임종과정에 있는 환자의 연명의료결정에 관한 법률」의 제정으로 이어졌다. 그리고 2019년 헌법재판소는 낙태와 관련된 형법 제269조 제1항(자기낙태죄)과 제270조 제1항(의사낙태죄)에 대해 헌법불합치 결정을 내렸다. 또한 줄기세포 연구, 유전자치료 연구, 이종이식 연구 등에 관한 특별법인 「첨단재생의료 및 첨단바이오의약품 안전 및 지원에 관한 법률」이 2019년 제정되었다. 이런 변화는 생명윤리의 법과 정책에 큰 영향을 주는 것이어서, 새로 제4개정판을 내어 필요한 수정과 보완을 해야 할 필요가 절실해졌다.

이번 제4개정판에는 그동안 지속적으로 〈생명윤리와 법〉 강의를 해온, 이화여자대학교 법학전문대학원 배현아 교수가 집필진으로 합류했다. 배현아 교수는 생명윤리의 법과 정책에 대한 주요한 변화를 감안하여, 기존 저술의 많은 부분을 수정해주었다. 제3판까지 공동 저자였던 권복규와 김현철도 여러 장을 수정했다. 그리고 이화여자대학교 연구

윤리센터 김은애 교수도 몇몇 장에 대해 수정 의견을 보내주었다. 김은애 교수에게 특별한 감사를 드린다.

이 책은 생명윤리에 대한 연구도 부족하고 사회적 인식도 부족했던 시기에 출판되어, 10여 년이 지나는 동안 우리나라의 생명윤리 관련 법과 정책에 대한 이해를 넓히는 데 나름의 역할을 수행했다. 그러나 그동안 축적된 연구 성과와 사회적 환경의 변화를 감안하면, 이 책보다 더 새로운 편제와 내용을 가진 저서가 나올 때가 되었다. 이런 맥락에서 이번 4판은 이 책의 마지막 개정판이 될 것이다.

그동안 생명윤리의 법과 정책에 대한 연구를 같이 해온 동료 선후배 연구자와 학생들에게 깊은 감사를 드린다. 특히 미숙한 후배들을 데리고 이화여자대학교 생명 의료법연구소와 생명윤리정책협동과정을 이끌어주셨고, 이제는 정년 퇴임하신 이화여자대학교 장영민 명예교수님의 그동안의 노고에 깊은 감사를 드린다. 아울러 이화여자대학교의 최경석, 이원복 교수님, 숙명여자대학교의 박수헌 교수님, 국가생명윤리정책원의 이윤성 전 원장님과 김명희 원장님 등 큰 도움을 주신 여러분들에게 특별한 감사를 드린다. 마지막으로 그동안 이 책의 출판을 위해 고생한 이화여자대학교출판문화원 관계자 분들께도 고마움을 전한다.

2020년 7월

저자 일동

초판 서문

생명윤리는 이제 일반 시민의 교양이자 관심사가 되었다. 많은 사람들이 인간 복제의 정당성에 대해 이야기를 하고, '배아 줄기세포'처럼 예전에는 관련 분야 전문가들이 독점하고 있던 희귀한 생물학과 의학의 용어들이 언론과 인터넷에서 흘러넘친다. 2005년 「생명윤리 및 안전에 관한 법률」이 일선 의료기관과 연구기관들을 대상으로 시행되면서 '충분한 정보에 근거한 동의(informed consent)'와 같은 말들이 일선 의료 현장에서도 심심치 않게 들리게 되었다. 그래서 생명윤리는 교양이자 지적 관심사뿐만 아니라 모르면 불이익을 당할 수밖에 없는 현대 사회의 '삶의 기술' 중 하나가 되어버린 듯하다.

우리나라는 세계 최초로 체세포핵 이식 기술을 사용한 인간 배아 복제와 줄기세포 확립에 성공한 나라이자(그러나 2009년 현재 사실이 아닌 것으로 드러났다), 100여 개가 넘는 시험관 아기 불임 클리닉이 운영되는 나라이고, 탯줄 혈액은행이 가장 빠르게 성장하고 있는 나라이면서 갖은 명목의 유전자검사를 해주는 생명공학 벤처 기업들이 비 온 뒤의 죽순처럼 솟아나는 나라다. 한편으로는 치료비가 없어 딸의 인공호흡기를 제거해버린 가장이 처벌을 받는 나라이면서 매년 30여만 건 이상의 낙태 시술이 이루어지고 있는 나라, 세계에서도 드물게 생체 장기

이식 기증의 비율이 전체 장기 이식의 90%가 넘는 희귀한 나라다. 반나절 동안 300명이 넘는 환자를 보는 초인적인 의사가 사는 나라이면서, 환자에게 암에 걸렸다는 진실을 말했다는 이유로 의사가 그 남편에게 폭행을 당하는 나라이기도 하고, 동시에 전 국민을 주민등록번호와 열 손가락 지문으로 관리하면서도 유전 정보까지 검사해서 등록해놓고 싶어 하는 나라이기도 하다.

이런 초현실적인 풍경 속에서 인간의 존엄성과 가치, 인권을 지키고 또 지켜주며 살아간다는 것은 지난하기 짝이 없는 일이다. 과학에 대한 기대와 소소한 이야기들은 흘러넘치지만 정작 과학은 빈곤하기 짝이 없으며, 검증도 제대로 안 된 과학 기술의 상업화에 대해서는 눈을 번득이지만 거기서 희생되는 사람들의 존엄에 대해서는 눈을 감는다. 이 모든 현상의 밑바닥에는 과학에 대한 무지에서 비롯된 지나친 낙천주의, 그리고 시민 의식이 결여된 천민자본주의의 세계가 있다.

바로 그렇기 때문에 생명윤리에 대한 자각과 실천은 반드시 필요하다. 21세기의 사회에서 생명윤리는 비합리적인 종교적 신념도, 할 일 없는 호사가들의 과학 발전에 대한 시비 걸기도 아니다. 생명윤리는 과학 기술, 특히 생명과학과 의학의 발전에 맞추어 인간의 존엄성과 인권을 지키려는 노력이다. 그러기 위해서는 우선 무슨 일이 일어나고 있는지를 정확하게 알 필요가 있으며, 보편 인권의 규범 아래서 발생 가능한 현상을 해석하고 논리적인 결론을 내릴 수 있어야 한다. 의학과 생명과학의 강력한 자장 하에서 누구도 자유로울 수 없는 현대에서 이런 일들은 자신의 존엄성을 지키기 위해서라도 꼭 필요한 일이다. 생명윤리가 시민의 교양이며, 또 그렇게 되어야 한다는 것은 이런 사실을 의미한다.

개인의 인권과 존엄성뿐 아니라 사회 공동체의 안녕과 질서를 지키기 위해서도 법 규범은 반드시 필요하다. 「생명윤리 및 안전에 관한 법률」이라는 약간은 우스꽝스러운 이름이 되어버린 법이 제정되어야 했다는 것은 오늘날 우리가 처한 상황을 명료하게 보여준다. 법은 '윤리'의 최소한이 아니라 '생명윤리'라는 이름의 실천을 사회 속에서 보장해 주어야 하는 것이다. 그래서 생명윤리와 법은 개인과 사회의 행위를 통제하는 일종의 규범으로서 같이 나아간다.

이 책은 바로 이러한 의도에서 집필되었다. 대표적인 생명윤리 분야의 주제를 나열하고 전반부에는 사실에 대한 과학적 이해 및 그에 수반되는 윤리적 함의를, 후반부에는 그것의 법률적 해석을 담았다. 이 책을 읽는 독자들은 평이한 수준에서 오늘날 생명윤리 영역에서 일어나고 있는 대표적인 사안들과 그에 대한 윤리적·법적 접근 방식을 이해할 수 있을 것이다. 단지 '이해'의 수준을 넘어 복잡한 현실에서 어쩔 수 없이 내리게 되는 판단과 의사 결정에 도움이 된다면 저자들에게는 매우 큰 기쁨일 것이다.

이 책은 과학기술부 세포응용연구사업단의 지원을 받아 저술되었다. 이 책을 내는 데 많은 도움을 주신 세포응용연구사업단 윤리연구팀의 책임자인 서울대 박은정 교수님과 윤리연구팀에서 같이 연구하고 있는 서울대의 홍성욱, 김옥주, 성제경 교수님, 한양대의 김계성 교수님 등 여러 교수님께 감사드리며, 자료 정리를 도와준 송윤진, 이정념 선생에게도 고마움을 전한다. 아울러 이 책의 편집과 출판을 위해 많은 애를 써준 이화여자대학교출판문화원에도 감사를 드린다.

2005년 7월

권복규, 김현철

차례

제8장 인간 대상 연구의 윤리

제9장 유전자검사와 유전자치료

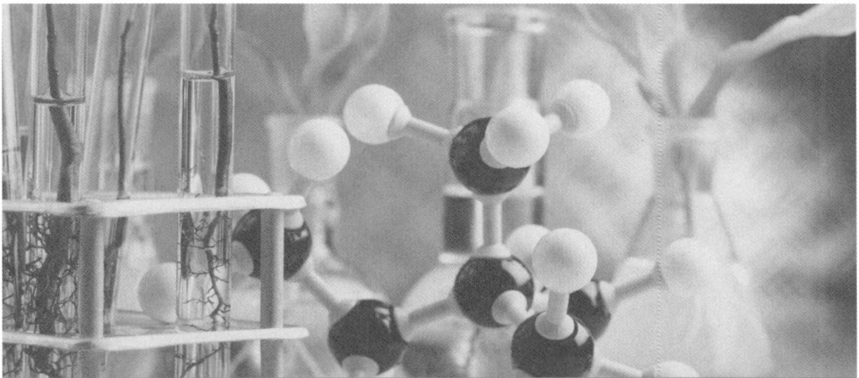

제1장

생명, 생명과학, 생명윤리

1. 생명과 인간

"생명이란 무엇인가?"라는 물음은 인류가 이 세상에 태어났을 때부터 시작되었을 것이다. 생명은 인간의 삶과 무관할 수 없기에 인간은 고대로부터 종교적·철학적 성격을 띤 수많은 해답을 제시해왔다. 이들 대부분은 생명의 기원, 의미, 본질에 대한 물음과 관련된 것으로 무엇이 과연 옳은지를 우리는 결정하기 어렵다. 다만 자신의 문화, 신앙, 가치관에 따라 이러저러한 해답에 만족할 수 있을 따름이다. 이와 같은 생명의 의미나 본질에 대한 물음과 그에 대한 대답은 생명윤리와도 깊은 관련이 있다. 그러나 이를 논하기 전에 우선 생명에 대해 현대 과학이 제시하는 설명이 무엇인지를 이해할 필요가 있을 것이다.

현대 자연과학은 "생명이란 무엇인가?"라는 질문이 포괄하는 여러 의문에 대해 전적으로 만족스러운 답을 내려줄 수는 없다. 단지 생명이 없는 상태와 비교했을 때 "생물의 속성은 무엇인가?"라는 물음에 대한 해답을 제시할 수 있을 뿐이다. 어느 대상 A가 생명이다, 즉 '살아 있다'고 할 때 그것은 A가 태어나서 자라고 번식(reproduction)하며, 환경에 반응하고 때로는 환경을 변화시키며 언젠가는 죽고, 또 세대를 이어가며 '진화(evolution)'한다는 것이다. 태어남(출생), 자람(성장), 자극에 대한 반응과 환경에 대한 적응, 죽음, 그리고 번식과 진화는 미생물로부터 인간에 이르기까지 모든 생물의 속성이다. 그런데 이러한 생명 현상은 자연계의 일반적인 사물의 모습과는 크게 다르다. 물리학의 보편적인 진리로 여겨지는 열역학 제2법칙(엔트로피 증대의 법칙)은, 일반적인 자연 현상은 시간이 흐름에 따라 질서가 있는 상태로부터 무질서의 상태로, 즉 혼돈을 향해 나아간다는 것을 증명한다. 하지만 이에 비해 생명체는 시간의 흐름 속에서도 언제나 스스로 질서를 구축하며 그 질서 안에서 자신의 기능과 형태를 유지하는 존재인 것이다. 이러한 이유로 인해 생명의 존재는 고대로부터 항상 수수께끼였다. 이에 대한 가장 손쉬운 설명은 생명 현상에는 일반적인 자연 현상과는 다른 뭔가 특별한 것이 있다는 주장이다. 그 특별한 것은 '영혼', '혼', '정기(精氣)' 등으로 불렸으며, 고대인들은 그 기원을 신의 숨결이나 우주의 근본 구성 원소 등 여러 가지로 생각했다. 이렇듯 생명체에 고유한 어떤 특별한 무엇이 있어 생명 현상을 나타낸다는 시각을 '생기론(vitalism)'이라고 부른다. 생기론은 고대의 여러 종교 사상과 아리스토텔레스(Aristoteles) 등의 철학자들을 거쳐 현대에 이르기까지 매우 다양한 형태로 존재했고, 오늘날에도 완전히 사라졌다고는 볼 수 없다.

반면 생물은 어떤 고유한 원인이나 원리에 의해서가 아니라 물리, 화학 법칙에 따라 자동으로 움직이는 복잡한 기계에 불과하다고 보는 시각도 있었다. 이와 같은 관점을 '기계론(mechanism)'이라 부를 수 있는데, 근대 유럽의 일부 과학자와 사상가들을 중심으로 등장했다. 인체의 혈액 순환을 발견한 하비(William Harvey), 물질로 구성된 육체와 정신 현상을 주관하는 영혼의 완전한 분리를 주장한 데카르트(René Descarte)를 거쳐 심리 현상을 포함한 인간의 생명 현상 자체가 기계와 마찬가지라고 보는 라 메트리(Julien La Mettrie)가 그 대표적인 인물이다. 생물에 대한 기계론적 시각은 초자연적인 원리나 영혼의 존재를 부인한다는 점에서 현대 과학의 생명 이론과 부합하는 측면이 있으나, 이들이 생각했던 복잡한 기계의 상(像)이 대개 시계와 같은 것으로 성장, 발달, 진화하는 생명 현상을 충분히 설명할 수 없다는 단점이 있었다.

오늘날 자연과학의 입장에서 볼 때 생명은 생물이라는 특정한 계

(系, system)가 외부 환경으로부터 물질과 에너지를 흡수하여 이를 재배치하는 과정에서 일어나는 현상이다. 이런 특이하고 고유한 계를 유지하기 위해 필요한 것은 물질과 에너지, 그리고 무엇보다도 정보(information)다. 생물은 물질과 에너지를 흡수하여 활용하고, 다시 배출하기 위한 정교한 시스템이며 이 시스템은 미리 프로그램된 정보에 의해 만들어지고 유지된다. 이 정보를 담고 있는 것이 바로 유전자(gene)이며, 유전자를 코딩하고 있는 물리적 구조가 디옥시리보핵산(DNA) 혹은 리보핵산(RNA) 등의 핵산(nucleic acid)이다. 이는 마치 컴퓨터의 하드디스크가 mp3 음악 파일을 기록하고 있는 것과 마찬가지다.

단적으로 말해, 생물은 특정 환경 내에서 자신을 복제하고 증식시키는 정보의 모음이라고 할 수 있다. 생명 현상이 본질적으로 자기 복제하는 핵산에 의해 나타난다는 생각은 1953년 왓슨(James D. Watson, 1928-)과 크릭(Francis H. C. Crick, 1916-2004)이 DNA 이중나선 구조를 밝히면서 결정적으로 확립되었다. 유전 정보를 담고 있는 DNA로부터 RNA가 그 정보를 읽어 아미노산의 배치를 결정하여 단백질을 합성하고 이 단백질이 생명 현상을 일으킨다. 단백질은 생명체를 구성하는 기본적인 구조물과 더불어, 실제 생명 현상을 일으키는 효소(enzyme)를 구성한다. 이와 같이 DNA, RNA, 단백질을 통해 생명 현상이 일어난다는 주장을 생물학의 '중심 명제(central dogma)'라고 한다. 이 전체 과정은 대개 생물의 세포(cell) 내에서 조화롭게 이뤄지므로 세포는 온전한 생명 현상을 일으키는 가장 기본적인 단위다. 세포는 유전 정보를 담고 있는 DNA, 이를 전사 및 번역할 수 있는 RNA와 단백질로 구성된 기구, 여기에 필요한 에너지를 공급하는 미토콘드리아와 같은 기구, 그 과정에서 생긴 노폐물을 처리하는 기구 등으로 구성된 매우 복잡한 생화학 시스템이라 할 수 있다. 이 세포가 환경 내에서 생존 확률을 높이기 위해 여럿이 함께 모여 각기 분화된 작업을 담당함으로써 다세포 생물이 되었고, 이 다세포 생물이 오랜 세월에 걸쳐 진화를 거듭하여 오늘날과 같은 다양한 생물계가 만들어졌다는 것이 현대 과학의 입장이다.

이렇듯 정교한 생명이 애초에 어디서 기원했는지, 혹은 일정한 외부 조건이 형성되기만 하면 생명체는 탄생하는 것인지, 혹은 그렇지 않은지에 대해서는 의견이 분분하다.[1] 하지만 오늘날의 생명과학이 밝혀낸 생명 현상의 기본 질서에는 과거와 같이 초자연적인 것에 대한 논의가 끼어들 여지가 없는 것 같다. 생명 현상은 우리가 합리적으로 이해 가능한 자연 현상, 즉 물리화학적으로 환원하여 설명할 수 있는 대상이 되었으며, 때로 인간의 복지를 위해 얼마든지 이용 가능한 것으로도 생각되고 있다.

하지만 인간 역시 생명을 가진 존재이기 때문에 이와 같은 상황에는 무엇인가 불만족스러운 부분이 남아 있다. 인간을 포함한 모든 생명이 우주에서 우연히 기원하여 목적과 의미를 알 수 없는 진화의 힘에 의해 이끌려가고 있는 존재라는 사실은 이제까지 인간이 믿어왔던 삶의 의미와 가치를 뒤흔들 가능성을 안고 있는 것이다. 물론 이와 같은 설명은 어디까지나 현상을 자연과학적으로 이해하는 것으로서 이것이 생명이라는 존재의 궁극적인 의미와 본질에 대한 답을 주고 있다고 보기는 어렵다. 그러나 예전에는 생명 현상에 수반되었던 가치들이 자연과학이 발전함에 따라 탈신비화됨으로써 가치관의 혼란이 일어나고 있으며, 현대의 생명윤리가 등장하게 된 배경에는 그러한 혼란이 자리 잡고 있다. 생명과학이 발달할수록 이러한 탈신비화 과정이 가속된다는 사실에 비춰볼 때 생명 현상에 대한 현대 과학의 이해가 어느 수준에서 어떻게 수용되어야 할지는 더욱 신중하게 성찰할 필요가 있다.

1 폴 데이비스, 『생명의 기원』, 고문주 옮김, 서울: 북스힐, 1998 참조.

2. 오늘날의 생명과학

오늘날 생명과학은 일반적인 생물학은 물론 의학, 수의학, 약학, 축산학, 농학, 식품공학 등 관련 응용 분야를 모두 포괄한다. 이전에는 의학과 수의학, 약학, 농축산학, 식품공학 등이 각기 다른 방법론과 기술을 가진 별개의 분야로 여겨졌으나 모든 생명 현상이 결국은 DNA 유전 정보의 발현이라는 사실이 알려지면서 기존의 학문상의 경계가 허물어지고 있다. 이중에서도 의학 및 약학 분야와 깊이 관련 있는 생명과학은 의생명과학이라고도 불리고 있다. 19세기 이전까지 의학은 오래된 경전과 개별 의사의 경험에 의존하는 경험학이었지만 19세기 중반 이래 근대 병리학과 미생물학, 생리학 등이 크게 발전하면서 생명과학의 응용 분야가 되었는데, 이렇게 해서 태어난 근대 의학을 생의학(biomedicine)이라 부른다.

1953년 왓슨과 크릭이 DNA 이중나선 구조를 발견하여 생물학의 중심 명제를 확립한 이후 생명과학은 놀랍게 발전했다. '제한효소'를 써서 DNA와 RNA를 원하는 부위에서 자를 수 있는 기술, '중합효소'를 써서 원하는 염기 서열을 가진 DNA와 RNA를 만들 수 있는 기술, 짧은 시간 내에 방대한 유전 정보를 읽어내고 해독할 수 있는 고성능 컴퓨터와 수학적 방법론, 반도체 생산 기술을 응용하여 극소량의 검체로도 유전 정보를 분석할 수 있는 DNA 칩 등이 발달하여 오늘날에는 한 생명체의 유전 정보를 모두 읽어 해독해낼 수 있음은 물론, 이를 바꾸는 것도 가능해졌다. 1980년대 초반 등장한 소위 '유전공학(genetic engineering)'의 개념은 이러한 기술을 산업적으로 응용하여 우리가 원하는 성질(형질)을 가진 생명체를 만들어내고자 하는 것이다. 이 유전공학을 통해 인간의 유전자를 삽입하여 인슐린을 생산하는 효모, 줄기에는 토마토가 열리고 뿌리에는 감자가 열리는 신종 식물, 인간 유전자를 지닌 질병 모델 동물 등의 생산이 가능해졌다. 의학 영역에서는 유전자검사를 통해 질병을 조기 진단하는 것은 물론 질병 소인을 찾아내어 예방하고, 개인의 체질에 맞는 약물을 처방하는 등 소위 '맞춤의학'을 향한 길이 열렸다.

21세기 의학의 또 다른 화두는 '재생의학'이다. 이는 병이 들거나 손상된 조직이나 부위를 줄기세포를 가지고 재생, 또는 대치시키고자 하는 시도다. 백혈병 환자에게서 암이 된 혈액 세포를 방사선과 항암제를 이용하여 모두 제거한 다음 다른 사람의 골수 줄기세포를 이식하여 치료하는 '세포치료'가 재생의학의 효시라고 할 수 있는데, 최근에는 이와 같은 성체 줄기세포 외에도 배아, 또는 탯줄로부터 얻은 줄기세포를 이용하여 손상을 입은 조직을 대치하고자 하는 연구들이 이뤄지고 있다.

1997년 복제양 돌리의 탄생은 생명과학 분야에 새로운 가능성을 열어주었다. 어떤 동물에서 유전자 조작을 통해 유전 형질을 우리가 원하는 것으로 바꾼다고 해도, 그 형질은 해당 동물의 한 세대만으로 그친다는 단점이 있었다. 번식을 위해 이 동물을 교배한다면 그 유전 형질이 후손에게까지 전달된다는 것을 보증할 수 없었기 때문이다. 그러나 체세포복제 기술로 돌리가 태어남으로써 교배를 하지 않고도 동일한 형질을 지닌 동물 개체를 우리가 원하는 숫자만큼 '생산'할 수 있는 길이 열린 것이다. 그 결과 유전공학의 개념은 더욱 확장되었고, 생물체를 마치 공장의 생산 도구처럼 활용하여 원하는 산물을 얻을 수 있다는 '생명공학(biotechnology: BT)'의 개념이 등장했다. 원자와 분자 수준에서 물체를 조작하는 나노 기술(nanotechnology), 유전 정보의 해석에 그치지 않고 유전 산물인 단백질의 기능을 연구하는 단백질체학(proteomics) 등의 발전은 이 분야의 가능성을 더욱 넓혀주었으며, 그 결과 생명공학(BT)은 정보통신기술(information and communication technology: ICT)의 뒤를 이을 21세기의 가장 유망한 산업 분야 중 하나로 주목받고 있다.

3. 생명 의료 윤리의 개념

영어의 'biomedical ethics'는 우리말로 '생명 의료 윤리' 또는 '생명 의료 윤리학'으로 번역된다. '생명 의료 윤리학'이 생명 의료 윤리 관련 주제들에 대한 학문적 연구가 주목적이라 한다면 '생명 의료 윤리'는 그 실천적 함의를 더 강조한다고 할 수 있다. 물론 이는 임의적인 구분이며 올바른 지식에 대한 탐구와 실천은 서로 불가분의 것이라 하겠다. 이 책에서는 실천적 함의를 강조하여 '생명 의료 윤리'라는 표현을 원칙으로 하되, 이를 간단히 '생명윤리'로 표기할 것이다. 별도 설명이 없는 '생명윤리'는 '생명 의료 윤리'를 약술한 것으로 이해하면 된다. 학자에 따라서는 '생명윤리'의 개념을 넓게 잡아서 이 안에 간호 윤리, 환경 윤리 등을 모두 집어넣기도 하는데, 우리나라에서 환경 윤리는 대개 생명 윤리와는 별개의 것으로 간주된다.

생명 의료 윤리는 편의적으로 '의료 윤리(medical ethics)'와 협의의 '생명윤리(bioethics)'로 구분할 수 있다. 의료 윤리는 의사 또는 의료인의 '전문직 윤리(professional ethics)'로서 환자-의료인 관계, 충분한 정보에 의한 동의, 진실을 말하기, 환자의 비밀 엄수 등 전통적으로 의료인이 준수해야 할 윤리적인 사안들을 다룬다. 의료 윤리와 생명윤리의 주제들 중에서 특히 병원 환경에서 일어나는 문제들을 '임상 윤리(clinical ethics)'라는 이름으로 따로 떼어 다루기도 하며, 이는 특히 직접 환자를 접하는 의료인의 교육에 의미가 있다. 의료 윤리의 역사는 히포크라테스 선서(기원전 5세기)까지 거슬러 올라가며, 우리나라는 물론 중국과 인도 등지에서도 성격은 다르지만 의사의 전문적 속성과 덕

목을 강조한 윤리적 전통을 찾아볼 수 있다.

학문적인 의미에서 생명윤리는 대략 1970년대 이후 미국을 중심으로 시작된 새로운 흐름이다. 생명윤리(bioethics)라는 말을 처음 사용한 사람은 미국 위스콘신대학교의 포터(Van Rensselaer Potter)로서 그는 1970년 「생명윤리, 생존의 과학(Bioethics, the Science of Survival)」이라는 논문을 발표하여 '생명윤리'를 "생물학 지식과 인간의 가치 체계에 대한 지식을 함께 엮는 새로운 학문"이라고 정의했다.[2] 1971년 미국 조지타운대학교가 케네디재단의 후원을 받아 이 분야를 연구하는 새로운 기관을 설립하면서 'bioethics'는 이 새로운 학문 분야를 일컫는 용어로 자리를 잡게 되었다. 1972년 레이히(Warren Reich)는 그가 편집한 『생명윤리 사전(*Encyclopedia of Bioethics*)』에서 생명윤리를 "의학 및 생물과학의 윤리적 차원에 관한 연구"로 정의했다. 1974년 미국 의회도서관이 'bioethics'를 주제어로 공식 채택하면서 이 용어는 현대 의생명과학의 발전이 불러일으킨 여러 가지 새로운 문제들에 대한 윤리적 탐구를 하는 분야를 지칭하는 용어로서 확실한 의미를 가지게 되었다. 하지만 '생명'이라는 단어가 의미하는 범위가 워낙 광범위하고, '윤리' 역시 마찬가지여서 이러한 미국식의 생명윤리에 대한 정의가 모든 문화권에서 보편적으로 받아들여지는 것은 아니다. 그러나 식물인간에게서 인공호흡기를 제거하는 것이 정당한가를 놓고 뜨거운 논쟁이 벌어졌던 카렌 퀸란 사건, 인공임신중절을 정당화할 것이냐를 놓고 벌어졌던 로 대 웨이드 사건, 유전자 조작 동식물과 식품의 등장, 복제양 돌리의 탄생 등 새롭게 발전하는 의생명과학이 불러일으킨 사태들에 대한 사회적 우려와 관심이 대단히 컸고, 생명윤리 자체가 그에 대한 지적·학문적 대응으로 발전했기 때문에 일단 이렇게 개념을 잡는 것이

2 A. R. Jonsen, *The Birth of Bioethics*, New York: Oxford University Press, 1998, p.27.

앞으로의 논의 전개를 위해 바람직하다.

한편으로는 학문적 의미에서 생명윤리를 전통적으로 철학의 한 분야인 응용윤리학의 일종으로 보는 시각도 있고, 사실 생명윤리의 발전에 윤리학자들이 많은 기여를 했기 때문에 이러한 견해에는 상당한 근거가 있다. 그러나 생명윤리가 단지 주어진 사안에 대한 학문적 분석으로 끝나지 않고 상당한 실천적 함의를 지니고 있으며, 문제의 해결을 위해서는 일종의 사회 공동체적인 통찰을 필요로 하기 때문에 철학과 윤리학은 물론, 법학, 의학, 생명과학, 신학, 사회학, 인류학 등 다양한 분야의 전문가들이 참여하는 다학제적 연구(multidisciplinary study)가 될 때 더욱 풍성한 결실을 거둘 수 있다. 실제로 오늘날 생명윤리 연구는 미국의 헤이스팅스연구소(The Hastings Center for Bioethics)나 조지타운대학교의 케네디윤리연구소(The Kennedy Institute of Ethics)의 예에서 볼 수 있듯 다양한 분야를 전공한 학자들의 참여와 협력에 힘입어 발전하고 있다.

생명윤리가 다루는 학술적인 주제는 이미 언급했듯 매우 광범위하고 다양하다. 생명윤리 관련 문헌을 세계에서 가장 많이 보유하고 있는 케네디윤리연구소의 문헌 분류 체계를 우리 실정에 맞게 수정한 국가생명윤리정책원 분류표의 대분류 항목을 보면 다음과 같다.[3]

1. 윤리학
2. 생명윤리학
3. 생물철학
4. 보건과 의료의 철학
5. 과학/기술과 사회

3 국가생명윤리정책원 홈페이지(www.nibp.kr/xe/table).

6. 전문직 윤리의 강령/위상
7. 의료사회학
8. 환자–의사 관계
9. 보건의료
10. 성/젠더
11. 피임
12. 낙태
13. 인구
14. 재생산/재생산적 기술
15. 유전학, 분자생물학, 미생물학
16. 환경의 질
17. 신경과학과 정신건강
18. 인체실험
19. 인공 및 이식된 장기/조직
20. 죽음과 죽어감
21. 생물학과 의학의 국제적/정치적 관점
22. 동물복지
23. 연구 윤리
24. 기타

이를 나누면 철학, 윤리학, 법학, 사회학 등의 기본 학문 영역, 의료인의 전문직 윤리와 환자–의사 관계 등의 문제, 피임과 낙태, 인구 조절, 성 등 생식 관련 문제, 죽음과 임종에 관한 문제, 배아 연구, 유전학, 신경과학, 장기 이식 등 첨단 의생명과학 연구 관련 문제, 연구 윤리 및 인체실험, 동물실험 등 연구와 직접적인 관련이 있는 문제, 환경, 국제 문제, 기타 등의 영역으로 구분할 수 있다. 향후 나노 생명과학 기술과

정보 기술, 로보틱스(robotics) 등이 발전함에 따라 나노 윤리, 사이보그(cyborg) 및 가상 생명, 트랜스 휴먼(transhuman) 등으로 생명윤리가 다루는 주제의 범위는 더욱 확장될 것으로 전망된다.

4. 생명 의료 윤리의 역사

생명, 특히 인간의 생명에 대한 윤리적 관심은 아주 고대로까지 거슬러 올라간다. 문명이 시작한 이래 사회를 지탱하는 규범으로서 윤리, 또는 법규가 만들어졌고 인간의 생명을 해치는 일은 가장 사악한 일 중 하나로 취급되었다. 한편 의사라는 직업의 탄생과 함께 의사가 지켜야 할 의무나 예절에 대한 규정도 생겨났다. 예컨대 바빌로니아 함무라비 왕의 법전(기원전 1750년경)에는 이미 의사가 해야 할 치료 의무와 그에 대한 보상이 나타나 있다. 그러나 의사의 윤리적 의무가 구체적으로 명시된 것은 기원전 5세기의 히포크라테스 선서로 거슬러 올라간다. 이 선서는 그리스의 코스 섬에 기반을 둔 히포크라테스 학파의 의사들이 제시한 것으로 보이는데, 스승과 동료에 대한 존중, 환자의 사생활과 의료 기밀의 보호, 환자에게 해를 입히지 않을 것, 자신의 직무에만 충실할 것, 환자와 불미스러운 관계를 맺지 않을 것 등을 내용으로 하고 있다. 이와 같은 의사의 윤리는 고대 그리스뿐 아니라 인도와 중국 등 다른 문명권에서도 공통적으로 나타나며, 중국의 경우 당나라의 의사 손사막(孫思邈)은 「대의의 정성을 논함(論大醫精誠)」이라는 글에서 자신의 이익에 앞서 오직 환자를 위해 수고를 아끼지 않는 의사를 대의(大醫)로서 묘사한 바 있다.

불교와 기독교, 유교, 스토아 철학 등 고대의 고등 종교와 철학은 모두 사랑과 자비, 생명에 대한 존중을 설파하지만, 특히 기독교가 등장한 이래 인간의 평등과 형제애, 가난하고 병든 약자를 돌보는 사랑은 핵심적인 윤리적 가치가 되었고, 이는 그전까지 환자를 돌보는 기술에 불과했던 의술을 치유자인 예수를 본받아 신의 뜻을 실현하는 고상한 직무로 고양시켰다. 이후 서양의 의료 윤리는 기독교의 깊숙한 영향을 받게 되었으며, 중세와 르네상스 시기에 이르기까지 도덕 신학자들이 의료 윤리에 관심을 가지고 다양한 사안에 대해 의사들에게 주는 조언들을 저술했다. 철학적 입장에서 의료 윤리는 1770년 스코틀랜드의 의사 그레고리(John Gregory)가 펴낸 『의사의 의무와 직무, 그리고 철학적 탐구에 관한 논평(*Observations on the Duties and Offices of a Physician and on the Method of Prosecuting Enquiries in Philosophy*)』으로 거슬러 올라가며, 이는 다시 퍼시벌(Thomas Percival)의 『의료 윤리: 내과 및 외과의사가 전문직으로서 수용해야 할 원칙과 권고에 관한 강령(*Medical Ethics: or, a Code of Institutes and Precepts Adapted to the Professional Conduct of Physicians and Surgeons*)』(1803)으로 연결된다.[4] '의료 윤리(medical ethics)'라는 단어가 처음 등장한 것이 바로 이때였다. 이후 의료 윤리와 윤리 강령은 근대 전문직으로서의 의사직의 핵심이 되며, 각급 의사단체 등을 중심으로 한 소위 조직화된 의료(organized medicine)는 이를 적극적으로 수용했다. 그러나 20세기까지의 의료 윤리는 여전히 환자에 대한 에티켓, 그리고 의사의 직무 윤리의 수준에 머물러 있었다.

현대 생명 의료 윤리의 한 축인 인간 대상 연구 윤리는 20세기에 들어와 소위 과학적 의학(scientific medicine)이 의학의 주류가 된 이래 중요성을 띠기 시작했다. 의학과 관련한 인간 대상 연구는 고대로까지 거슬러 올라가지만, 20세기에 이르기까지 그러한 연구나 실험은 산발적

4 앨버트 존슨, 『의료윤리의 역사』, 이재담 옮김, 서울: 로도스, 2014, p.119.

인 일회적 사건에 그치는 일이 대부분이었고 대부분 과학적 근거도 뚜렷하지 않았다. 인간 대상 연구의 윤리적 문제가 온 인류의 관심사가 된 것은 제2차 세계대전 중 근대 의학이 전쟁 수행의 목적을 가지고 국가에 적극적으로 복무하게 된 이후의 일이다. 유대인과 전쟁 포로들을 대상으로 잔혹한 생체 실험을 했던 나치 독일의 의사들과, 중국인과 한국인 등을 대상으로 세균전 연구를 했던 일본군 731부대의 사례는 과학적 목적과 국가의 이익을 위해 인간이 얼마나 사악한 행위를 자행할 수 있는지를 여실히 보여주었다. 일본군 731부대는 전승국과의 거래에 의해 아무런 처벌을 받지 않았지만, 나치 독일의 전범과 의사들을 처벌하기 위해 뉘른베르크 전범재판에서 만들어진 '뉘른베르크 강령(Nuremberg Code)'은 이후 인간을 대상으로 하는 생의학 연구를 규율하는 윤리 규범의 모태가 되었다. 뉘른베르크 강령의 뒤를 이어 세계의사회(WMA)는 1964년 「헬싱키 선언(Helsinki Declaration)」이라는 문서를 채택하여 '인체를 활용한 생의학 연구'의 윤리 기준을 만들었다. 헬싱키 선언은 이후 여러 차례 개정되었으며, 현재까지 마지막 개정은 2013년의 7차 개정이다.

헬싱키 선언 이후에도 비인간적이고 비윤리적인 인간 대상 연구가 완전히 사라진 것은 아니었다. 1966년 미국의 비처(Henry Beecher, 1904-1976)는 『뉴잉글랜드의학잡지(*New England Journal of Medicine*)』에 22개의 비윤리적인 의학 연구 사례를 실어 큰 파문을 일으켰다. 이 연구들 중에는 딸의 암세포를 어머니에게 이식해보는 실험, 정신지체 아동에게 인위적으로 간염을 감염시켜보는 실험 등이 있었다.[5]

의학 연구에서 또 하나의 이정표가 된 사건은 소위 '터스키기 매독 연구(Tuskegee Syphilis Study)'다. 이 연구는 1932년부터 1972년까지

5 H. Beecher, "Ethics and Clinical Research", *NEJM*, 274(24), 1966, pp.367-372.

미국 앨라배마주에 있는 가난한 흑인 거주지인 터스키기 마을에서 수행된 의학 연구로서 399명의 가난하고 문맹인 흑인 매독 환자들을 대상으로 했다. 이 연구는 매독의 자연 경과를 관찰하는 연구였는데, 1947년 페니실린이 개발되어 치료가 가능하게 되었음에도 연방정부의 지원을 받는 연구진은 치료를 하지 않고 경과만을 관찰했다. 이 중 28명이 매독으로 사망했고, 100명은 매독 후유증으로 사망했으며, 이들의 부인 중 40명이 매독에 감염되었고, 19명의 신생아가 매독으로 인해 사망했다.[6]

이 연구는 1972년 『뉴욕 타임스』에 폭로되면서 중단되었는데 비윤리적 의학 연구, 인종 차별 등 많은 문제를 드러내면서 1979년 미국의 '생의학과 행동과학 연구의 연구 대상자 보호를 위한 국가위원회(National Commission for the Protection of Research Subjects of Biomedical and Behavioral Research)'가 「벨몬트 보고서(Belmont Report)」를 채택하는 계기가 되었다. 이 보고서는 인간을 대상으로 하는 의학 연구에서 다음 세 가지 원칙을 제시했는데 '인간 존중의 원리(principle of respect for persons)', '선행의 원리(principle of beneficence)', 그리고 '정의의 원리(principle of justice)'가 그것이다.

「벨몬트 보고서」 이래 인간대상연구에 대한 법적 규제가 이뤄져 미국에서는 1991년 연구 대상자 규정을 연방정부 규정(45 Code of Federal Regulations part 46)으로 만들었고, 국제의과학기구평의회(Council for International Organization of Medical Sciences: CIOMS)에서는 1993년 연구 대상자에 대한 생의학 연구의 국제윤리 지침(International Guidelines for Biomedical Research involving Human Subjects)을 제정했

6 A. Thomas, "Tuskegee Syphilis Study's impact debated Blacks still distrust clinical trials, some but not all studies show", *San Francisco Chronicle*, 2008년 3월 16일.

다. 또한 EU는 1997년 '생물학과 의학의 응용과 관련된 인권과 인간 존엄성 보호 협약(Convention for the Protection of Human Rights and Dignity of the Human Being with regard to the Application of Biology and Medicine)'—오비에도 협약—을 체결했다. 이와 같은 국제적인 의생명과학 연구와 인권에 관한 문서들은 2005년 유네스코가 제정한 「생명윤리와 인권에 관한 보편 선언(Universal Declaration of Bioethics and Human Rights)」으로 이어졌다.

1950년대부터 1960년대 초까지 유럽을 휩쓴 소위 '탈리도마이드 약화(藥禍) 사건'은 과학적이고 윤리적인 임상시험의 필요성을 전 세계에 깊이 각인시켰다. 이는 많은 임산부가 임신안정제로 복용한 탈리도마이드라는 약이 신생아에게 팔다리가 없는 기형을 유발하여 그 결과 1만여 명에 달하는 사지 기형을 가진 신생아가 태어나게 된 사건이다. 이 사건은 사전에 안전성에 관한 충분한 연구가 없이 시판되는 신약이 어떤 치명적인 결과를 일으킬 수 있는지를 잘 보여주었다.

탈리도마이드 사건의 결과 미국에서는 1962년 「키호버-해리스 수정약사법」을 통과시켰는데, 이 법률은 의약품의 안전성과 효능을 입증하기 위한 임상시험의 필요성과 피험자의 자발적 동의의 필요성을 강조했다. 이후 미국식품의약품안전청(FDA)은 임상시험 시 피험자의 보호와 연구 심의를 위한 많은 지침을 마련했으며, 이것을 통합하여 1981년 연방법으로 '의약품 임상시험 관리 기준(Good Clinical Practice: GCP)'을 만들었다. 우리나라에서도 신약의 임상시험이 활성화되면서 1995년 식품의약품안전청 고시로 '한국 의약품 임상시험 관리 기준(KGCP)'을 만들어 우리나라에서의 임상시험에 대한 규제를 시작했다.[7]

7 지금은 고시가 아니라 식품의약품안전처에서 주관하는 총리령인 「의약품등의 안전에 관한 규칙」 [별표4] '의약품 임상시험 관리기준'으로 규율되고 있다.

1996년에는 '의약품 등록의 기술적 요구 사항의 일치를 위한 국제회의(International Conference on Harmonization of Technical Requirements for Registration of Pharmaceuticals for Human Use)'에서 국제 임상시험 관리 기준(Good Clinical Practice: ICH-GCP)을 만들었다.[8] 1990년대 후반 이후로는 임상시험뿐 아니라 인간 배아 연구, 조직 연구, 줄기세포 연구, 유전자연구 등이 활발하게 이뤄지면서 각종 국제기구와 정부 당국, 과학자 단체 등에서 수많은 지침을 제정하고 있다.

현대 생명윤리의 마지막 축은 의생명과학의 급속한 발전에 의해 새롭게 생겨난 문제들에 대한 대응으로부터 비롯되었다. 1962년 시애틀의 스웨디시 병원은 당시 새로 개발된 인공신장기를 이용할 수 있는 환자를 정하는 특별한 위원회를 구성했다. 수많은 환자가 신부전으로 사망하던 당시 이 기계를 사용할 수 있으면 목숨을 건질 수 있었지만 기계의 숫자는 환자에 비해 턱없이 부족했기 때문에 어떤 식으로든 의사결정이 필요했고 이는 바로 생사와 직결되는 것이었다. 어떤 기준에 의해 이 기계에 대한 접근권을 부과할 것인가는 인공신장기 자체가 없었던 이전에는 존재하지 않았던 문제였다. 마찬가지로 1967년 남아프리카 공화국의 버나드(Christian N. Barnard)가 세계 최초로 뇌사자의 심장을 심부전을 앓는 환자에게 이식했을 때 절정에 오른 장기 이식 기술은 뇌사 개념의 타당성, 그리고 이식의 정당성에 관한 물음을 제기했다. 이 시기에 개발된 인공호흡기 및 중환자실의 개념은 말기 환자에 대한 연명의료를 가능하게 함으로써 연명의료 중단과 안락사에 관한 논의를 불러일으켰다. 앞서 서술했듯이 유전자 분석과 유전자 재조합 기술의 발전은 인간이 새로운 생물 종을 만들거나 인간 종의 형태를 변화시

8 B. Brody, *The Ethics of Biomedical Research*, New York: Oxford University Press, 1998, pp.219-236.

킬 수 있다는 우려를 불러일으켰고, 1997년 복제양 돌리의 탄생, 2000년 인간의 모든 유전자의 염기 서열을 해독하는 데 성공한 인간게놈 프로젝트의 완성은 이러한 우려가 기우로 끝나지 않을 수 있음을 보여주었다. 1978년 세계 최초의 시험관 아기인 루이스 브라운(Louis Brown)의 탄생은 인간 생명의 시작에 관한 논의를 완전히 뒤바꿔놓았다. 아울러 1960년~1970년대에 전 세계를 휩쓴 인권운동의 물결은 전통적인 도덕관과 종교관에 회의를 제기하며 낙태와 피임을 포함하여 인간의 성과 생식의 문제를 포함한 새로운 인권에 관한 논의의 장을 열어젖혔다. 의사를 포함한 의료전문직과 날로 확산되어가는 의생명과학 연구와 산업 분야에 종사하는 이들은 이러한 쟁점들에 대해 책임 있게 응답할 절박한 필요성을 느꼈으며, 기존의 종교와 도덕관으로 해결이 어려운 이러한 각종 문제들에 대해 근대적 인권 개념을 바탕으로 해서 합리적인 사유와 사회적인 합의를 통해 해결하려는 노력이 바로 현대의 생명윤리를 탄생시킨 동력이다.

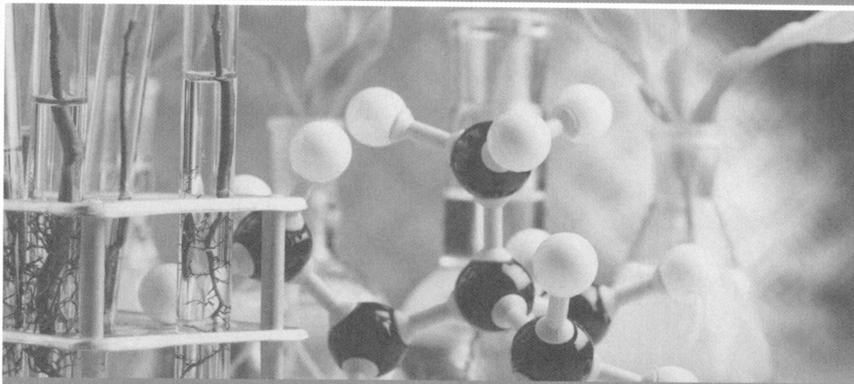

제2장

생명윤리의 원리와 규제

1. 생명윤리와 규범

1) 규범의 체계로서 생명윤리

토머스 제퍼슨(Thomas Jefferson)은 1787년 “민주주의의 나무는 피를 먹고 자란다”라는 유명한 말을 남겼다. 지난 장에서 살펴본 생명윤리의 역사를 보면, 제퍼슨의 이 발언은 생명윤리의 현실에도 잘 들어맞는다고 할 수 있다. 역사적으로 사람들은 새로운 의학과 생명과학 연구의 사회적·윤리적 문제점을 예견하고 대처해 오지 못했다. 오히려 상식적으로 일어나서는 안 된다고 여겨졌던 사건들이 먼저 터지고, 뒤이어 이 사건들을 사회가 수습하는 방식으로 생명윤리의 역사는 진행되었다. 그렇기 때문에 생명윤리가 잘 정비된 사회에서는 역설적으로 그만큼의 피를 흘린 사건들이 있었던 것이다. 인체실험을 한 나치의 경험을 갖고 있는 유럽, 터스키기 매독 사건 등을 겪은 미국이 그러했고, 줄기세포 연구윤리 사건을 겪은 우리나라 또한 이런 생명윤리 역사의 통상적인 진행을 겪었던 것이다.

그런데 이런 비극적인 생명윤리 사건들은 사건의 피해자가 가해자로부터 개별적으로 보상받는 방식으로 수습될 수도 있다. 그러나 생명윤리의 측면에서 보면 사회적 차원에서 그러한 유형의 사건이 재발되지 않도록 미리 예방하고 규제하는 방식으로 이뤄졌다. 이런 방식은 전형적으로 규범의 형식을 갖게 된다. 규범은 규범을 따르는 자, 즉 수범자들에게 특정한 행위를 하도록 혹은 하지 않도록 명령, 금지, 허용하거나 특정한 행위를 할 권한을 부여한다. 만일 특정 연구자 집단에서 형성된 규범이라면 그 집단의 구성원들에게 구속력을 가질 것이고, 국가의 차원에서 형성된 규범이라면 그 국가의 국민들에게 영향력을 미치게 될 것이다. 예를 들어, 세계의사회가 제정한 「헬싱키 선언」 등이 전자에 해당하며, 우리나라의 「생명윤리 및 안전에 관한 법률」이 후자에 해당할 것이다. 이런 관점에서 보자면, 생명윤리는 일종의 규범의 체계라고 생각할 수도 있다.

2) 규범의 종류: 원리와 규칙

규범은 크게 두 가지 형태로 구분할 수 있다. 하나는 원리이고 다른 하나는 규칙이다. 원리는 추상적인 차원에서 규범이 추구하는 목적과 가치를 표현하고 있다. 따라서 원리는 수범자들에게 구체적으로 어떤 행위를 해야 하는가를 친절하게 제시하지는 않지만, 어떤 행위를 할 것인지 스스로 생각하고 판단하도록 한다. 이에 반해 규칙은 구체적으로 수범자에게 어떤 행위를 해야 하는지, 해서는 안 되는지, 해도 되는지 혹은 할 수 있는지 등을 알려준다. 대체로 규칙은 원리가 제시하는 가치와 목적을 구체적인 상황에서 어떻게 실현할 것인지를 표현하고 있다. 예를 들어, 2005년 제정된 유네스코의 「생명윤리와 인권에 관한 보편 선언」 제3조 a항의 "인간 존엄, 인권 및 기본적 자유를 전적으로 존중한다."라는 규정은 원리에 해당할 것이고, 우리나라의 「생명윤리 및 안전에 관한 법률」 제15조 제1항의 "인간 대상 연구를 하려는 자는 인간 대상 연구를 하기 전에 연구계획서를 작성하여 기관위원회의 심의를 받아야 한다."라는 규정은 규칙에 해당할 것이다. 그러나 항상 원리와 규칙이 명확하게 구별되는 것은 아니다. 어떤 경우에는 원리에 가까운 규칙들도 존재할 수 있다. 이런 규칙들을 구체적인 상황에 적용하는 과정에서는 여러 사람이 다양한 해석을 내놓을 수 있고, 그 해석들 중에는 상충하는 것이 있을 수도 있다. 이 경우 다양한 해석 중 하나를 적용해야 할 필요성 때문에, 이를 결정할 권위를 가진 기구를 두기도 한다. 법원은 그 대표적인 기구일 것이며 생명윤리와 관련해서는 다양한 생명윤리위원회들이 그 기능을 수행할 수도 있다.

3) 생명윤리의 원리

생명윤리의 원리는 다양하게 제시될 수 있다. 그러나 가장 포괄적으로 언급할 수 있는 것은 생명윤리는 기본적으로 '인권'의 문제라는 것이다. 그렇다면 인권이란 무엇일까? 인권이란 사람이면 누구나 태어나면서부터 부여받은 천부적인 권리이며, 성·인종·종교·민족·정치적 입장·사회적 신분 등 그 어떤 차이와도 상관없이 모든 사람에게 공평하게 인정되는 권리다. 인권은 어떠한 이유에서도 양도될 수 없는 모든 사람의 기본적인 권리이며 자유와 정의, 평등의 기본이 되는 것이다.

인권의 바탕이 되는 것은 인간의 근원적 존엄성에 대한 인식이다. "인류 가족 모든 구성원의 고유한 존엄성과 평등하고 양도할 수 없는 권리"는 인간의 근원적 존엄성과 양도 불가능한 권리를 설파한다. 인간 존재의 존엄에 대한 인식은 유교, 기독교 등 여러 문명의 기반을 이루는 사상 체계에서도 쉽게 찾아볼 수 있다. 예컨대 유교에서 사람은 우주의 신령한 기운을 받은, 만물의 영장인 존재이며, 기독교에서는 신이 자신의 모습을 따라 특별히 창조한 존재다. 그러나 인간 존엄에 대한 근대적 표현은 칸트(Immanuel Kant)에 의해 이뤄졌다. 칸트는 "인간은 곧 그의 자유의 자율의 힘에 의해, 신성한 도덕 법칙의 주체다. 바로 이것 때문에 모든 의지는, 모든 인격 그 자신의, 자기 자신을 지향하고 있는 의지까지도, 이성적 존재자의 자율과 일치한다는 조건에 제한되어 있다. 이성적 존재자는 곧 수동적 주관 자신의 의지로부터 생길 수 있는 법칙에 따라 가능한 것이 아닌 어떠한 의도에도 복종하지 않으며, 그러므로 이 자는 결코 한낱 수단으로가 아니라, 오히려 동시에 그 자신 목적으로 사용된다."라고 했다.[1] 이는 인간은 그 본성상 윤리적·정신적 존재인 '실천이성'의 담지자로서 윤리적 자율성을 가진 존재이므로 존엄하다는 주장이다. 인간의 존엄은 인간이 자기결정권을 가지고 스스로를 규정하며 자신을 포함해서 주변 세계를 형성할 수 있는 자율적인 존재라는 데서 비롯된다.

인간의 존엄과 인권은 불가분의 것이다. 인권은 일반적으로 세 범주로 구성된다. 첫째는 시민적·정치적 권리로서 개인의 생명, 자유, 안전, 고문과 노예화로부터의 자유, 사상, 표현, 양심과 종교의 자유, 집회와 결사의 자유 등이다. 둘째는 경제적·사회적 권리로서 노동권, 교육권, 문화권, 그리고 적절한 생활 수준과 의식주, 건강 보호를 받을 수 있는 복지권이다. 셋째는 환경 및 개발권으로 적절한 환경에서 복지생활을 누릴 권리다. 이들 권리 범주는 사회의 수준과 환경에 따라 비중이 약간씩 달라지기는 하지만 어느 것 하나라도 침해되어서는 안 되는 인권의 내용이다. 이 중에서도 인간 존엄, 자율성, 안전의 권리는 생명윤리 문제들을 논할 때 진지하게 고려되어야 하는 중요한 출발점이다.

1948년에 채택된 세계인권선언에 뒤이어 1966년 12월 16일의 「경제적, 사회적 및 문화적 권리에 관한 국제규약」과 「시민적 및 정치적 권리에 관한 국제규약」, 1965년 12월 21일의 「모든 형태의 인종 차별 철폐에 관한 유엔협약」, 1979년 12월 18일의 「여성에 대한 모든 형태의 차별 철폐에 관한 유엔협약」, 1989년 11월 20일의 「아동의 권리에

1 임마누엘 칸트, 『실천이성비판』, 백종현 옮김, 서울: 아카넷, 2002, p.195.

관한 유엔협약」 등 일련의 인권 관련 문서들이 채택되었다. 생명윤리 분야에서 특기할 만한 것은 1997년 11월 「인간 유전체와 인권에 관한 보편 선언(Universal Declaration on the Human Genome and Human Rights)」이 국제연합 교육과학문화기구(UNESCO) 총회에서 채택된 일이다. 이후에도 2003년 7월 22일의 유전자 프라이버시와 차별 금지에 관한 유엔 결의안(2003/232)이 의결되었고, 유네스코는 생명윤리 분야에 지속적인 관심을 가지고 2003년 10월 16일 「인간 유전자 데이터에 관한 국제 선언(International Declaration on Human Genetic Data)」을 채택했다. 이후 2005년 10월 19일 유네스코 총회에서는 「생명윤리와 인권에 관한 보편 선언」을 만장일치로 채택했다. 이 선언은 세계인권선언 이후로 국제사회가 채택한 모든 생명윤리 및 인권에 관한 문헌들을 총괄하여, 인류가 지켜나가야 할 생명윤리의 기본 원칙을 천명한 것으로 전 세계의 모든 국가가 이를 따르기로 인정했다는 데 그 의의가 있다.

2. 「생명윤리와 인권에 관한 보편 선언」에 나타난 생명윤리 원리

「생명윤리와 인권에 관한 보편 선언」에 나타난 생명윤리 원리는 생명윤리가 지향해야 할 가치를 가장 잘 정리했다는 평가를 받고 있다. 그래서 이 선언의 생명윤리 원리들을 꼼꼼히 읽고 그 의미를 파악한다면 생명윤리의 큰 줄기를 잡을 수 있을 것이다. 이하에서는 그 원리들을 소개하고, 그에 대해 간단한 설명을 덧붙이도록 한다.

제3조 인간 존엄 및 인권(Human Dignity and Human Rights)

a) 인간 존엄, 인권 및 기본적 자유를 전적으로 존중한다.

b) 개인의 이익과 복지가 과학이나 사회의 독점적 이익에 대해 우선권을 가진다.

인간 존엄과 인권의 가장 기초가 되는 것은 바로 생명이며 생명이 없으면 인권을 논할 수조차 없다. 그러므로 생명의 유지와 보전은 인권의 가장 핵심적인 내용이다. 살아 있는 자연인의 생명을 빼앗거나 위태롭게 만드는 행위를 해서는 안 된다는 것은 부정할 수 없는 절대적인 언명이다. 생체 실험 과정에서 나치 독일과 일본 군대에 의해 희생을 당한 사람들은 엄연히 생명권과 신체의 자유에 대한 권리를 침해당한 것이다. 과학이나 사회의 독점적 이익에 대해 개인의 복지가 우선권을 가진다는 것은, 그것이 아무리 중대한 이유라 해도 이와 같은 행위의 정당성을 결단코 인정할 수 없다고 하는 중요한 주장이다. 인류는 지난 20세기의 경험을 통해 어떤 이념과 사상에 근거하든 소위 전체주의 사회가 개별 인간의 삶을 철저히 파괴할 수 있다는 사실을 잘 알게 되었다. 인간 존엄 및 인권에 관한 위 원칙은 아래 모든 원칙의 근간이 되는 가장 중요한 원칙이다.

제4조 이득 및 해악(Benefit and Harm)

과학 지식, 의료 및 관련 기술들을 적용하고 발전시킬 때, 환자, 연구진 및 그것들의 영향을 받는 여타의 개인들이 받는 직·간접적인 이득은 최대화해야 하고, 이들이 받을 수 있는 해악은 어떠한 것일지라도 최소화해야 한다.

현실적으로 의생명과학의 연구, 또 의료 시술 등의 행위에서 위험(risk)과 해악(harm)은 어떤 형태로든, 어떤 확률로든 상존하기 마련이다. 그러므로 어떤 의료 행위나 연구를 하기 위해서는 그로 인해 얻게 되는 이득(benefit)을 그러한 위험이나 위해와 견주어보아야 한다. 이득이나 해악은 당사자에 대한 것일 수도, 혹은 사회 전체에 대한 것일 수도 있다. 또 순수 의생명과학 연구처럼 직접적인 이득은 당장 없다 해도 장기적으로 의학의 수준을 높여 환자 치료에 공헌할 수 있는 간접적인 이득도 있을 수 있다. 위해(危害)도 환자나 연구 대상자의 사망이나 장애와 같은 직접적인 것이 있고, 사회 전체의 도덕 수준의 악화와 같은 간접적이고 그 정도가 확실하지 않은 것도 있다. 그러므로 실제로 이득/해악 평가는 경우에 따라 매우 다르며 결코 쉬운 일은 아니다.

제5조 자율 및 개인의 책임(Autonomy and Individual Responsibility)

자신의 결정에 책임을 지고 다른 이들의 책임을 존중하는 한, 결정을 내리는 이의 자율은 존중되어야 한다. 자율을 행사할 수 없는 이들과 관련해서, 그들의 권익을 보호하기 위해 특별한 조치가 취해져야 한다.

의생명과학 연구나 의료 행위에서 당사자 개인의 자율성 존중은 매우 중요한 원칙이다. 아울러 개인은 이와 같은 자율성을 올바르게 행사할 수 있는 책임을 가져야 한다. 현대 시민사회는 자유로운 개인의 동의에 의해 성립하는 사회로 일반적으로 간주된다. 여기서는 자신이 합당한 책임을 져야 함은 물론, 타인의 결정에 대해서도 존중하는 자세가 필요하다.

제6조 동의(Consent)

a) 관련 개인의 적절하고 충분한 정보에 근거한 자유로운 동의가 선행할 때에만 예방상의, 진단상의, 치료상의 의료 시술을 행할 수 있다. 동의는 적절한 곳에서 명시되어야 하고, 어떠한 이유에서건 불이익이나 손해 없이 어느 때고 관련 개인에 의해 철회될 수 있다.

b) 관련 개인의 적절하고 충분한 정보에 근거한 자유로운 동의가 선행할 때에만, 과학 연구를 행할 수 있다. 정보는 적절해야 하고 이해하기 쉬운 형식으로 제공되어야 하며 동의 철회를 위한 양식을 포함해야 한다. 동의는 어떠한 이유에서건 불이익이나 손해 없이 어느 때고 관련 개인에 의해 철회될 수 있다. 이 선언문에 명시된 원칙들과 조항들(특히 제27조), 그리고 국제인권법에 부합되는, 국가들이 채택한 윤리적·법적 기준들에 부합되는 예외만이 이 원칙에서 인정될 수 있다.

c) 한 집단의 사람들 혹은 공동체에 행해지는 연구와 같은 특별한 경우에, 관련 집단 혹은 공동체의 법적 대표의 추가 동의가 요구될 수 있다.

d) 어떤 경우라도 공동체의 공동 동의 혹은 공동체 지도자나 다른 권위자의 동의가 한 개인의 충분한 정보에 의한 동의를 대체해서는 안 된다.

개인의 자율적인 결정을 외부로 표시하는 행위가 '동의(consent)'다. 생명윤리에서는 흔히 '충분한 정보에 의한 동의(informed consent)'를 이야기하는데, 이는 해당 사안에 대해 충분한 정보가 주어지고, 이에 대해 충분히 이해하고 숙고한 다음 자발적인 의사에 의해 이뤄지는 동의만이 유효한 동의로 볼 수 있기 때문이다. 의료 시술이나 의생명과학 연구에 참여하기로 한 동의는 언제든지 불이익을 당하지 않고 철회할 수 있어야 한다. 다만 특별한 경우 이와 같은 동의가 완전히 시행되기 어려울 수도 있다. 예컨대 사회의 전염병 예방 방지를 위한 강제 예방 접종의 경우나, 본인이 연구에 참여하고 있다는 사실을 알게 되면 그것이 연구 결과에 어떤 영향을 미쳐서 올바른 결과를 낼 수 없는 일부 특수한 연구의 경우에는 부득이 동의를 받지 못할 수도 있다. 그러나 이러한 예외적인 경우들도 국제인권법과 국내법, 일반적으로 통용되는 윤리지침에서 규정한 것으로 국한되어야 한다. 그리고 미개발된 일부 소수민족 집단 등에서는 공동체 지도자의 뜻이 구성원의 의사와 행동을 전적으로 통제하는 일도 있다. 그래서 개인의 동의에 덧붙여 이러한 지도자의 동의를 받는 것이 필요한 경우도 있다. 하지만 이런 경우에도 지도자의 명령이 개인의 의사를 완전히 대체할 수는 없다.

제7조 동의 능력이 없는 사람들(Persons without the Capacity to Consent)

동의 능력이 없는 사람들은 국내법에 의해 특별한 법의 보호를 받는다.

a) 연구와 의료 행위에 대한 허가는 관련 개인의 최선의 이익에 부합하게 그리고 국내법에 따라서 획득되어야 한다. 그러나 관련 개인이 동의 취소 과정에서뿐만 아니라 동의 결정 과정에서 가능한 최대로 영향력을 행사할 수 있어야 한다.

b) 법에 명시된 보호 조항과 허가에 따라, 그녀 혹은 그의 직접적인 건강상의 이득을 위해서만 그리고 동의할 능력이 있는 연구 참여자에 대한 효능에서 필적할 만한 연구 대안이 없는 경우에만 연구가 행해져야 한다. 직접적인 건강상의 이득이라는 가능성을 가지고 있지 않은 연구는 최대한 억제되지만, 연구가 참가자를 최소한의 위험과 최소한의 부담에 노출시키고, 같은 부류의 다른 사람들의 건강상의 이득에 공헌한다고 예상될 때에만, 법에 명시되어 있는 조건들과 개인 인권 보호에 합당한 범위 내에서, 예외적으로 착수될 수 있다. 실험 참여를 거부하는 것은 존중되어야 한다.

태아, 영유아 및 어린이, 정신박약자, 혼수 상태의 환자 등은 의사 결정 능력과 동의 능력을 갖지 못한다. 이들에 대해서는 특별한 보호가 필요하며, 연구는 이들 자신의 건강상의 이득이 있을 때만 이뤄져야 한다. 이 경우 동의는 적법하고 적절한 대리인이 하게 되며, 대리인은 본인의 이익을 침해해서는 안 된다.

제8조 인간의 취약성과 완전성에 대한 존중(Respect for Human Vulnerability and Personal Integrity)

과학 지식, 의료 및 관련 기술들을 적용하고 발전시킬 때, 인간의 취약성이 고려되어야 한다. 특별한 취약성을 가진 개인들과 단체들은 보호되어야 하고, 동시에 이들의 완전성은 존중되어야 한다.

특별히 취약한 인간 집단으로는 수감 중인 죄수, 복무 중인 군인, 소멸 위기에 처한 소수민족 등이 있다. 이들은 연구의 이름으로 착취의 대상이 될 수 있기 때문에 특별히 신중하게 대우해야 하며, 존중해야 한다.

제9조 프라이버시 및 기밀성(Privacy and Confidentiality)

관련 개인들의 프라이버시와 그들의 개인정보의 기밀성은 존중되어야 한다. 국제법, 특히 국제인권법에 따라, 가능한 한 이러한 정보들이 수집된 목적과 합의된 목적 이외의 목적으로 이용되거나 유출되어서는 안 된다.

프라이버시는 인권의 중요한 기본 요소다. 그러나 의료와 의생명과학의 발전은 수많은 의료나 건강과 관련된 정보를 생성하고 있고, 이들은 때로 대단히 예민한 성격을 띠고, 프라이버시를 심대하게 침해할 가능성을 가지고 있다. 따라서 의료인 및 연구자는 환자와 연구 대상자의 프라이버시와 개인정보를 엄격하게 보호할 수 있는 수단을 강구해야 하며, 환자와 연구 대상자 역시 이러한 가능성을 잘 알고 대비해야 한다.

제10조 평등, 정의, 공정(Equality, Justice and Equity)

모든 인간이 공정하고 평등하게 대우받을 수 있도록 존엄과 권리에서의 모든 인간의 기본적 평등이 존중되어야 한다.

희소한 의료 자원의 배분, 의학 연구에 수반되는 위험의 배분 등에서 특정 개인이나 집단이 다른 개인이나 집단보다 정당하지 못한 이득을 얻는 일이 없어야 한다. 소수민족이나 경제적으로 열악한 국가나 집단 등이 그러한 이유로 불공정한 취급을 받아서는 안 된다.

제11조 차별 금지와 낙인찍기 금지(Non-Discrimination and Non-Stigmatization)

어떤 이유이든지 간에, 어떤 개인이나 집단을 차별하거나 비난해서 인간 존엄, 인권과 기본적 자유를 침범해서는 안 된다.

세계인권선언의 제2조는 "모든 사람은 인종, 피부색, 성, 언어, 종교, 정치적 또는 그 밖의 견해, 민족적 또는 사회적 출신, 재산, 출생, 기타의 지위 등에 따른 어떠한 종류의 구별도 없이, 이 선언에 제시된 모든 권리와 자유를 누릴 자격이 있다."며 보편 인권의 이름으로 차별 금지를 분명히 하고 있다. 그런데 인간 유전체 염기 서열의 해독(인간 유전체 프로젝트) 등 최근의 생명과학 연구는 자칫 인간의 유전 정보에 의한 차별이라는 새로운 우생학의 영역을 열어놓을 수 있기 때문에 특히 문제가 된다. 「인간 유전체와 인권에 관한 보편 선언」과 「인간 유전자 데이터에 관한 국제 선언」 등에서는 인간 유전자 데이터와 인간 단백체 데이터는 개인의 인권이나 기본적 자유, 인간 존엄성을 침해하려는 의도나 그런 결과를 야기하는 방법으로 차별하려는 목적이나, 개인이나 가정, 집단에 대한 낙인으로 귀결되는 목적으로 사용되지 않도록 모든 노력을 기울여야 한다는 것을 명시했다.

제12조 문화 다양성과 다원주의에 대한 존중(Respect for Cultural Diversity and Pluralism)

문화 다양성과 다원주의의 중요성에는 합당한 관심을 기울여야 한다. 그러나 인간 존엄, 인권 및 기본적 자유를 침해하거나, 이 선언문에 명시된 원칙들을 침해하거나, 그 원칙들의 적용 범위를 제한하기 위해 위와 같은 고려 사항들에 호소해서는 안 된다.

문화 다양성에 대한 이 조항은 세계의 많은 나라와 문화가 동일한 윤리적 입장을 가지고 있지는 않다는 데서 비롯되었다. 개별적 윤리 사안에 대한 입장은 다를 수 있고, 그에 대한 문화적 다원성을 인정해야 하지만 그것은 어디까지나 인간의 존엄과 인권의 기본적 자유를 침해하지 않는 범위 내에서 가능하다는 것이다.

제13조 연대와 협력(Solidarity and Cooperation)

인간들 간에 연대와 연대라는 목적을 위한 국제적 협력은 장려되어야 한다.

연대와 협력은 개인 간, 개인과 집단 간, 집단과 집단 간, 국가와 국가 간의 다양한 형태로 이뤄질 수 있다. 현대의 생명윤리 문제들은 매우 복잡하고 한 개인이나 국가의 힘만으로는 해결하기 어렵기 때문에 연대와 협력이 필요하다.

제14조 사회적 책무와 보건(Social Responsibility and Health)

a) 국민을 위해 보건 및 사회 발전을 증진하는 것은 사회의 모든 분야가 공유하고 있는 정부의 중심 목적이다.

b) 획득할 수 있는 최고의 건강 수준을 향유하는 것은 인종, 종교, 정치적 신념, 경제적 조건 혹은 사회적 조건에 의한 차별이 없는 모든 인간의 기본적 권리 중의 하나임을 고려하면서, 과학 및 기술에서의 진보는 다음과 같은 것들을 진척시켜야 한다:

(i) 양질의 의료 및 필수적인 약품으로의 접근, 그중에서도 특히 여성과 아이를 위한 접근. 이는 건강이 삶 그 자체에 필수적이며 사회적·인간적 행복으로 간주되고 있는 것이 틀림없기 때문이다.

(ii) 적절한 영양 및 물로의 접근

(iii) 생활 조건 및 환경 개선

(iv) 어떤 배경 하에서도 사람들이 소외되거나 제외됨을 배제

(v) 가난과 문맹의 감소

한편에서는 첨단 인공장기와 유전자치료제가 개발되면서도 한편에서는 깨끗한 물과 소금이 없어 수십만 명의 어린이가 매년 죽어가고 있는 것이 지구의 현실이다. 생명윤리는 이러한 불공정에 눈을 감아서는 안 되며, 세상에 살고 있는 개별 인간들의 기본적인 보건과 건강 서비스가 기본적인 권리임을 여기서 천명하고 있다.

제15조 이득 분배(Sharing of Benefits)

a) 과학 연구 및 과학 연구의 적용으로부터 도출된 이득은 사회 전체와 공유해야 하고 국제 공동체 내에서, 특히 개발도상국과 공유해야 한다. 이 분배의 원칙을 실행할 때, 이득은 아래 형태들 중 어떤 것으로든 나타날 수 있다:

(i) 연구에 참여했던 사람들과 집단들에 대한 특별하고 지속적인 원조 및 그들에 대한 감사

(ii) 양질의 보건 관리로의 접근

(iii) 연구에서 비롯된 새로운 진단 기법이나 제품 및 새로운 치료 기법이나 제품의 제공

(iv) 보건 사업 지원

(v) 과학 및 기술상의 지식으로의 접근

(vi) 연구 목적을 위한 능력을 형성시켜주는 시설

(vii) 이 선언문에 명시된 원칙들과 일치하는 다른 형태의 이득들

b) 이득이 연구에 참여하도록 부적절하게 유도하는 데 사용되어서는 안 된다.

의생명과학 연구에는 장차 커다란 이득이 예상되지만, 이것은 인간의 생명과 건강이라는 근원 가치와 직결되어 있기 때문에 그 이득을 배분할 때 어느 일방으로 치우쳐서는 안 된다는 뜻이다. 또한 의생명과학 연구가 이득이 주된 목적이어서는 곤란하다는 것을 역시 명시하고 있다.

제16조 미래 세대 보호(Protecting Future Generations)

미래 세대의 유전자 구성에 대한 영향을 비롯한 미래 세대에 대한 생명과학의 영향에는 합당한 관심을 기울여야 한다.

유전자치료 등은 인간의 유전자 풀(genetic pool)을 변화시킴으로써 미래 세대에 어떤 영향을 미칠 가능성을 안고 있다. 또한 이전에 생각하지 못했던 방식으로 자녀를 출생하게 하는 체외수정술(시험관 아기)과 같은 기술도 이들에게 장기적으로 어떤 영향을 미칠지는 아직 모르는 상태다. 이 조항은 인류 미래 세대의 보호를 위해 이와 같은 문제에 관심을 가져야 한다는 뜻이다.

제17조 환경 보호 및 생물권과 생물 다양성 보호(Protection of the Environment, the Biosphere and the Biodiversity)

인간과 다른 형태의 생명들 간의 상호 관계, 생물학적·유전학적 자원에 적절하게 접근하고 그들을 적절하게 활용하는 것의 중요성, 전통적 지식에 대한 존중, 환경 및 생물권과 생물 다양성을 보호하는 것에서의 인간의 역할에 합당한 관심을 기울여야 한다.

이 조항은 유전자 조작 작물(genetic modified organism: GMO) 등이 계속 개발되고 있는 현실에서 이들이 환경 및 생물 다양성이 미칠 영향을 신중하게 고려해야 한다는 의미다. 선진국의 다국적 종묘 기업 등이 개발도상국의 토종 유전자원을 침탈하고 독점하는 행위 역시 이 조항에 따르자면 규제를 받아야 하는 대상이다.

이들 조항에서 볼 수 있는 것처럼 「생명윤리와 인권에 관한 보편 선언」은 세계인권선언 및 그 후의 인권 관련 문서들의 정신을 이어받아 현 단계에서 인류가 추구해야 하는 생명윤리의 기본 가치들을 가장 포괄적이고 명료하게 서술하고 있다. 이 책이 지향하는 생명윤리는 이 보편 선언의 내용에 바탕을 두어 특정 종교나 사상에 국한되지 않는, 인간의 근원적인 존엄성과 인권이라는 가치를 지향하고 있다.

3. 생명윤리의 네 가지 원리

「생명윤리와 인권에 관한 보편 선언」은 생명윤리에 관한 기본적인 가치가 어디 있는지 잘 보여주고 있다. 이러한 내용들을 실제 생명윤리의 사례들에 적용하기 위해서는 생명윤리학자들의 연구 성과를 활용하는 것이 필요하다. 특히 비첨(T. L. Beauchamp)과 칠드리스(J. F. Childress)의 저서인 『생명 의료 윤리의 원리들(*Principles of Biomedical Ethics*)』[2]은 생명윤리의 기본적인 원리들을 다음의 네 가지로 정리하고 있다.

1) 자율성 존중

자율성 존중(respect for autonomy)이란 다른 말로 하면 생명 의료 윤리 문제에서 개인의 의사를 중요시한다는 뜻이다. 즉 자율이란 타율이 아닌 것으로서 스스로의 의사에 따라 자신의 일을 결정하는 것을 의미한다. 이런 개인의 자율성이 존중되는 이유는 각 개인은 그 자체로 존엄한 존재라는 것을 기본적인 가치로 전제하기 때문이다. 따라서 개인은 수단으로 취급될 수 없으며, 개인의 자유는 보호받아야 한다.

이러한 자율성 존중의 원리는 주로 앞서 언급된 '충분한 정보에 의

2 T. L. Beauchamp & J. F. Childress, *Principles of Biomedical Ethics*(7th ed.), New York: Oxford, 2013.

한 동의(informed consent)'라는 구체적인 형태로 구현된다. 대체로 생명 의료 윤리 분야에서 결정해야 할 것들은 개인의 생명이나 건강에 관계되는 중요한 부분들이다. 그러한 것들은 개인의 삶을 자주적으로 설계하고 살아나가는 데 필요불가결한 요소들이다. 따라서 그런 중요한 문제에 대한 결정을 내릴 때 무엇보다 각 개인의 자율적인 의사가 반드시 필요함은 두말할 나위도 없다.

그러나 개인의 자율적인 의사가 중요하다는 것이, 추상적으로 어떤 개인의 동의를 받기만 하면 그 사람을 대상으로 하는 의료 행위나 연구 행위가 모두 가능하다는 것을 뜻하는 것은 아니다. 경험적으로 우리가 내리는 결정은 잘못된 정보에 근거할 수도 있고 정상적이지 않은 정신 상태에서 내릴 수도 있다. 그러한 것들도 개인이 스스로 결정한 것이라는 한 가지 표지(標識) 때문에 정상적인 자율성의 표현이라고 말할 수는 없다. 따라서 '충분한 정보에 의한 동의'라고 하기 위해서는 우선 자율적인 동의를 할 수 있는 의사능력을 갖고 있고, 타인의 간섭이 없어야 할 것이다. 나아가서 그 사람에게 주어진 정보가 스스로 의사 결정을 할 수 있을 만큼 충분한 것이어야 할 것이다. 이때 정보가 충분하다고 하는 것은 단순히 정보의 양을 말하는 것은 아니다. 각 개인은 자신에게 주어진 정보를 이해하고 있어야 비로소 자율적인 결정이 있었다고 할 수 있을 것이다. 더구나 생명 의료 윤리가 문제되는 것은 생명과학이나 의학과 같이 전문적인 지식을 요구하는 분야이기 때문에, 충분히 그 정보를 이해할 수 있을 때에 내려진 결정이 아니라면 그것을 자율적인 결정이라고 하기 힘들다.

그런데 결정을 내려야 할 당사자가 이미 결정을 내릴 수 있는 의사능력을 상실한 경우라면 어떻게 처리해야 할 것인가? 예를 들어 식물인간 상태에 빠져 있는 사람을 대신해서 가족이 어떤 치료를 받게 하거나 치료적 연구의 대상이 되게 하는 것을 결정할 수 있는가? 만일 의사

능력을 상실한 사람에게 자신의 생명과 신체에 대한 처리 방법을 담은 생전 유언(living will)이 있었다면 이 생전 유언에 근거해서 일을 처리하면 될 것이다. 그러나 그렇지 못하다면 결국 누군가가 대신 결정할 수밖에 없다. 우리 법체계에서는 결국 친권자나 후견인이 이러한 결정을 해야 할 것이다. 다만 친권자나 후견인이 이러한 결정 권한을 가졌다고 해서, 그들 마음대로 결정할 수 있다고 해석할 수는 없다. 따라서 친권자나 후견인은 당사자의 의사라고 합리적으로 판단될 수 있는 결정이나 당사자에게 가장 최선의 이익이 되는 결정을 내릴 의무를 지니고 있다고 해석하는 것이 합당하다.

2) 해악 금지

남에게 피해를 주지 말라는 해악 금지(non-maleficence)의 원리는 고대의 정의에 관한 이론이나 자연법 이론에서 유래된 아주 오래된 원리다. 생명과학이나 의학은 기본적으로 사람의 생명이나 건강을 개선하기 위해 존재하는 것이지 생명이나 건강을 해치기 위해 존재하는 것은 아니다. 그런 의미에서 이 원리는 당연하고도 상식적인 원리라고 할 수 있다.

그러나 구체적인 문제에 직면하면 이 원리의 적용이 쉬운 것은 아니라는 것이 드러난다. 우선 해악이 무엇인지를 파악하는 것이 쉬운 일은 아니다. 해악은 넓은 의미로 이해하면 재산상의 해악이나 부도덕한 행위도 포괄될 수 있다. 그러나 생명 의료 윤리에서 의미하는 것은 이렇게 포괄적인 것이 아니라 주로 생명이나 신체의 건강에 관련된 좁은 의미의 해악이라고 해야 할 것이다. 나아가서 전혀 해악이 없는 행위가 있을 수 있는가라는 문제도 제기될 수 있다. 사실상 생명이나 건강을 개선시키기 위해서 행하는 시술들은 건강의 일정한 부분은 개선시키지만 그

대가로 다른 부분을 해칠 수도 있다. 아주 간단한 예를 들어보자. 맹장 수술을 하기 위해서는 일단 환자의 복부에 메스를 대고 상처를 입혀야 하며, 수술이 성공적으로 끝났다 하더라도 수술 자국은 흉터로 남을 수 있다. 이러한 의료 시술의 특징을 흔히 '이중 효과의 원리(principle of double effects)'라고 부른다. 즉 인간의 행위 중에는 의도한 효과나 결과뿐만 아니라 의도하지 않은 효과나 결과도 존재하는 것이다. 이는 1) 기본 행위 자체가 선한 것이어야 하며, 2) 행위의 선한 효과가 악한 효과보다 앞서야 하고, 3) 행위의 의도 자체가 선한 것이어야 하며, 4) 선한 효과가 악한 효과보다 당사자에게 더 이익이 되는 경우에 그 행위가 악한 결과를 수반하더라도 정당화될 수 있다는 내용으로 구성된다.

나아가서 전혀 해악이 없다고 생각되는 시술이 행해진다 하더라도 그것은 말 그대로 전혀 해악이 없는 것은 아닐 수 있다. 왜냐하면 해악이 없다는 것은 위험이 적다는 것을 뜻할 뿐인 경우가 대부분이기 때문이다. 의사나 생명과학자들이 하는 행위들은 자신도 모르는 위험을 안고 있는 경우가 많이 있으며, 이런 의도하지 않은 위험 때문에 본의 아니게 남에게 해악을 줄 수도 있다. 따라서 이러한 해악 개념의 모호성 때문에 실용적인 관점에서는 생명 의료 분야에서 해야 할 행위와 하지 말아야 할 행위에 대한 명확한 기준을 설정할 필요가 있다. 따라서 이러한 기준을 설정하는 행동강령이나 행위지침 등을 제정하는 것은 대단히 중요한 가치를 지닌다.

3) 선행

선행(beneficence)이란 남을 이롭게 하는 행위를 뜻한다. 이를 생명 의료 분야에 적용시켜보면 환자의 생명을 지키고 건강을 회복시켜주는 것은 도덕적이라는 의미를 가지게 된다. 이 원리는 얼핏 보았을 때

앞서 언급한 해악 금지의 원리와 동일한 것을 의미하는 것처럼 보인다. 사실 많은 부분에서 해악 금지의 원리가 요구하는 것과 선행의 원리가 요구하는 것은 겹치게 될 것이다. 그러나 적어도 이들 두 가지 원칙은, 해악 금지의 원칙이 어떤 행위를 하지 말라는 소극적 의미를 가지고 있고, 선행의 원리는 어떤 행위를 하라는 적극적 의미를 가지고 있다는 점에서 구분될 수 있다.

선행의 원리는 종종 의사는 환자의 질병을 치료하고 건강을 증진시키기 위한 의무를 가지고 있다는 일반적인 형태로 표현된다. 그리고 환자의 질병이 무엇인지, 건강을 증진시키기 위해서는 어떻게 해야 하는지 가장 잘 아는 사람은 의사이므로, 의사는 때로는 환자의 의사에 상반되는 행위도 해야 할 경우가 있다. 이런 의미에서 선행의 원리는 다른 사람의 이익을 적극적으로 증진시키라는 온정적 간섭주의(paternalism)의 근거가 되기도 한다. 그런데 만일 그렇다면, 이것은 앞서 말한 환자의 자율성이라는 가치와 의사의 선행 의무, 즉 온정적 간섭주의라는 가치가 충돌하는 경우가 아닌가?

학자들은 대체로 온정적 간섭주의를 강한 형태의 것과 약한 형태의 것으로 나눠 설명하고 있다. 강한 형태의 온정적 간섭주의는 환자가 반대한다 하더라도 환자를 위해 치료해야 한다는 입장이며, 약한 형태의 온정적 간섭주의는 환자가 침묵하거나 적어도 반대 의사를 표명하지 않는 경우에만 환자를 치료해야 한다는 입장이다. 그런데 강한 형태의 것이든 약한 형태의 것이든, 반드시 논리적으로 옳은 입장이 존재하는 것은 아니다. 예를 들어 독약을 마시고 자살을 시도하는 사람을 위해 의사가 위 세척을 해서 살리는 것이 부당하다고 생각하는 사람은 많지 않다. 하지만 행위 구조는 비슷하지만 그 자살 시도가 말기 환자의 고통을 회피하기 위한 안락사의 형태나 의사 조력 자살의 형태라면 여기에 대해서는 허용에서 금지까지 의견이 분분하게 된다. 따라서 이런 원리와 원리의 충돌 사례는 결국 그 사회의 문화와 가치를 고려하여 자율적 혹은 법적 규제의 형식으로 해결할 수밖에 없다.

4) 정의

여기서 말하는 정의(justice)의 원리는 주로 배분적 정의(distribute justice)를 의미한다. 배분적 정의는 주로 "한 사회에서 희소하게 존재하는 자원을 어떻게 배분하는 것이 타당한가"라는 문제를 다룬다. 이 문제는 "한 사회에서 희소하게 존재하는 자원을 어떻게 배분하는 것이 효율적인가?"라는 문제, 즉 경제학적인 문제와는 다른 차원의 논의다. 따라서 어떤 한 사람에게 의료 자원을 몰아주는 것이 경제학적으로 효율적이라 하더라도 그렇게 해서는 안 되는 최소한의 한계는 존재한다. 생명 의료 윤리에서는 이러한 한계를 '의료 혜택을 받을 최소한의 권리(right to a decent minimum of health care)'라고 부른다. 즉 환자의 사회적 신분이 낮고 경제적 능력이 없다 하더라도 그 사람을 치료하지 않고 방치해서는 안 된다는 것이다. 이는 더 나아가 가난하고 힘없는 사람을 위한 의료 분야의 국가구조 제도를 실현해야 할 국가에 어떤 의무를 지게 한다고 말할 수도 있다. 여러 가지 사회보장제도나 의료보험제도는 이러한 부분을 실현하는 데 주요하게 기여하고 있다.

생명 의료 분야에서 정의의 원리가 관련되는 것은 이식할 장기를 어떻게 분배할 것인가와 같은 한정된 자원의 할당 문제나, 국가는 어떤 분야의 연구에 연구비를 지원하는 것이 타당한가와 같은 예산의 분배 문제다. 이것은 분배해야 할 의료 자원이나 예산이 한정되어 있고, 이것을 필요로 하는 사람은 자원의 양에 비해 더 많을 때 생겨나는 문제다. 결국 이런 상황에서 분배하는 사람의 의사와 상관없이 누군가는 분배받고 누군가는 분배받지 못하는 결과가 생길 수밖에 없다.

배분적 정의는 '각자에게 그의 것'이라는 공식으로 흔히 표현된다. 그러나 이 공식은 각자에게 돌려져야 할 몫이 무엇인지에 대해서는 분명히 얘기해주고 있지 못하다. 페를만(Chaim Perelman)은 각자의 몫이 무엇인가를 결정하기 위한 기준은 역사적으로 대체로 여섯 가지로 나타난다고 한다. 그것은 평등(equality), 공과(merits), 결과(works), 필요(needs), 계급(rank), 법적 권원(legal entitlement)이다.[3] 현대의 생명 의료 사례를 해결할 때에는 대체로 위의 기준 중의 하나를 선택해서 해결하기보다는 종합적으로 고려하여 해결할 경우가 많다. 왜냐하면 위의 기준 중에는 그 자체로는 역사적으로 정의로운 하나의 기준일 수 있으나 그 기준을 적용한 결과는 너무나 불합리할 수도 있고, 또 각 기준들 자체가 이미 서로 모순되는 경우도 있기 때문이다. 이런 문제점 때문에 롤스(John Rawls) 같은 사람은 정의의 문제를 해결하기 위해 어떤 실질적인 기준을 상정하기보다는 정의로운 결과를 도출할 수 있는 형식적인 절차와 체계를 모색하는 것이 더 타당하다는 주장을 펼치기도 한다.[4] 이와 같은 생각을 절차적 정의론이라고 하는데, 생명윤리 분야의 중요한 의사 결정을 하는 방식인 윤리위원회나 IRB 혹은 합의회의 등은 이러한 절차적 정의를 구현하기 위한 중요한 기구가 된다.

4. 생명윤리와 법

생명윤리를 일종의 사회규범으로 파악한다면 위에서 언급한 것처럼 법규범이 포함될 수밖에 없다. 법규범은 대표적인 사회규범 중 하나이

3 카임 페를만, 『법과 정의의 철학』, 심헌섭 옮김, 서울: 종로서적, 1989.

4 존 롤스, 『정의론』, 황경식 옮김, 서울: 이학사, 2003.

기 때문이다. 그러므로 생명윤리에 대한 법적 접근이라는 표현은 이런 이해에 따르면 생명윤리 중에서 법적 규범에 대한 접근이라는 의미가 될 것이다.

생명윤리에 대한 법적 접근은 생명윤리의 규범 중 주로 법규범에 대한 논의를 주축으로 한다. 생명윤리법은 바로 이 법규범을 의미하는 개념이다. 그런데 생명윤리 법규범은 다른 관습이나 도덕과 같은 다른 사회규범이 갖지 못한 특수성을 가지고 있다. 사회에서 가장 논란이 되는 생명윤리 쟁점들에 대응하기 위해서는 관습이나 도덕 이외에 법규범이 필요할 경우가 많다. 법은 사회적 갈등을 관리하고 공존 가능한 사회적 가치를 형성해감으로써 공동체를 유지하고 개선해가는 권위적 규범이기 때문에, 논란이 되는 사회적 쟁점에 대해 다양한 법적 이해와 평가가 필요하다. 특히 생명윤리의 쟁점 중에는 종교와 같이 생명에 대한 근본적인 입장에 근거한 양립 불가능하게 대립되는 주장들이 제기되는 경우가 많다. 만일 이와 관련된 사회적 갈등이 있다면 이는 도덕이나 관습으로 해결할 수 없는 경우가 많을 것이다. 이런 영역에는 도덕이나 관습 혹은 종교로부터 등거리에 있는 규범인 법규범이 공동체의 유지와 공존을 이유로 개입하는 것이 요청될 수 있다.

그러면 생명윤리와 법이 다루는 영역이나 대상은 어떻게 되는가? 생명윤리와 법은 사회 현상으로는 생명 의료 윤리 분야와 관련된 법적 현상이라고 포괄적으로 말할 수 있겠지만, 그러한 법적 현상도 몇 가지로 분류해서 사고해볼 수 있다.

첫째, 생명윤리와 법이 다루는 영역은 포괄적인 의미에서 법적 규제의 영역이다. 법적 규제는 형법적인 형식 즉 형벌을 부과하는 형식으로 할 경우도 있으며, 행정법적 형식 즉 행정벌이나 기타 처분을 부과하는 형식으로 할 경우도 있을 것이다. 그런데 법적 규제는 어떤 형식으로 하든지 구체적인 개개의 사례를 모두 고려하는 형태가 아니라, 일차적으로는 일반적이고 보편적인 형태로 나타나게 된다. 즉 법률의 일반성은 이러한 법적 규제의 주요한 특징이 된다.

둘째, 그러나 이러한 일반성만으로는 생명윤리와 법에서 다루는 문제들을 모두 해결할 수는 없다. 따라서 이러한 법률에 따라 개개의 판단을 내릴 수 있는 권한을 가진 기관이나 사람들은 이차적으로 개개의 사례들을 검토하여 그것이 일반적인 법적 규제의 형식에 적합한지 아닌지를 따지는 구체적 적용의 기능을 수행하게 될 것이다. 그런 기관으로는 우선 법률적 권한을 위임받은 행정기관이 있을 것이며, 이것이 소송사건으로 전화될 경우에는 법원도 그러한 기관이 될 것이다. 미국과 같은 나라에서는 역사적으로 행정기관보다도 법원의 소송 과정이 더 중요한 의미를 가졌다. 특히 연방대법원의 판결들은 주정부나 연방정부의 여러 행정적인 조치나 입법 사항에 대해 헌법적 관점에서 평가를 함으로써, 전체적으로 미국의 생명윤리 정책들을 선도하는 기능을 수행해오고 있다. 우리나라에서도 앞으로 이 분야의 법률적 쟁점들이 대법원 혹은 헌법재판소를 통해 사건화되어 많은 전문적인 법 원리들이 확인되고 정착될 것으로 예상된다.

셋째, 앞의 두 경우가 일반적인 법적 규제와 구체적인 법적 사건에 대한 판단으로 요약할 수 있다면 세 번째로 언급할 것은 이러한 법률적 문제로 전화되지 않은 분야라고도 할 수 있다. 그러나 여전히 법과 관련되어 있으며, 특히 헌법의 기본권과는 밀접한 관련이 되어 있다. 그것은 자율적 규제와 관련된 분야다. 전통적인 법학의 입장에서 말하자면 자율적인 분야는 이른바 사적 영역으로서, 특별한 이유가 없는 한 법이 간섭하지 않는 것이 사회의 자유를 보호하고 확대하기 위해 필요하다고 할 수 있다. 그러나 전통적으로 공법 분야로 분류되어 있던 헌법의 원리들은 자율적인 영역, 즉 사적 영역이라고 해서 그 적용이 배제되는 것이 아니라 적극적으로 적용할 필요가 있다. 따라서 연구집단

내의 자율적인 윤리적 규제가 있다고 하더라도, 이것이 헌법이 보장하고 있는 인간의 존엄이나 행복추구권, 평등권 나아가 연구의 자유를 침해할 소지가 있지는 않은지 항상 검토해보아야 한다. 즉 법적 규제가 아닌 자율 규제의 경우에도 헌법이 보장하는 기본권의 테두리 안에서 법적인 관련성을 가지게 되며, 이런 의미에서 자율 규제 규범을 제정할 시기부터 헌법적인 쟁점들을 염두에 두고 제정 작업을 해나가야 할 것이다.

이러한 생명윤리와 법 분야를 이해하려면 몇 가지 유의할 필요가 있다.

첫째, 생명윤리와 법은 생명과학과 의학이라는 대단히 테크니컬하고 전문적인 분야를 다룬다는 점을 고려해야 할 것이다. 이 분야는 대중의 상식으로 이해할 수 없는 많은 지식을 필요로 하며, 따라서 상식적인 판단을 기초로 법적인 사유를 하는 것은 많은 오해를 낳을 소지가 있을 것이다. 그러므로 생명윤리와 법을 다루기 위해서는 최소한 법이 다루려고 하는 생명과학 및 의학 분야에 대한 기본적인 지식을 습득하지 않으면 안 될 것이다.

둘째, 생명윤리와 법은 윤리 분야를 다룬다는 점에서 조심해야 할 부분이 있다. 법과 윤리는 내용상 서로 관련되는 부분도 있지만, 기본적으로는 다른 관점에서 사고해야 할 부분도 많다. 생명윤리와 법은 윤리적인 결론을 법적 결론으로 무비판적으로 수용하는 것이 아니라, 법적인 논리로써 다시 한번 검토한 후 결론을 도출해내는 것이 합당할 것이다.

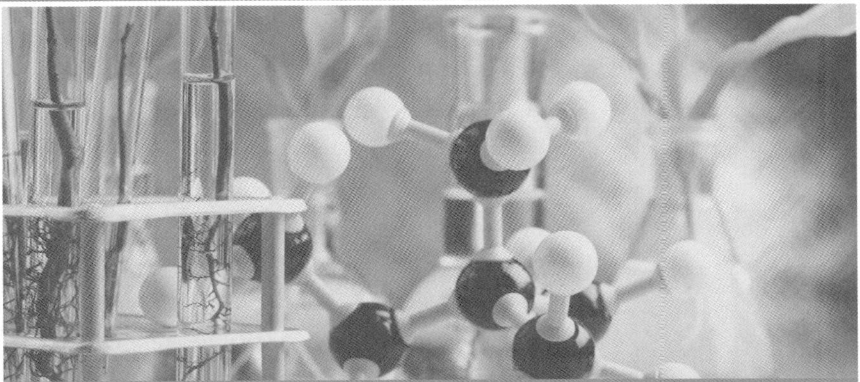

제3장

연명의료결정과 안락사

1. 임종기 의료와 연명의료결정

1) 연명의료결정의 배경

천수가 다할 때까지 건강하고 편안하게 살다가 잠자듯 편안하게 임종을 맞는 것은 모든 이의 바람이지만 오늘날 대부분의 사람은 고령이 되어 각종 질병에 시달리다가 병원에서 임종을 맞게 된다. 현대 의학기술의 발전으로 인해 환자들은 쉽게 임종에 이르지도 못하고 고통스러운 임종 기간은 더욱 연장될 수 있게 되었다.

일반적으로 '말기 환자(terminal patient)'란 암 등의 질병으로 인해 통상 기대 여명이 6개월~24개월 이내의 환자로서 현재의 의학 수준에서는 이용 가능한 치료법이 없어 회복 불가능한 환자를 의미한다. 통상 6개월 기준이 많이 쓰이지만 이는 임의적인 기준으로 어떤 의학적 근거가 있는 것은 아니다. 이에 비해서 '임종 환자(dying patient)'란 이미 임종 단계(dying process)에 들어간 환자로서 이들은 대개 몇 시간에서 며칠 이내, 적어도 일주일 이내에는 사망을 맞이하게 된다. 이 경우에는 어떤 환자가 임종 단계에 들어갔는지를 판별하는 '임종 진단(diagnosis dying)'이 중요하며 암환자의 경우 거동이 불가능하고, 의식이 사라지거나, 음식과 물을 제대로 넘기지 못하고 기본적인 생리 현상에 대한 조절이 제대로 이뤄지지 못하는 등의 증상으로 사망 임박 여부를 알 수 있지만 다양한 선행 질병을 가진 환자들에게서 항상 임종 진단이 용이한 것은 아니다.[1]

'말기'와 '임종기'라는 용어는 경우에 따라 혼동되어 쓰이기도 하기 때문에 우리나라 국가생명윤리위원회는 2013년 5월 연명의료와 관련된 논의에서는 '임종기'라는 용어로 통일하여 쓰기로 결정했다.[2] 즉 "회생 가능성이 없고 원인 치료에 반응하지 않으며 상태가 급속도로 악화하는 임종과정에 있는 환자"에 한해 연명의료와 관련된 논의를 하기로 했다. 연명의료(life sustaining treatment)는 환자의 선행 병증의 치료나 환자의 재활을 목적으로 하지 않고 생명의 연장만을 의도하는, 인공호흡기, 영양 공급이나 수액, 산소의 공급, 혈액 투석이나 항생제 투여와 같은 치료 행위들을 의미한다. 그런데 연명의료는 지속적 식물 상태(Persistent Vegetative State: PVS)와 같이 단기간에 사망할 가능성은 낮지만 회복 가능성도 거의 없는 상태에서 생명을 부지하고 있는 환자에게도 적용되는 폭넓은 개념이다. 의료계에서는 6개월 이내에 사망이 예상되는 회복 불가능한 암, 뇌혈관 질환, 심부전, 신부전 등의 병에 걸린 환자들을 일단 연명의료의 대상으로 보았으며, 지속적 식물 상태 환자들에 대해 연명의료 중단을 할 수 있는지에 대해서는 논란이 있었다.[3] 이후 2017년 8월 제정된 「호스피스·완화의료 및 임종과정에 있는 환자의 연명의료결정에 관한 법률」(이하 "연명의료결정법")에서 '임종과정에 있는 환자'에게만 연명의료중단등결정이 가능하도록 입법했다. 연명의료결정법에 따르면 임종과정이란 '회생의 가능성이 없고, 치료에도 불구하고 회복되지 아니하며, 급속도로 증상이 악화되어 사망에 임박한 상태'로 정의하고 있다.

1 J. Ellershaw et al., "Care of the Dying Patients: The Last Hours or Days of Life", *BMJ*, 326, 2003, pp.30-34.

2 보건복지부, 연명의료의 환자 자기결정권, 특별법 제정 권고 보도자료. 2013.7.31.

3 보건복지부, 연명치료 중단 제도화 관련 사회적 협의체 논의 결과 발표 보도자료. 2010.7.15.

2) 자기결정권, 최선의 이익, 삶의 질

연명의료 역시 의료의 일종이라면 환자는 그 의료를 받을지 여부에 대해 스스로 결정할 수 있는 권리, 즉 자기결정권을 갖는다. 자기결정권은 대부분의 의료 행위에서 폭넓게 인정되는 환자의 권리이며, 우리나라의 「보건의료기본법」은 제12조에서 "모든 국민은 보건의료인으로부터 자신의 질병에 대한 치료 방법, 의학적 연구 대상 여부, 장기 이식 여부 등에 관하여 충분한 설명을 들은 후 이에 관한 동의 여부를 결정할 권리를 가진다."고 되어 있다. 그러나 어떤 치료의 거부가 죽음을 초래할 것이라는 사실이 거의 확실한 경우에도 이러한 권리는 인정될 수 있을 것인가? 치료를 거부하고 사망에 이르는 것은 일종의 자살이라 할 수 있지 않은가? 자기결정권은 연명의료의 경우에는 유보되어야 하지 않는가 등의 의문이 제기될 수 있다. 이 자기결정권을 더욱 밀고 나가면 인간에게는 '죽을 권리(right to die)'가 있다는 주장도 가능하다. 어떤 이유로든 자기 삶을 포기하는 편이 낫다고 생각한다면 그런 생각을 실행에 옮기는 것은 개인의 자유이자 권리가 될 수 있다는 것이다.

보수 기독교인 등은 삶과 죽음이라는 핵심적인 영역에서 자기결정권을 논하는 것은 불경한 자세라는 입장을 견지하고 있다. 그들에게 생명은 신이 주신 선물이며 인간이 마음대로 할 수 있는 어떤 것이 아니다. 게다가 연명의료결정의 주 대상인 임종기 환자들은 의식 수준이 떨어지거나 고령으로 판단력이 흐려져 자기결정권을 제대로 행사하지 못하는 경우가 많다. 또한 미성년자나 정신적인 장애가 있는 환자라면 애초부터 자신에 대한 합리적인 수준의 결정인 자기결정권을 행사하기 어렵다. 이런 경우에는 누군가가 그 환자를 대리하여 어떤 결정을 내려주어야 하지만 그럴 때 어떤 기준에 의거하여 결정을 내려야 할지도 문제가 된다. 환자 본인이 평소 어떤 의사와 입장을 일관되게 표명했고, 대리인이 그것을 충실히 대변할 수 있다고 하면 대리인의 결정을 환자의 자기결정권 행사라고 간주할 수도 있겠으나, 그렇지 않을 경우 흔히 의존하는 것이 '최선의 이익(best interest)' 기준이다. 즉 연명의료를 시작할지, 유보할지, 철회할지의 결정에서 환자의 최선의 이익을 고려해야 한다는 것이며, 최선의 이익은 주로 환자의 '삶의 질(quality of life)'과 관련이 있다. 즉 환자에게 고통의 시간만을 연장시키는 연명의료를 계속하는 것이 환자의 삶의 질을 중대하게 침해하여 해악이 된다면 그러한 치료는, 비록 환자의 사망을 초래한다 하더라도 하지 않는 편이 환자의 최선의 이익이 된다는 것이다. 이때 환자의 사망 원인은 해당 연명의료를 유보, 철회한 것이 아니라 환자가 원래 앓고 있는 선행하는 질병이 된다.

삶의 질은 대개 환자가 겪는 고통이나 통증, 장애, 자기효능감(self-efficacy), 정신적인 고뇌 등을 통해 개괄적으로 파악하지만 삶의 질을 객관적으로 측정할 수 있는 지표를 만들기는 거의 불가능하다. 그 때문에 연명의료결정과 같은 중대한 의사 결정에서 삶의 질, 그리고 그것과 연관된 최선의 이익 기준에 전적으로 의지할 수 있는가에 대한 합리적인 의심도 있다. 하지만 의료 현장에서 연명의료결정이 요청되는 환자는 추상적인 이론이 아닌 실제 사례로 나타나고 있기 때문에 불완전함에도 불구하고 여러 가지 해결 방법이 모색되고 있다.

전통적으로 우리나라에서는 미성년 환자의 연명의료는 부모가, 노인의 연명의료는 자식이 결정해야 할 사안으로 여겨졌다. 환자의 '자기결정권'은 여전히 낯선 개념이며 노인 환자에게 보호자들과 의사는 정확하게 설명을 해주지 않는 경우도 많다. 환자는 회복에만 관심을 가지고 환자 역할에 충실할 것이 요구되었고, 치료 관련 의사 결정과 같은 부담스러운 일은 병구완을 하는 자녀들과 의사의 소관이었다. 이로 인해 환자 자신의 '자기결정권'은 실제 의료 환경에서는 완전하게 구현되기가 어렵고 많은 윤리적 갈등을 초래하기도 한다.

3) 연명의료결정의 방법

의료 행위에서 성인 환자가 자신의 신념에 의해 특정한 결정을 선호하여 직접적으로 표명한다면, 그 결정에 필요한 의료 자원 등의 외적 조건이 만족되는 한 그 결정을 존중해주어야 한다. 환자 본인이 연명의료를 거부하고 퇴원한다 해도 의료진이 이를 거부할 방법은 없다. 문제는 의식이 없거나 떨어진 판단 능력이 없는 환자, 또는 미성년자나 정신적인 문제가 있는 환자 등에 관하여 어떻게 의사 결정을 하는가이다. 이럴 때 요구되는 것이 '사전 의료 지시(advance directive)'이다. 사전 의료 지시는 본인이 의사 결정을 할 수 있는 능력이 없어졌거나 떨어졌을 때를 대비하여 사전에 본인의 의사를 표명해두는 문서이며, 크게 '생전 유언(Living Will)'과 '지속적 대리인 지정(Durable Power of Attorney)'의 두 종류로 구분된다. 생전 유언은 임종기를 대비하여 자신의 가치와 소망을 서술한 후 공증을 받은 일종의 유언이며, 지속적 대리인 지정은 임종기와는 무관하게 자신이 의사 결정 능력을 소실할 경우 자신의 대리인으로 특정인을 지정한 문서이다. 생전 유언은 어떤 경우에는 투석이나 인공호흡기, 심폐소생술, 장기 기증 등에 대한 구체적인 사항을 지정하기도 한다. 우리나라 연명의료결정법에서는 사전 의료 지시에 해당하는 사전연명의료계획서 제도를 두고 있다. 이에 따르면, 환자의 의사 확인 시에 의료기관에서 작성된 사전연명의료계획서가 있는 경우 이를 환자의 의사로 보거나 담당의사가 사전연명의료의향서의 내용을 환자에게 확인하는 경우 이를 환자의 의사로 본다.

미성년자 환자나 치매 등의 원인으로 자기결정권을 행사하기 어려운 환자에 대해서는 의료 행위에 대해 일반적으로 법정대리인이 의사결정을 하게 된다. 미성년자의 경우 법정대리인은 친권자(부모), 또는 후견인이 되며 성인의 경우에는 최근에 도입된 성년후견제도에 따라 가정법원이 선임한 후견인이 된다. 우리나라에서는 전통적으로 '보호자'가 환자의 의사를 대리하는 역할을 맡아 왔는데 미성년자에게서는 친권자가 주로 보호자 역할을 했으며, 성년 환자에게서는 배우자, 직계존속, 직계비속, 형제자매 등 가까운 친족이 보호자 역할을 해왔다. 그러나 이 '보호자'의 개념은 법적으로 그 근거가 모호한데다가 연명의료결정과 같은 생사를 결정하는 문제에서 법정대리인이 진정으로 환자의 의사를 대변할 수 있는가에 대해서도 논란이 있다. 우리나라 연명의료결정법에서는 이에 관한 별도의 규정(제17조 및 제18조)을 두어 입법적으로 명확하게 처리하고 있다.

법적으로 이러한 장치들이 있다 해도 실제 의료 환경에서는 환자, 환자의 가족(보호자), 그리고 의료인이 연명의료결정에 함께 참여하는 당사자가 되는 경우가 대부분이다. 이럴 때 서로 간의 의사가 갈릴 수도 있고, 의료적 판단이 불확실할 수도 있으며, 어떤 때는 환자의 보호자 또는 법정대리인이 없거나 불분명할 때도 있다. 이럴 때 병원에 설치하여 가족이나 의료인에게 자문을 해주는 기구로 병원윤리위원회(Hospital Ethics Committee)가 있다. 이 제도는 위와 같은 사안에 대해 개인이 결정하기보다는 다른 의료인, 법률가, 환자 대표 등이 함께 모여 결정을 내리고 조언을 하는 과정을 거침으로써, 더 객관적이며 합리적이고 이해 상충이나 편견(bias)을 피할 수 있게 해주는 장점이 있다. 또한 가족과 의료인에게는 이런 중대한 사안에 대한 결정을 해야 한다는 부담을 덜어주기도 한다. 우리나라 연명의료결정법은 병원윤리위원회 제도를 일부 채택하여, 연명의료중단등결정 및 그 이행에 관한 업무를 수행하려는 의료기관은 보건복지부령으로 정하는 바에 따라 해당 의료기관에 "의료기관윤리위원회"를 설치하고 이를 보건복지부장관에게 등록하도록 하고 있다.

4) 완화의학과 호스피스

환자가 말기, 또는 임종기 진단을 받고도 완치의 가망이 없이 연명의료를 통해 임종에 이르는 시간이 길어지게 되었으므로 이 분야를 담당할 새로운 의학 분야가 탄생했는데 이를 '완화의학(palliative medicine)'이라 부른다. 완화의학은 말기 환자의 통증 및 다른 합병증을 조절하고 임종, 심지어 사망 이후까지를 보살피는 진료 분야다. 이 중에서 특히 임종에 임박하여 여러 전문가와 자원봉사자들이 함께 집중적으로 환자를 돌보는 것을 '호스피스(hospice)'라고 부른다. 완화의학의 목적은 첫째 환자의 통증을 조절하고, 두 번째 환자와 관련된 여러 심신의 문제를 보살피며, 마지막으로 환자는 물론 그 가족들을 지지하고 임종 후 애도의 과정을 돕는 것이다.

임종을 맞이하는 환자들 중 일부는 때로 안락사를 요구할 정도로 심한 통증을 겪는 것이 사실이지만 대부분의 통증은 의료진의 신중한 대응이나 심리적인 지지에 의해 개선이 가능하다. 대부분의 통증은 신체 그 자체의 문제라기보다도 우울, 분노, 절망 등의 내적인 상태와 더 많이 결부되어 있다. 그러므로 이러한 문제들을 잘 해결해주면 환자는 좀 더 편안한 상태에서 임종을 맞을 수 있다.

호스피스는 잘 준비된 상태에서 환자로 하여금 죽음을 맞이하게 하는 것을 목표로 한다. 호스피스는 신체, 정신, 가족과 사회, 그리고 환자의 영적 측면에 모두 관심이 있으며, 의사와 간호사뿐 아니라 사회사업가, 전문 봉사자, 그리고 성직자 등이 한 팀으로 참여하여 환자가 편안하게 죽음을 맞이하도록 돌본다. 완화의학과 호스피스는 의료 본연의 목적에 충실하면서 임종 환자들을 자연스럽고 인간적으로 돌볼 수 있다는 장점이 있으므로 이 분야에 대한 관심과 지원이 확산될 필요가 있다. 우리나라 연명의료결정법 제4장은 "호스피스·완화의료"라는 표제 아래, 호스피스 사업에 대한 여러 사안에 대해 규정하고 있다.

2. 연명의료와 관련된 개념들

1) 무의미한 치료

무의미한 치료(futile treatment)란 일반적으로 치료적 목적(therapeutic goal)을 달성할 수 없으리라고 여겨지는 치료 행위를 의미한다. 치료적 목적은 일차적으로는 환자의 병태생리학적 조건을 변화시키는 데 있지만 궁극적으로는 병태생리학적 조건을 변화시켜서 환자의 예후, 여명(餘命), 삶의 질을 증진시키는 데 있다. 무의미한 치료는 환자의 병태생리학적 조건을 변화시킬 수 없거나, 혹은 부분적으로 변화시킨다 하더라도 환자의 여명이나 삶의 질을 증진시키기를 기대하기 어려운, 심지어 해를 입힐 수도 있는 치료 행위다.[4] 예컨대 어떤 항암 치료가 종양의 크기를 줄이거나 전파 속도를 조금 줄여주지만, 환자의 기대 여명이나 삶의 질에는 어떤 영향도 미치지 못한다면 이는 무의미한 치료라고 볼 수 있다. 그러나 어떤 치료가 무의미한지는 그때그때 환자의 상태에 따라 크게 달라지며, 또한 환자를 치료하는 의사의 판단에도 상당 부분 의존한다. 모든 의료 행위에는 불확실성이 상존하므로 특정

4 D. L. Kasman, "When Is Medical Treatment Futile?", *Journal of General Internal Medicine*, 19(10), 2004, pp.1053-1056.

치료 행위의 무의미성을 판단하기는 쉬운 일이 아니기 때문이다. 그러므로 무의미한 치료의 개념은 객관적이고 절대적인 것이 아니라 상대적이고 가치 의존적인 개념이기도 하다. 증거에 입각한 표준 진료지침은 특정 환자에게서 치료의 무의미함을 판단하는 데 도움이 되기는 하지만 언제나 절대적인 것은 아니다.

환자 본인 또는 가족들의 바람에 따라 무의미하다고 판단된 치료를 환자에게 시도하거나 지속하는 경우도 가끔 일어난다. 이는 무의미함의 판단에는 불확실성이 내재하고 있으며, 의료진은 환자를 포기하지 말고 끝까지 최선을 다해야 한다는 직업 윤리를 가지고 있으며, 때로는 그와 같은 치료 행위가 환자 본인이나 가족들에게 심리적인 위안을 주기 때문이다. 그러나 이런 일은 자칫하면 환자에게 부담과 해를 가중시킬 수 있으며 의료 자원을 불필요하게 낭비하는 결과를 빚을 수 있기 때문에 주의가 필요하다.

2) 통상적 치료와 비통상적 치료

연명의료와 관련된 의사 결정에서 통상적(ordinary)·비통상적(extra-ordinary) 치료를 구분할 때가 가끔 있으며, 특히 가톨릭교회는 이를 도덕적으로 유의미한 구분으로 보고 있다. 통상적 치료란 쉽게 얻을 수 있으며, 통증이나 부작용 등의 해악 및 위험이 적고, 이득을 줄 가능성이 크며, 널리 사용되고, 가격이 저렴한 치료를 의미한다. 반면 비통상적 치료란 쉽게 구할 수 없고, 실험적이며, 통증이나 부작용 등의 위험이 크며, 가격이 비싸면서도 이득을 줄 가능성이 낮은 치료를 의미한다. 가톨릭교회의 입장에서 환자에게 통상적 치료의 제공은 의료진의 의무이지만 비통상적 치료는 반드시 의무가 아니다. 일반적으로 수액 공급이나 영양 공급, 간단한 혈액검사 등은 통상적 치료에 해당하며,

장기 이식이나 인공호흡기 치료와 같은 것들은 비통상적 치료에 해당한다. 그러나 통상적·비통상적 치료의 절대적 구분은 불가능하며, 어떤 치료가 통상적·비통상적 치료에 해당하는가는 의료 수준과 이용 가능한 의료 자원, 심지어 환자의 상태에 따라서도 달라질 수 있기 때문에 주의가 필요하다. 예컨대 당뇨병 치료를 위한 인슐린 투여는 흔히 하고 있는 통상적 치료이지만, 암세포가 전신에 퍼져 의식을 잃은 채 임종과정에 있는 당뇨 환자에게 혈당이 높아졌다 하여 인슐린을 투여하는 것이 반드시 필요한가에 대해서는 이견이 있을 수 있다. 그러므로 통상적·비통상적 치료에 대한 논의를 할 때는 치료의 종류에 집착하지 말고 전반적인 맥락에서 해당 치료가 어떤 특성을 갖고 어떤 위치를 차지하고 있는지를 살펴볼 필요가 있다.[5]

3) 심폐소생술 하지 않기 요청

심장이 멎은 환자에게는 CPR(Cardio Pulmonary Resuscitation)이라 불리는 심폐소생술을 하게 된다. 심폐소생술은 환자의 기도를 유지하고 산소를 공급하면서 흉부 압박을 하거나 심장 제세동장치를 이용해 심장 기능을 되살리고자 하는 시도다. 이는 급성 심근경색증 환자 등에게는 생명을 살리는 소중한 시술이지만 회복 불가능한 질병을 앓는 임종 환자들은 대부분 심폐소생술 이후 심폐 기능이 일시적으로 돌아오더라도 결국은 사망한다. 또한 임종 환자는 심폐소생술 시행 과정에서 늑골 골절 등 상당한 고통을 당하기도 하며, 그 때문에 심폐소생술이 '모욕적'이고 비인간적인 시술로 여겨지는 경우도 있다. 심폐소생술 하지 않기 요청(DNR order)은 심폐소생술을 통해 심장의 기능이 일시적

5 우재명, 「안락사와 연명치료 중단의 윤리」, 『신학과 철학』, 7, 2005, pp.14-17.

으로 회복된다 해도 조만간 사망을 맞이하게 될, 회생 가능성이 없는 선행 질병을 가진 임종 환자의 요청에 따라 심장이 멎은 경우에 심폐소생술을 하지 말 것을 표명한 의료 지시다. DNR 요청은 의무 기록에 표시되며, 이 경우에는 환자가 심정지에 빠지면 바로 사망 선언이 내려지고, 병원에 항상 대기하고 있는 '심폐소생술 팀(CPR 팀)'을 호출하지 않는다. 물론 임종 환자라 하더라도 심폐소생술을 하게 되면 일부는 심폐기능이 돌아오기 때문에 연명의료와 관련하여 이 시술을 해야 하는지, 하지 않아도 좋은지가 문제가 되는 것이다. 그 때문에 의사가 단독으로 결정하는 것이 아니라 임종 환자의 경우에는 환자의 상태와 삶의 질을 살펴서 본인의 의사에 입각하여 가족과 함께 DNR 요청과 관련된 결정을 하는 것이 바람직하다.

4) 가망 없는 퇴원과 의학적 충고에 반한 퇴원

가망 없는 퇴원(hopeless discharge)이란 치료를 계속해도 더 이상 치료 효과를 기대하기 어려운 입원 환자를 본인 또는 가족의 원에 의해 퇴원을 시키는 행위를 말한다. 의학적 충고에 반한 퇴원(Discharge against Medical Advice: DAMA)은 환자를 계속 치료해야 함에도 불구하고 본인 또는 가족의 바람에 따라 의료진의 의사에 반해 퇴원을 시키는 행위다. DAMA의 경우에는 환자 본인이 자신의 의사로 치료를 거부하고 퇴원을 요청한다면 의사가 해당 상황에 대해 충분한 정보를 제공하고 설득했음이 입증되는 한 환자의 자기결정권에 입각하여 윤리적·법적 책임을 묻기 어렵다. 다만 의식이 없거나 자기결정권을 행사할 수 없는 환자에 대해 가족(보호자)이 의학적 충고에 반한 퇴원을 요청했다면 그러한 요청이 환자의 최선의 이익에 입각한 것인지를 따져보아야 한다.

가망 없는 퇴원은 과거 우리나라에서 가끔 볼 수 있었던 의료계의 관행으로 집이 아닌 장소에서 사망하면 '객사(客死)'라는 전통적 관념으로 인해 임종이 다가온 환자를 퇴원시켜 집에서 임종을 맞도록 허용한 것이다. 그러나 도시 거주 인구의 증가와 주거 환경의 변화로 인해 병원에서 임종을 맞는 환자들이 크게 증가하면서 이러한 요청은 줄어들었다. 의학적 충고에 반한 퇴원(DAMA)과 가망 없는 퇴원의 차이는 DAMA의 경우에는 치료를 하면 환자가 회복하거나 의미 있게 생명을 연장할 가능성이 있는 데 반해 가망 없는 퇴원은 그렇지 못하다는 것이다. 그러나 '가망 없음'의 판단을 누가 어떤 절차를 통해 내리는가, 환자 본인의 의사가 입증되었는가 등에 따라 가망 없는 퇴원은 살인방조죄 등 법에 저촉될 소지가 있기 때문에 주의가 필요하다.

5) 사전연명의료의향서

사전의료의향서는 '사전 의료 지시'의 한 형태로 연명의료결정과 관련된 자신의 의사를 미리 밝혀두거나 이와 같은 상황에서 대리결정자를 지명해놓은 문서이다. 우리나라 연명의료결정법에서 "사전연명의료의향서"란 19세 이상인 사람이 자신의 연명의료중단등결정 및 호스피스에 관한 의사를 직접 문서(전자문서를 포함한다)로 작성한 것을 말한다. 사전연명의료의향서는 만 19세 이상의 성인이면 사전연명의료의향서 등록관에서 작성 가능하다. 사전연명의료의향서에는 연명의료중단등결정, 호스피스의 이용, 작성연월일 등이 포함되어야 하며, 사전연명의료의향서를 작성한 사람은 언제든지 그 의사를 변경하거나 철회할 수 있다. 연명의료결정법에 의한 연명의료중단의 대상이 되는 연명의료란 임종과정에 있는 환자에게 하는 심폐소생술, 혈액 투석, 항암제 투여, 인공호흡기 착용 및 그 밖에 대통령령으로 정하는 의학적 시술로서 체외생명유지술(ECLS), 수혈, 혈압상승제 투여, 그 밖에 담당의사가 환자의 최선의 이익을 보장하기 위해 시행하지 않거나 중단할 필요가 있다고 의학적으로 판단하는 시술로 치료효과 없이 임종과정의 기간만을 연장하는 것을 말한다.

6) 연명의료계획서

통상 연명의료계획서(Physician Orders for Life Sustaining Treatment: POLST)는 사전 의료 지시를 보완하는 문서로서 사전 의료 지시가 환자의 의사를 표명하는 문서인 데 비해 POLST는 연명의료와 관련한 의사의 일련의 지시로 이뤄진다.[6] 사전 의료 지시는 환자의 자기결정권을 행사하는 문서의 하나로 우리나라 연명의료결정법에서는 말기 환자 등의 의사에 따라 담당의사가 환자에 대한 연명의료중단등결정 및 호스피스에 관한 사항을 계획하여 문서(전자문서를 포함한다)로 작성한 것을 말한다. 따라서 우리나라 연명의료계획서는 의사의 일련의 지시만으로 이루어지지 않고 '말기 환자 또는 임종과정에 있는 환자의 의사에 따라' 담당의사가 환자에 대한 계획을 문서로 작성한 것으로 일반적인 POLST와는 차이가 있다. 담당의사는 이 과정에서 말기 환자 등에게 연명의료중단등결정, 연명의료계획서 및 호스피스에 관한 정보를 제공할 수 있다.

6 T. Pop & M. Hexum, "Legal Briefing: POLST: Physician Orders for Life-Sustaining Treatment", *Journal of Clinical Ethics*, 23(4), 2012, pp.353-376.

3. 안락사의 개념과 분류

1) 안락사의 개념

안락사는 영어로 euthanasia라고 하며, 글자 그대로 'eu(좋은)'+'thanatos(죽음)'의 합성어다. 오늘날에는 다른 치료 방법이 없는 사람의 고통을 덜어주기 위해 인위적으로 죽음에 이르게 하는 행위를 뜻한다. 즉 죽임을 당하는 사람의 이익을 위해 작위 또는 부작위에 의해 그의 죽음을 야기하는 것을 안락사라고 정의한다. 죽임을 당하는 사람에게 어떠한 이익이 없다면 안락사는 개념상 그 정의가 성립되지 않는다. 보통은 불치의 질환에 걸려 심각한 육체적·정신적 고통을 겪고 있는 환자가 안락사의 대상이 되지만, 이 환자가 반드시 말기 환자 또는 임종기 환자가 될 필요는 없다. 예컨대 루게릭병 환자처럼 사망이 임박하지는 않았지만 전신이 마비되어 심한 고통을 겪고 있는 환자도 안락사의 대상이 될 수 있으며, 연명의료결정과 안락사의 차이는 이 지점에 있다.

2) 안락사의 분류

가. 자발적 적극적 안락사

죽임을 당하는 환자의 분명한 의사에 의해, 그의 요청에 따라 극약을 먹이거나 주사하는 등 적극적인 방법으로 안락사를 시키는 것을 의미한다. 우리나라에서 일반적으로 '안락사'라 함은 이 자발적 적극적 안락사(voluntary active euthanasia)를 의미하는 경우가 많다. 현재 자발적 적극적 안락사가 허용되고 있는 나라는 네덜란드와 벨기에 정도다. 이 나라들에서는 회생 가능성이 없다는 진단을 받은 환자들이 요청하면 의사가 적극적 안락사를 시행할 수 있다.

나. 자발적 소극적 안락사

환자의 요청에 따라 수액이나 음식 공급을 중단하는 등 생명 유지에 필수적인 치료를 중단하거나(치료 중단), 처음부터 하지 않음으로써(치료 유보) 환자의 죽음을 야기하는 행위를 의미한다. 자발적 소극적 안락사(voluntary passive euthanasia)는 자발적 적극적 안락사에 비해 얼핏 윤리적 부담이 덜하게 보이지만 "죽음을 적극적으로 유발한 행위—죽임"와 "죽음이 초래될 것을 분명히 알면서도 이를 방관하는 행—죽게 내버려둠" 사이에 근본적인 윤리적 차이가 있는지는 의심스럽다. 예컨대 싱어(Peter Singer)는 결정적인 것은 죽임이나 죽게 내버려둠이냐의 차이가 아니라 행해진 일이 도덕적으로 정당화될 수 있는가, 그 의도와 동기가 무엇인가에 있다고 본다.[7] 우리나라 대한의학회의 '임종 환자 진료지침' 역시 임종 환자의 연명의료에서 치료 중단과 치료 유보 사이에 윤리적인 차이는 없다고 진술하고 있다.[8]

다. 비자발적 적극적 안락사

죽임을 당하게 되는 환자의 의사가 분명하지 않고, 그 환자가 처한 상황에서 죽음을 선택할 것인지 여부를 결정할 수 없음에도 그 환자를 위해서 적극적인 수단을 사용하여 안락사시키는 것을 비자발적 적극적 안락사(non-voluntary active euthanasia)라고 한다. 갑작스러운 사고를 당하거나 치매 등의 질병에 걸린 환자, 정신지체로 인해 의사 결정을 내릴 능력이 없는 환자, 그리고 수뇌증이나 무뇌증 등 심한 기형을

7 피터 싱어 외, 『생명윤리학(ACompaniontoBioethics)』, 변순용 외 옮김, 서울: 인간사랑, 2006, pp.25-33.

8 대한의학회, 임종 환자의 연명 치료 중단에 관한 의료 윤리 지침, 2002. 8.

가지고 태어난 신생아 등이 이에 해당된다.

라. 비자발적 소극적 안락사

마찬가지로 환자의 의사를 확인할 수 없는 경우에 소극적 수단을 통해서 환자의 죽음을 야기하는 것을 비자발적 소극적 안락사(non-voluntary passive euthanasia)라고 한다. 수두증, 무뇌증, 테이 삭스 병 등 심한 기형이나 질병을 가지고 태어나 제대로 성장하거나 살아날 가망이 없는 아기를 적극적으로 치료하지 않고 그대로 방치하거나 바로 퇴원을 시키는 경우가 이에 해당한다.

마. 간접적 안락사

간접적 안락사(indirect euthanasia)는 그 의도가 환자의 생명을 단축하려는 것이 아니라 환자의 고통과 통증을 경감시키려는 의학적 시도의 과정에서 그 치료에 수반되어 결과적으로 환자의 사망이 앞당겨진 것이다. 그 때문에 이를 안락사라고 부르는 것이 적절하지 않다는 주장도 있다. 예컨대 말기 암 환자 등의 치료 과정에서 극심한 통증 조절을 위해 모르핀(morphine)의 투여 용량을 증가시키다가 그 부작용으로 호흡 정지가 와서 환자가 사망하는 것 등이 이에 해당한다. 사실 이 경우에 모르핀 투여 용량의 증가는 환자의 사망을 의도한 것은 아니기 때문에 이러한 행위는 간접 유산과 마찬가지로 이중 효과의 원리에 의해 정당화될 수 있다. 즉 의도 자체가 환자의 통증 경감이라는 선한 의도이며, 그것이 초래하는 효과 또한 선한 것으로서 그 결과 부수적으로 죽음이라는 '악한' 결과가 발생하더라도 이를 윤리적으로 비난할 수는 없다는 것이다.

3) 의사 조력 자살

의사 조력 자살(physician assisted suicide: PAS)은 불치의 병에 걸린 환자가 고통을 덜기 위해 자살을 계획하면서 그 과정에서 의사의 도움을 청하는 것이다. 의사는 자신의 전문 지식으로 환자를 고통 없이 죽음에 이르게 할 수 있다. 이렇듯 자살과 관련하여 전문 지식을 제공하거나, 혹은 약물이나 기구를 제공하는 것을 의사 조력 자살 혹은 '사망 조력(aid in dying)'이라고 한다. 물론 여기서 죽음에 이르는 가장 직접적인 행위, 예컨대 약물의 복용이나 주사는 환자가 하게끔 되어 있기 때문에 안락사와는 행위의 주체라는 점에서 구별된다.

의사 조력 자살로 가장 유명한 사람은 미국의 병리과 의사 케보키언(Jack Kevorkian)이다. 그는 자신이 고안한 '머시트론(mercitron)'이라는 기계로1998년까지 백여 명의 환자들의 죽음을 도와주었다. 이 기계는 정맥을 통해 식염수와 티오펜탈이라는 강력한 마취제를 주입한 다음 환자가 의식을 잃으면 자동으로 염화칼륨을 주입하여 심장이 멎도록 만든 것으로서 약물의 주입은 환자 자신이 버튼을 눌러 조절할 수 있도록 했다.

4) 안락사와 관련된 윤리적 논쟁

오늘날 연명의료결정에서 회생 불가능한 임종기 환자에게 무의미하고 고통스러운 연명의료를 중단하거나 유보함으로써 자연스럽게 임종을 맞이하도록 허용하자는 데는 대다수의 의견이 일치하는 것으로 보인다. 그러나 지속적 식물 상태(PVS) 환자와 같이 회생 가능성이 조금이라도 남아 있거나 혹은 루게릭병 환자와 같이 당장 죽음은 맞이하지 않더라도 극심한 고통을 겪고 있는 환자에 대해 어떤 결정을 해야 할지는 참으로 어려운 문제다. 이런 경우에 '자기결정권'에 입각하여 치료를 거부하고 죽음을 맞이할 수 있도록 해야 할 것인가? 자기결정권은 '죽을 권리(right to die)'를 포함하는가? 보수적인 입장을 가진 이들은 의료에서 자기결정권을 인정한다 하더라도 그것이 본인의 생사를 좌우할 권리까지를 포함하고 있는 것은 아니라고 주장한다. 주로 종교인들이 이러한 입장을 고수하는데, 이들은 인간의 생명은 신에 의한 선물이며, 아무리 고통스럽다 해도 인간이 자신의 생명을 끊는 것은 생명을 준 신에 대한 모독이라고 여긴다. 그러나 근대의 개인주의적이고 자유주의적인 입장에서 볼 때 자신의 삶을 주관하는 것은 자기 자신이므로 해결 불가능한 고통에 빠져 스스로 삶을 끊는 것을 비윤리적이라고 비난할 수는 없다.

자기결정권을 인정한다 해도 의식이 없거나 치매 등으로 판단 능력을 상실한 환자의 의사를 파악하기란 역시 쉬운 일이 아니다. 한때 판단력과 의사 결정 능력을 보여주었던 성인의 경우에는 그의 가치관과 선호(preference)를 따라 결정할 수 있다. 물론 이것도 쉬운 일은 아닌데 특정 대리인이나 가족이 특정 환자의 의사를 완전히 반영하기는 사실상 불가능하다. 대리인이라 해도 우리가 가지고 있는 윤리와 법체계 내에서 환자 본인을 대리한다고 간주될 뿐이다. 한편 신생아를 비롯한 미성년자, 또는 한 번도 의사 결정 능력을 가져보지 못한 정신지체 환자의 경우에는 자기결정권을 인정할 수가 없으며, 자기결정권보다는 그의 최선의 이익이 무엇인가에 따라 이러한 문제를 결정할 수밖에 없다. 그런데 환자가 겪는 고통이 아무리 심하다 해도 죽음이 그 해결책, 또는 최선의 이익이 될 수 있을 것인가? 이는 매우 어려운 문제가 아닐 수 없다.

연명의료결정, 또는 안락사와 관련하여 많은 경우 환자 본인보다는 대리인이 결정을 내릴 수밖에 없다. 흔히 배우자나 자녀 등 가족이 대리인이 되지만 이들이 언제나 환자의 입장을 대리하고 있다고 보기는 어렵다. 즉 죄의식과 감정적 상처 등으로 환자가 원하지 않는 연명의료의 지속을 고집할 수도 있으며, 거꾸로 의료비 및 간병 부담 등으로 인해 조속한 연명의료의 중단을 요구할 수도 있다. 하지만 그렇다 해도 인간 사회의 오랜 전통은 생사와 같이 가족 전체에게 중대한 영향을 미치는 사태에 대해서는 가족 전부가 당사자로서 참여하는 것이다. 한편 의료비나 간병 부담 등으로부터 환자가 완전히 자유로운 의료제도가 있다면 대단히 객관적으로 환자의 입장과 의사를 반영하는 대리인이 결정할 수도 있겠지만 그러한 의료제도는 현실적으로 존재하기가 매우 어렵다. 현존하는 모든 의료제도는 납세자나 보험 가입자 등 누군가의 부담으로 유지되고 있다. 이럴 때 비용과 무관하게 원하는 만큼의 연명의료를 모든 사람이 받아야 하는가? 연명의료에 소요되는 의료비용은 의료 기술의 발전에 따라 점점 더 증가하고 있고, 의료 혜택을 받는 이들은 대개 노령층인 반면 그 비용을 지불하는 이들은 일을 하는 젊은 층인 경우가 대부분이어서 이는 종종 심각한 세대 간 정의의 문제를 제기하고, 연명의료와 관련된 의사 결정을 더욱 복잡하게 만들고 있다.

마지막으로 치료를 유보하여 죽음에 이르게 하는 것과, 적극적인 수단을 통해 죽음에 이르게 하는 것 사이에는 그 의도와 일어난 결과의 측면에서 근본적인 도덕적 차이가 없어 보이지만 실제로는 전자의 경우 대상자가 죽음에 이르는 고통의 시간이 더욱 연장될 수 있다는 점에서 오히려 잔인한 행위가 될 수도 있다. 예컨대 무뇌아 등 중증 기형을 가지고 태어나 생존 가능성이 없는 아기를 그대로 방치하여 죽게 내버려두는 것은 그에게 약물을 주사하여 죽음을 앞당기는 행위보다 더 윤리적인가? 심지어 이들에게 영양이나 수분을 공급하여 죽음에 이르는 시간을 더욱 연장하는 일은 윤리적으로 바람직한가는 쉽게 답을 내릴 수 없는 문제들이다.

4. 해외의 연명의료와 안락사 입법례

미국은 연명의료를 중단할 것인가 아닌가에 대해서는 환자 본인의 의사를 존중하여 결정하도록 하는 연방대법원의 확고한 입장을 가지고 있다. 이 문제에 관한 대표적인 판례는 뉴저지 주 대법원의 1976년 카렌 퀸란 사건이다.[9] 1975년 술과 약물 과다 복용으로 식물 상태에 빠진 21세 여성 카렌 퀸란(Karen Ann Quinlan)으로부터 인공호흡기를 제거해달라는 가족의 요청에 대해 뉴저지 주 대법원은 말기 환자나 그 후견인은 생명 유지 장치를 제거하거나 치료를 거부할 수 있는 헌법상의 권리를 가진다고 확인했다. 카렌 퀸란 사건에 이어서 1990년 교통사고로 인해 지속적 식물 상태에 빠진 환자로부터 가족들이 급식관을 제거해주기를 요청한 낸시 크루잔(Nancy Crusan) 사건[10]에서는 연방대법원도 생명 유지 장치 제거에 대해 말기 환자의 프라이버시권을 인정했다. 이 판결들에 의하면 사전 지시나 생전 유언 등에 의해 환자 본인의 의사가 명백하게 확인될 경우에는 비록 의식 불명 상태의 환자라도 치료거부권을 행사하여 생명 유지 장치를 제거할 수 있다.

미국은 연방 차원에서 안락사 혹은 의사 조력 자살을 직접 금지하거나 허용하는 법을 가지고 있지 않지만, 대부분의 주는 적극적 안락사를 모살(murder)로서 처벌하고 있으며 자살 교사도 금지하고 있다.[11] 하지만 말기 환자의 의사 조력 자살에 대해서는 최근 몇몇 주에서 이를 허용하는 움직임이 있다. 오리건 주는 이를 허용하는 법률을 1994년 통과시켰고, 이에 대한 위헌 공방을 거쳐 1997년 11월부터 시행했다. 오

9 In re Quinlan, 335 A 2d 647 (NJ 1976).

10 Crusan vs. Director, Missouri Department of Health, 497 U.S. 261, 287 (1990).

11 한상훈, 「안락사의 허용성에 대한 비교법적 고찰: 미국, 네덜란드, 독일, 일본을 중심으로」, 『형사법연구』, 21, 2004, pp.160-161.

리건 주의 법률은 「존엄사법(Death with Dignity Act)」이라고 불리는데, 이에 의하면 일정한 요건 하에서 의사가 환자에게 치명적인 약물을 처방해 줄 수 있는 의사 조력 자살이 합법화된다. 이런 요건들은 다소 엄격한 편인데, 환자는 의사 결정 능력이 있는 18세 이상의 오리건 주 주민으로서 말기 환자이어야 하며, 조력 자살 요청은 자발적인 것이어야 한다. 이 밖에도 투약 요청서의 형식, 의사의 책임, 대기 기간 등의 기간, 기록의 의무 등이 요건으로 부과된다. 오리건 주의 뒤를 이어 워싱턴 주도 2008년 11월 4일에 유사한 법률을 승인했으며, 같은 해 12월 6일 몬태나 주는 의사 조력 자살을 합법적으로 수용하는 세 번째 주가 되었다. 도로시 맥카터(Dorothy McCarter) 판사는 백혈병에 걸린 75세 환자 로버트 백스터가 몬태나 주를 상대로 벌인 소송에서 헌법상의 프라이버시권과 자기결정권에 근거하여 로버트 백스터가 죽음의 과정에서 의사로부터 약물 등의 조력을 받을 수 있고, 이러한 의사의 행위는 형법상의 살인죄에 해당하지 않는다는 판결을 내렸다.[12]

네덜란드와 벨기에는 2002년 안락사법을 제정함으로써 안락사와 의사 조력 자살을 합법화했다. 네덜란드 안락사법에서 안락사와 의사 조력 자살을 인정할 수 있는 요건은 다음과 같다. 1) 환자는 숙고하여 자발적인 요청을 할 것, 2) 환자의 고통은 극심하고 치료 가능성이 없을 것, 3) 의사는 환자에게 현 상태에 대해 정확하게 알려 줄 것, 4) 환자의 상태로 보아 합리적인 대안이 없다는 결론에 환자와 의사가 함께 도달할 것, 5) 최소한 1인 이상의 독립적인 다른 의사와 협의해야 하고, 이 의사는 의료적 주의를 다해 안락사 혹은 의사 조력 자살을 시행할 것. 의사는 직접 안락사를 시술하거나, 의사 조력 자살인 경우 환자가 자살을 시행하여 사망할 때까지 그 자리에 남아 있어야 한다.

12 *New York Times*, 2008년 12월 6일.

독일 형법은 적극적 안락사를 살인죄에 해당한다고 보아 처벌하나 환자의 자유롭고 진지한 요청에 의한 경우에는 형이 감경된다. 다만 인공호흡기를 제거하는 등 연명 의료를 중단해서 환자가 사망에 이르게 되는 경우 치료 중단 행위를 일종의 부작위로 파악하며, 환자의 자기결정권에 근거해 처벌하지 않는다. 또 독일 형법에서는 자살의 교사 방조는 처벌되지 않으므로 의사 조력 자살이 허용되는지 여부는 불분명하나, 다수의 판결은 의사 조력 자살이 부작위에 의한 살인죄에 해당하지 않는다고 판시하고 있다.[13]

일본에서는 적극적 안락사를 인정한 판례는 아직 없다. 그러나 1962년 나고야 판결에서는 적극적 안락사를 인정할 수 있는 여섯 가지 요건을 표현한 바 있다. 이 판결에 따르면 안락사는 1) 현대 의학의 견지에서 환자가 불치의 질병에 걸려 있고 사기(死期)가 임박해 있을 것, 2) 환자의 육체적 고통이 격심할 것, 3) 안락사가 오로지 환자의 육체적 고통을 완화할 목적으로 행해질 것, 4) 환자의 의사 표명이 가능한 경우에는 환자의 진지하고도 명시적인 촉탁 또는 승낙이 있을 것, 5) 안락사를 시행하는 자는 원칙적으로 의사일 것, 6) 안락사 시행의 방법이 윤리적으로 타당할 것이라는 요건을 갖추면 적법하다는 것이다. 나고야 판결에서 안락사를 시행한 사람은 의사가 아닌 가족이었는데, 1995년에는 가족의 부탁을 받아 의사가 안락사를 시행한 사건을 다룬 요코하마 판결이 나왔다. 이 사건에서는 환자 본인의 의사가 확인되지 않아 의사에게 살인죄를 적용했으나, 나고야 판결과 마찬가지로 적극적 안락사를 허용할 수 있는 요건을 제시했는데, 대체로 나고야 판결의 요건과 유사하다.

영국에서는 적극적 안락사는 불법으로 규정하고 있지만 연명의료의

13 한상훈, 앞의 논문, pp.172-174.

중단은 인정되고 있다. 프랑스에서도 적극적 안락사에 대해서는 엄격하게 금지하고 있지만, 연명의료의 중단에 대해서는 처벌을 유보하거나 면제하는 경향을 보이고 있다.

5. 우리나라에서 안락사와 관련된 법률적 문제

우리 형법은 살인의 죄에 관한 장에서 자연적인 죽음 이전에 죽음을 앞당기는 행위를 금지하고 있다. 형법 제250조 제1항은 "사람을 살해한 자는 사형, 무기 또는 5년 이상의 징역에 처한다."라고 하고 있으며, 제2항은 자기 또는 배우자의 직계존속을 살해한 자를 가중 처벌하고 있다. 형법 제252조는 제1항에서 "사람의 촉탁 또는 승낙을 받아 그를 살해한 자는 1년 이상 10년 이하의 징역에 처한다."그 하고 있으며, 제2항에서는 "사람을 교사 또는 방조하여 자살하게 한 자도 전항의 형과 같다."라고 하고 있다. 제253조에서는 위계 또는 위력으로써 촉탁 또는 승낙하게 하거나 자살을 결의하게 한 때에는 살인죄로 처벌한다고 규정하고 있다. 이들 죄의 미수범도 처벌을 받으며, 특히 제250조와 제253조에 해당하는 행위는 예비와 음모까지 처벌한다.

우리 법률은 따로 안락사에 관한 규정을 두고 있지 않지만, 형법학계에서는 안락사의 개념을 규정하고 이 규정에 따라 안락사에 대한 허용 여부를 판정하려 하고 있다. 일반적으로 안락사는 "격렬한 고통에 허덕이는 불치 또는 빈사(瀕死)의 환자에게 그 고통을 제거 또는 감경하기 위해 그를 살해하는 것"(이재상)[14]이라고 하거나 "죽음의 고통에 시달리는 불치 또는 빈사 상태의 환자에게 고통을 제거하거나 덜어주

14 이재상, 『형법학』, 서울: 신조사, 2004, p.762.

는 방법으로 생명을 단축시키는 조치"(김일수)[15]라고 정의된다. 최근에는 "심한 육체적 고통에 시달리며 사기가 임박한 불치 또는 난치의 환자의 촉탁, 승낙을 받아 그 고통을 제거하거나 완화하기 위한 의료적 조처가 생명의 단축을 가져오는 경우"(임웅)[16]라고 정의하기도 한다. 대체로 이 정의들에 따르면 '격렬한 혹은 죽음의 고통', '사기의 임박', '고통의 완화' 등의 개념 요소는 공통적이다.

우리 형법학은 안락사를 살인의 죄의 구성 요건에 해당하는 것으로 보고, 다만 위법성 조각 사유가 있을 경우에는 죄가 성립하지 않는 것으로 이 문제를 해결하려고 한다. 우리 형법 제20조는 '정당행위'라는 표제 하에 "법령에 의한 행위 또는 업무로 인한 행위 기타 사회 상규에 위배되지 아니하는 행위는 벌하지 아니한다."고 규정하고 있는데, 안락사가 여기에 해당되는지 여부가 논의의 중심이다. 1962년의 일본 나고야 고등법원의 판결 내용과 함께 독일 학계의 다양한 논의와 미국의 안락사 및 관련 유형의 사건들에 대한 논의들이 법학 분야에 소개되면서 다양한 주장이 제기되었다. 특히 안락사를 유형화하는 과정에서 비롯된 '진정·부진정'의 구분, '적극적·소극적'의 구분, '직접적·간접적'의 구분, '자발적·비자발적'의 구분 등을 모두 고려하면, 안락사라는 광의의 개념 아래 많은 세부적인 개념이 규정된다. 그러나 실제로 안락사가 문제시되는 사례 유형은 이러한 개념 유형보다 많지 않으며, 결국 핵심은 어떤 유형의 행위를 법적으로 허용 가능한 것, 혹은 허용 불가능한 것으로 해석하는가의 문제다.

먼저 '적극적·소극적'의 구분을 살펴보자. 여기서 말하는 '적극적·소극적'의 구분은 대체로 미국의 생명윤리의 논의에 따른 것으로서 우

15 김일수, 「생명과 법」, 『생명연구』, 3, 1997, p.13.

16 임웅, 「안락사허용론」, 『형사법연구』, 16, 2001, pp.223-240.

리 형법상 행위 유형으로서의 '작위·부작위' 개념에 대응한다. 우리 형법은 일정한 결과가 발생했다면 작위든 부작위든 그 결과에 대한 죄책을 물을 수 있도록 하고 있다. 다만 부작위는 결과 발생을 방지할 의무가 있는 자에 대해서만 인정한다는 점에서 작위와 차별이 있다. 그러나 대체로 안락사 개념에서 논의되는 사례들은 치료를 담당하는 의사이거나 가족이거나 환자와 관련된 사람이 대부분이며 이들은 일차적으로 결과 발생을 방지할 의무가 있는 이른바 '보증인의 지위'에 있는 것이 일반적이므로 이들에게 작위·부작위라는 의미를 가진 적극적·소극적의 구분은 거의 의미가 없다. 보증인적 지위가 없는 제3자라면 그는 적극적 행위이든 소극적 행위이든 우리 형법 해석상 살인의 죄로 처벌받게 될 것이며, 보증인적 지위가 있는 사람이라면 작위든 부작위든 같은 결과가 나올 것이기 때문이다.

'직접적·간접적'의 구분도 사실은 구성 요건 해석에서 '인과 관계'의 문제이거나 '결과 귀속'의 문제에 해당한다. 직접적 안락사는 안락사 행위가 직접적으로 죽음에 이르게 한 경우이며, 간접적 안락사는 어떤 의료 행위가 예를 들어 환자의 고통 경감을 위한 진통제 투여가 결과적으로 의도하지 않은 생명 단축의 결과를 초래한 것을 의미한다. 우리나라의 형법 학자들은 이처럼 고통 경감을 위한 의료적 처치가 부수적으로 생명 단축을 초래한 간접적 안락사는 환자의 반대 의사가 없는 한 형법 제20조의 정당행위 중 사회 상규에 위배되지 아니한 행위이거나 업무로 인한 행위이거나 형법 제23조의 피해자의 승낙에 의한 행위로 처벌되지 않는다고 본다. 형법 제23조의 경우 생명은 처분할 수 없는 것일 수는 있지만 이 경우 간접적 안락사는 자신의 신체에 대한 처분이 결과적으로 생명 단축을 가져온 것이므로 피해자의 승낙 대상이 될 수 있다고 본다. 그러나 이런 간접적 안락사는 이러한 위법성 조각 사유에 해당하기보다는 인과 관계 혹은 결과 귀속의 문제로 보는 것이 명확하다. 왜냐하면 간접적 안락사로 다루는 행위 유형의 사례들은 그 행위를 결과에 귀속하기 어려운 허용된 위험의 범위에 속하는 것이거나, 인과 관계를 확정하기 곤란한 사례들이기 때문이다. 따라서 이 구분은 우리 형법상 인과 관계 판단에 따라 결정할 문제이거나 위법성 조각 사유에 대한 판단에 따라 결정할 문제이기 때문에, 형법적인 장치 이외에 따로 직접적·간접적이라는 개념 구분이 더 필요하지는 않다.

마지막으로 자발적·비자발적의 구분을 살펴보자. 자발적이란 생명 단축을 환자 본인의 명시적 의사로 확인할 수 있는 경우이며, 비자발적이란 환자가 의식 불명 상태여서 그 의사를 확인할 수 없는 경우에 인위적으로 생명 단축을 행하는 경우다. 그런데 우리 형법은 해석상 죽음에 대한 본인의 처분권을 인정하고 있지 않기 때문에 자발적인지 여부는 크게 중요하지 않다. 즉 자발적이라 하더라도 죽음을 야기하는 행위가 정당화되는 것은 아니다. 일단 생명 단축이라는 결과가 발생하고 이 결과가 발생하게 된 원인이 된 행위가 존재한다면 생명 단축이 환자 본인의 의사에 의한 것인지 여부는 법적으로 고려 사항이 되지 않는다. 비자발적인 안락사가 일단 허용되지 않는 것은 말할 것도 없다.

결국 안락사 문제에 대한 우리 법률의 입장은 생명윤리 논의에서 제기된 다양한 안락사 개념 구분에도 불구하고, 일정한 행위(작위·부작위)가 있고, 그 행위가 생명 단축을 가져오는 경우라면(즉 인과 관계 혹은 결과 귀속이 인정된다면) 그 행위는 (자발적이라 하더라도) 허용하지 않는 것이 기본적인 논리다. 다만 치료 중단의 문제는 환자가 임종에 임박한 경우라면 반드시 살인죄의 구성 요건에 해당하는지 여부를 확정하기 어려울 것이며, 지속적 식물 상태에 있는 환자의 경우에는 치료 중단이 위법성 조각의 사유, 즉 사회 상규에 어긋나지 않는 행위인지 여부를 따로 법원이 판단해야 할 문제가 된다. 그리고 의사 조력 자살의 경우에도 마찬가지로 형법 제253조에 일단 해당하기는 하지만 일정한 경우에 위법성이 조각될 수 있는지 여부는 법원의 판단을 기다려야 할 것으로 보인다.

6. 우리나라에서 연명의료결정과 관련된 법률적 문제

안락사 논의와는 별개로 회생 가능성이 없는 임종기 환자에 대한 연명의료 중단에 관해서는 2009년 5월 21일 대법원의 판결(선고2009다17417)이 내려지면서 이 분야의 전기가 마련되었다. 대법원 전원합의체는 다수 의견에서 회생 불가능한 임종 단계에 접어든 환자의 자기결정권 행사에 의한 연명의료의 중단을 허용했다.[17]

이 판결 이후 국가생명윤리위원회를 중심으로 연명의료를 중단할 수 있는 환자의 범주, 회생 불가능성에 대한 판단, 환자의 자기결정권의 행사 방법과 선호에 대한 판단 등 구체적인 절차와 방법에 대해 여러 당사자가 참여하는 사회적 논의가 수차례 이뤄졌으며, 그 결과를 바

17 대법원 2009.05.21. 선고 2009다17417 전원합의체 판결[무의미한 연명치료 장치 제거 등]. "의학적으로 환자가 의식의 회복 가능성이 없고 생명과 관련된 중요한 생체 기능의 상실을 회복할 수 없으며, 환자의 신체 상태에 비추어 짧은 시간 내에 사망에 이를 수 있음이 명백한 경우(이하 '회복 불가능한 사망의 단계'라 한다)에 이루어지는 진료 행위(이하 '연명 치료'라 한다)는, 원인이 되는 질병의 호전을 목적으로 하는 것이 아니라 질병의 호전을 사실상 포기한 상태에서 오로지 현 상태를 유지하기 위하여 이루어지는 치료에 불과하므로, 그에 이르지 아니한 경우와는 다른 기준으로 진료 중단 허용 가능성을 판단하여야 한다. 이미 의식의 회복 가능성을 상실하여 더 이상 인격체로서의 활동을 기대할 수 없고 자연적으로는 이미 죽음의 과정이 시작되었다고 볼 수 있는 회복 불가능한 사망의 단계에 이른 후에는, 의학적으로 무의미한 신체 침해 행위에 해당하는 연명 치료를 환자에게 강요하는 것이 오히려 인간의 존엄과 가치를 해하게 되므로, 이와 같은 예외적인 상황에서 죽음을 맞이하려는 환자의 의사 결정을 존중하여 환자의 인간으로서의 존엄과 가치 및 행복추구권을 보호하는 것이 사회 상규에 부합되고 헌법 정신에도 어긋나지 아니한다. 그러므로 회복 불가능한 사망의 단계에 이른 후에 환자가 인간으로서의 존엄과 가치 및 행복추구권에 기초하여 자기결정권을 행사하는 것으로 인정되는 경우에는 특별한 사정이 없는 한 연명 치료의 중단이 허용될 수 있다."

탕으로 2016년 2월 「호스피스·완화의료 및 임종과정에 있는 환자의 연명의료결정에 관한 법」이 제정되었다.

이 법은 호스피스·완화의료와 임종과정에 있는 환자의 연명의료와 연명의료중단등결정 및 그 이행에 필요한 사항을 규정함으로써 환자의 최선의 이익을 보장하고 자기결정을 존중하여 인간으로서의 존엄과 가치를 보호하는 것을 목적으로 한다. 연명의료결정법에 따르면 연명의료계획서나 사전연명의료의향서 또는 환자가족 2명 이상의 일치하는 진술을 통해 환자의 의사를 확인할 수 있으면 그 의사에 따르도록 하고 있다.[18] 그리고 환자의 의사를 확인할 수 없는 경우에는, 미성년자인 경우 친권자의 의사에 따르고 성년자인 경우에는 환자가족 중 법률로 정한 사람 전원의 합의를 통해 결정할 수 있도록 하고 있다.[19] 두 경

18 제17조(환자의 의사 확인) ① 연명의료중단등결정을 원하는 환자의 의사는 다음 각 호의 어느 하나의 방법으로 확인한다.
1. 의료기관에서 작성된 연명의료계획서가 있는 경우 이를 환자의 의사로 본다.
2. 담당의사가 사전연명의료의향서의 내용을 환자에게 확인하는 경우 이를 환자의 의사로 본다. 담당의사 및 해당 분야의 전문의 1명이 다음 각 목을 모두 확인한 경우에도 같다.
가. 환자가 사전연명의료의향서의 내용을 확인하기에 충분한 의사능력이 없다는 의학적 판단
나. 사전연명의료의향서가 제2조제4호의 범위에서 제12조에 따라 작성되었다는 사실
3. 제1호 또는 제2호에 해당하지 아니하고 19세 이상의 환자가 의사를 표현할 수 없는 의학적 상태인 경우 환자의 연명의료중단등결정에 관한 의사로 보기에 충분한 기간 동안 일관하여 표시된 연명의료중단등에 관한 의사에 대하여 환자가족(19세 이상인 자로서 다음 각 목의 어느 하나에 해당하는 사람을 말한다) 2명 이상의 일치하는 진술(환자가족이 1명인 경우에는 그 1명의 진술을 말한다)이 있으면 담당의사와 해당 분야의 전문의 1명의 확인을 거쳐 이를 환자의 의사로 본다. 다만, 그 진술과 배치되는 내용의 다른 환자가족의 진술 또는 보건복지부령으로 정하는 객관적인 증거가 있는 경우에는 그러하지 아니하다.
가. 배우자
나. 직계비속
다. 직계존속
라. 가목부터 다목까지에 해당하는 사람이 없는 경우 형제자매

19 제18조(환자의 의사를 확인할 수 없는 경우의 연명의료중단등결정) ① 제17조에 해당하지 아니하여 환자의 의사를 확인할 수 없고 환자가 의사표현을 할 수 없는 의학적 상태인 경우 다음 각 호의 어느 하나에 해당할 때에는 해당 환자를 위한 연명의료중단등결정이 있는 것으로 본다. 다

우 모두 담당의사와 해당 분야 전문의 1명의 확인이 필요하다.

그리고 이 법은 호스피스·완화의료에 대해서도 규정하고 있는데, 보건복지부장관에게 법률로 정한 호스피스 사업을 하도록 책무를 부과하고 있으며, 중앙호스피스센터, 권역별호스피스센터, 호스피스전문기관 등을 지정하여 체계적인 호스피스 사업이 이루어지도록 하고 있다.

만, 담당의사 또는 해당 분야 전문의 1명이 환자가 연명의료중단등결정을 원하지 아니하였다는 사실을 확인한 경우는 제외한다.

1. 미성년자인 환자의 법정대리인(친권자에 한정한다)이 연명의료중단등결정의 의사표시를 하고 담당의사와 해당 분야 전문의 1명이 확인한 경우
2. 환자가족 중 다음 각 목에 해당하는 사람(19세 이상인 사람에 한정하며, 행방불명자 등 대통령령으로 정하는 사유에 해당하는 사람은 제외한다) 전원의 합의로 연명의료중단등결정의 의사표시를 하고 담당의사와 해당 분야 전문의 1명이 확인한 경우
   가. 배우자
   나. 1촌 이내의 직계 존속·비속
   다. 가목 및 나목에 해당하는 사람이 없는 경우 2촌 이내의 직계 존속·비속
   라. 가목부터 다목까지에 해당하는 사람이 없는 경우 형제자매

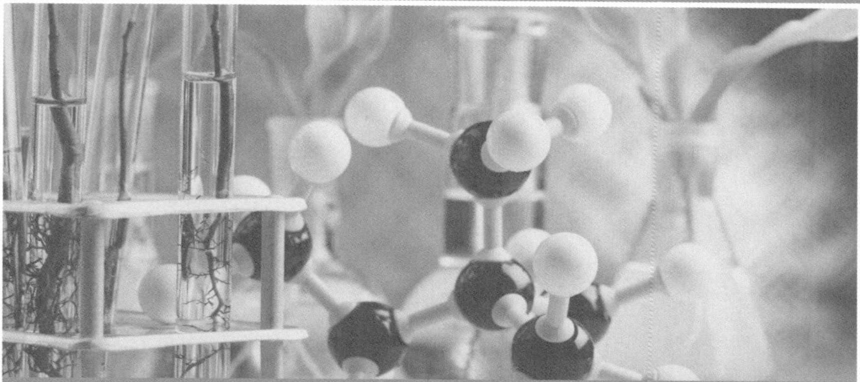

제4장

뇌사와 장기 이식

1. 뇌사의 개념과 장기 이식

1) 장기 이식의 역사

장기 이식(organ transplantation)이란 질병 혹은 선천성 기형으로 인해 제 기능을 하지 못하게 된 장기(organ) 혹은 신체의 일부를 다른 장기로 교체하는 시술을 의미한다. 장기 이식의 개념은 고대로 거슬러 올라가는데, 전설에 따르면 기원 3세기 무렵 성 코스메(St. Cosme)와 성 다미엥(St. Damien)은 병에 걸린 환자의 다리를 잘라내고, 흑인 노예의 다리를 대신 붙여 치료했다는 이야기가 전해진다. 하지만 면역학에 대한 개념이 없었던 근대 이전의 시기에 행해진 이식 시도는 대개 실패로 돌아갔고, 1869년 르버딘(J. L. Reverdin)에 의해 성공적으로 자가(自家) 피부 이식이 행해진 이후에야 이식술이 유효한 시술법으로 등장했다.

1954년 미국 보스턴 브리검 여성병원의 머레이(Joseph Murray) 등은 일란성 쌍둥이에게서 신장을 이식하는 데 성공하여 기능적인 장기 이식의 새로운 장을 열었다. 하지만 쌍둥이가 아닌 다른 사람으로부터의 장기 이식은 급성 및 만성 거부 반응으로 말미암아 시도되지 못하고 있다가 1960년대에 소위 면역억제제(immunosuppressants)가 등장하면서 면역학적으로 상이한 사람의 장기도 이식할 수 있게 되었다. 그중에서도 1967년 남아프리카공화국의 버나드(Christian N. Barnard)에 의한 심장 이식의 성공은 획기적인 사건이었다. 심장 이식을 위해서는 이식용 심장이 여전히 살아서 박동할 때 떼어낼 필요가 있었으므로 이는 심장사를 죽음으로 보는 전통적인 시각에 대한 많은 논란을 불러일으켰다. 1970년대 이후에는 신장과 심장은 물론 폐장, 간장, 췌장 등 다양한 내장기관의 이식이 가능해졌으며, 장기 이식은 각종 원인에 의한 장기 손상의 최종적인 해결책으로 주목을 받고 있다.

우리나라는 1969년 가톨릭의대에서 생체 신장 이식에 성공함으로써 장기 이식의 장을 열었다. 1979년에는 뇌사자로부터 신장 이식에 성공했고, 1983년에는 가톨릭의대 골수이식센터에서 동종 골수 이식을 적용하여 백혈병을 치료하는 데 성공했다.[1] 1988년에는 서울의대에서 뇌사자로부터의 간 이식에 성공했으며, 1992년 서울중앙병원에서는 뇌사자의 심장 이식에 성공했다. 1989년 대한의사협회의 '뇌사 판정 기준안'이 확정되었는데 뇌사를 죽음의 또 다른 기준으로 인정하자는 이 안은 많은 논란을 불러일으켰으며, 그 결과 1999년 「장기등 이식에 관한 법률」이 제정되어 뇌사 판정과 장기 기증을 위한 제도적 틀이 마련되었고, 이 법률에 의거하여 국립장기조직혈액관리원(KONOS)이 설치되어 장기 기증과 배분의 전반적인 관리를 담당하고 있다.

2020년 우리나라에서는 4만 1천 명 이상의 이식 대기자가 있는 데 비해 뇌사기증자는 2020년 1분기 현재 5,703명, 사후기증자는 1,884명으로 이식 대기자에 비해 장기의 수급이 부족하여 여전히 큰 문제로 남아 있다.[2] 한편 적출 수술을 받은 환자, 또는 뇌사자나 시신으로부터 뼈, 연골, 피부 등의 조직을 얻어 그것을 필요로 하는 환자들에게 이식하는 인체조직 이식도 대부분 수입에 의존하고 있어 문제가 되고 있다. 인체조직의 이식과 관련해서는 2004년 1월 20일 법률 제 7097호로 「인체조직안전 및 관리 등에 관한 법률」이 제정됨으로써 인체조직 이

1 대한민국학술원, 『한국의 학술연구: 의과학』, 서울: 대한민국 학술원, 2004, pp.338-342.

2 국립장기조직혈액관리원. http://www.konos.go.kr/

식을 규제할 수 있는 기반이 마련되었다. 2020년 현재 우리나라의 장기등과 인체조직 기증 희망 등록자는 2,356,161명이다.

2) 장기 이식의 종류

장기 이식은 다음과 같이 여러 가지로 분류할 수 있다.

첫째, 장기의 성격에 따른 분류다. 이식 가능한 장기로는 신장, 심장, 폐장, 간장, 췌장, 소장과 같은 신체 기관이 있으며, 조직(tissue)으로 각막, 피부, 연골, 인대 등이 있다. 장기는 보통 일정한 형태와 고유한 기능을 가진 고형 장기(solid organ)를 의미하지만 우리나라의 「장기등 이식에 관한 법률」(이하 '장기이식법')에서는 각막과 골수도 고형장기와 같이 규율하고 있다. 이 법률이 규정하고 있는 이식 가능한 장기는 골수와 안구 외에 신장, 간장, 췌장, 심장, 폐 및 복합조직[3]을 비롯하여 대통령령으로 정한 췌도, 소장, 위장, 십이지장, 대장, 비장, 말초혈[4]이다. 조직은 일정한 형태가 없이 비슷한 기능을 하는 세포들의 집합으로서 피부나 인대, 뼈, 연골 등이 이에 해당하며, 최근에는 이런 조직의 이식도 활발하게 이뤄지고 있다. 우리나라의 「인체조직안전 및 관리 등에 관한 법률(이하 '인체조직법')」에서 정한 이식 가능한 인체조직은 뼈, 연골, 근막, 피부, 양막, 인대, 건, 심장판막, 혈관을 비롯하여 대통령령으로 정한 신경, 심낭 등이다.

둘째, 장기의 출처와 이식 대상에 의한 분류가 가능하다. 자가 이식(autograft)은 자신의 몸 일부를 떼어 다른 부위로 옮기는 것으로 면역

3 장기이식법 제4조 제1호 다목. "뼈·피부·근육·신경·혈관 등으로 구성된 복합조직으로서의 손·팔 또는 발·다리"

4 말초혈은 2020년 10월 8일부터 대통령령이 아니라 법률인 장기이식법에서 규정되며, 이 경우 조혈모세포를 이식할 목적으로 채취하는 경우에 한정한다.

거부 반응이 생기지 않기 때문에 오래전부터 사용되었다. 자가 피부 이식이나 지방 혹은 뼈의 이식이 이에 해당한다. 한편 동종 이식(allograft)은 타인의 몸에서 장기나 조직을 떼어 이식하는 것이며, 이종 이식(xenograft)은 인간이 아닌 다른 종의 동물로부터 장기나 조직을 떼어 이식하는 것이다. 동종 이식은 효과적인 면역억제제의 등장과 더불어 가능해졌으며 오늘날 대부분의 장기 이식은 동종 이식이다. 이종 이식은 주로 인간과 장기의 크기가 유사하고 사육이 용이한 돼지를 대상으로 현재 연구 중에 있다.

셋째, 장기의 형상에 의한 분류로서 전 장기 이식(whole organ transplantation)은 장기 전체를 통째로 옮기는 것이며, 부분 장기 이식(partial organ transplantation)은 부분 간 이식에서처럼 장기 전체가 아닌 장기의 일부를 떼어 이식하는 것이다.

마지막으로 장기 기증자의 생사에 따른 분류를 할 수 있는데, 생체 장기 이식은 산 사람으로부터 장기나 조직을 적출하는 것이며, 사체 장기 이식은 뇌사자나 죽은 사람으로부터 장기나 조직을 적출하여 이식하는 것이다. 이들 각각은 그 의학적 의미와 적응증, 그리고 윤리적·법적 함의가 상당히 다를 수 있기 때문에 세심한 접근이 필요하다.

3) 뇌사의 개념과 문제

뇌사(brain death)는 대뇌와 뇌간을 포함한 전체 뇌(whole brain) 혹은 뇌간(brain stem)의 '비가역적 기능 상실'로 정의된다. 전체 뇌의 비가역적 기능 상실을 '전뇌사(whole brain death)'라고도 부른다. 전뇌사는 그야말로 뇌의 모든 기능이 비가역적으로 멎은 상태인데, 때로는 뇌간의 죽음, 즉 뇌간사(brain stem death)만으로 뇌사를 판정하기도 한다. 왜냐하면 뇌간의 기능 상실은 곧 뇌 전체의 기능 상실과 마찬가지이며, 실질적으로 뇌사를 진단하는 생리학적 기준이 되기 때문이다.[5] 연수(medulla)가 포함된 뇌간은 호흡, 심장 박동, 혈압 조절 등 생명 유지에 직접 관여하는 부위로서 이 부분이 기능을 잃게 되면 뇌는 빠르게 용융되어 결국 호흡과 심장 박동의 기능이 정지한다. 그러나 인공호흡기를 사용하면 이 상태에서도 호흡 기능과 심장 박동 기능을 유지할 수 있기 때문에 신체의 다른 부위는 생명 활동을 할 수 있다. 하지만 인공호흡기를 사용해도 이 상태에서는 심장이나 폐에 다른 합병증이 생겨 10일 안에 90% 이상이 심장사에 빠지게 된다.

뇌사를 죽음의 기준으로 인정하기 시작한 것은 사실 장기 이식의 필요성 때문이었다. 즉 심장과 같은 장기는 박동 중에 적출하여 이식하지 않으면 허혈성 손상을 입어 쓸모가 없게 되므로 뇌사를 죽음으로 인정하지 않고서는 이식을 할 수 없다. 그러나 뇌사를 죽음으로 인정하는 데는 많은 문제가 뒤따랐으며, 우리나라를 비롯한 많은 나라에서 아직까지 뇌사를 완전한 죽음의 기준으로 받아들이고 있지 않다.

첫째, 뇌사는 전통적인 심폐사(cardiac death)와는 매우 다른 개념으로 이를 정서적으로 받아들이기 어렵다는 문제가 있다. 심폐사는 심장과 호흡이 멎는 것으로 죽음을 진단하며, 확실하게 죽음이 일어난 시점을 적시할 수 있고, 누가 봐도 죽음을 알 수 있다는 장점이 있다. 심장과 호흡이 멎고, 체온이 떨어지며, 사지가 굳어가는 것은 확실한 죽음의 징후다. 그러나 뇌사자는 인공호흡기에 의존해 있기는 하지만 여전히 심장이 뛰고 호흡을 하고 있으며 체온도 따뜻하다. 따라서 이러한 불확실성으로 인해 우리나라 「장기등 이식에 관한 법률」에서는 뇌사자의 사망 시각을 뇌사판정위원회가 뇌사 판정을 한 시각으로 하고 있다.

5 C. Pallis, "Whole brain death reconsidered-physiological facts and philosophy", *J Med Ethics*, 9, 1983, p.35.

이처럼 뇌사 상태인 사람을 '시체'로 간주하고, 각종 장기를 적출하는 것은 많은 사람에게 수긍하기 어려운 일이다. 죽음은 특정 시점에 불연속적으로 일어나는 단일한 현상이 아니라 개체-기관-세포의 순으로 순차적으로 죽어가는 연속적인 일련의 사태라고 볼 수 있으며, 이 중 어느 시점을 끊어 기준으로 삼는가 하는 것은 실은 과학적인 문제가 아니라 사회적이고 문화적인 문제다. 인류는 이제까지 '심장사'라는 매우 '자연스러운' 현상을 이 일반적인 기준으로 삼아왔고, 이러한 기준을 하루아침에 바꿀 수는 없는 것이다.

둘째, 뇌사는 뇌의 '죽음'이 곧 '개체의 죽음'이라는 생각을 전제로 한다. 이는 일종의 '뇌 중심주의(brain centralism)'라 할 수 있다. 물론 이는 매우 자연스러운 생각이라 할 수 있는데, 예컨대 우리의 사지가 다 망가져서 잘라내었다 해도, 심지어 내장 장기까지 다 못쓰게 되었다 해도 뇌(머리)에 혈액과 영양을 공급하는 한 개체로서의 의식은 살아 있을 것이기 때문이다. 온 몸이 다 죽었어도 뇌가 살아 있으면 죽었다고 할 수 없는 것은 뇌가 수행할 수 있는 기능, 즉 의식이 살아남아 있기 때문이다. 그렇다면 뇌가 없는 개체, 예컨대 무뇌아로 태어난 신생아나 심지어 뇌가 아직 발생하지 않은 수정란이나 배아는 살아 있다고 볼 수 없지 않겠는가? 심지어 뇌의 기능은 의식을 주관하는 것이기 때문에 뇌의 기능 여부가 생사의 기준이라면 의식이 없는 사람, 예컨대 회생 가능성이 없는 식물인간도 살아 있다고 볼 수 없지 않겠는가 하는 식의 질문이 촉발될 수 있다. 이는 쉽게 대답하기 어려운 질문이다.

셋째, 뇌간 혹은 전체 뇌가 '비가역적 기능 정지'에 빠졌다는 판단은 자연스럽고 직관적으로 내려질 수 있는 것이 아니다. 뇌간, 혹은 전체 뇌가 '죽었다(died)'라는 말을 쓰기 어려운 것도 이 때문이다. '돌이킬 수 없는 기능 정지'에 빠졌다 해도 그 뇌의 일부 조직이나 세포는 여전히 살아 있을 수 있으며, 몇 가지 생리적인 기능도 수행할 수 있을 것이다. 다만 뇌간 혹은 뇌가 수행하는 주요하고 핵심적인 기능이 '비가역적으로' 못쓰게 되었다는 뜻이다. 이는 매우 의학적인 진단이며, 따라서 진단 기준을 필요로 하는데 이 진단 기준이 '절대적으로' 확실한 것은 아니다. 심지어 뇌사를 죽음의 기준으로 받아들이는 여러 나라에서도 이러한 진단 기준은 약간씩 다르다. 우리나라의 뇌사 판정 기준은 원인 질환이 확실하거나 치료될 가능성이 없는 기질적인 뇌병변이 있는 깊은 혼수 상태로서 자발 호흡 및 각종 뇌간 반사가 없고, 경련과 같은 움직임이 없으며, 무호흡 검사에도 자발 호흡이나 반응이 없는 상태로 뇌파검사상 평탄 뇌파를 보이는 상태를 뇌사라고 보고 있다. 이를 확인하기 위해 몇 가지 검사를 해야 하며, 48시간이 지나서 재검사하고 한 명의 의사가 결정하는 것이 아니라 전문의 여러 명이 포함된 '뇌사 판정위원회'가 결정하도록 하고 있는데 이는 세계적으로도 엄격한 축에 들어간다. 하지만 그렇다고 해서 이 결정이 언제나 '완전'하다고 주장할 수는 없는데 사람의 생사 판단과 같은 절대적으로 중요한 일을 이렇게 결정해도 되는가 하는 의문이 완전히 해소되지는 않는다. '비가역적(irreversible)'이라는 판단 역시 마찬가지다. 우리가 가지고 있는 진단 기준이 뇌 기능 상실의 '비가역성'을 절대적으로 입증해주지는 않으며, 다시 살아날 수도 있는 사람을 사망으로 진단하여 장기를 적출해 확실하게 사망에 이르게 할 수도 있다는 두려움을 완전히 해소해주지도 않는다.

하지만 장기 이식의 필요성, 어차피 심장사에 빠지게 되고, 그동안 값비싼 의료 자원을 소모하며, 그 과정에서 본인 역시 비인간적인 취급을 받게 되는 뇌사자의 운명을 생각해볼 때 뇌사를 죽음의 기준으로 인정하는 것은 이미 세계적으로 널리 받아들여지고 있다. 그러나 우리나라는 국민 정서와 사회 분위기를 감안하여 장기 기증을 전제로 할 때만 뇌사 판정을 하게 되며, 그렇지 않은 경우에는 심장사를 죽음의 기준으로 삼고 있다. 우리나라의 뇌사 판정 기준은 「장기등 이식에 관한 법률 시행령」 [별표 1]에서 구체적으로 제시하고 있다. 그러나 이러한 과학적 판단 근거는 의학의 발전과 진단법의 변화에 따라 얼마든지 달라질 수 있으며, 이러한 의학의 발전이 즉각적으로 법에 반영되기에는 한계가 있을 수 있다는 것을 인지해야 한다.

뇌사와 구별해야 하는 것으로 '지속적 식물인간 상태(PVS)'가 있다. 이는 의식이 없고 혼수 상태에 빠져 그런 상태가 지속된다는 점에서 겉보기에 뇌사와 비슷한 점이 있지만 뇌간이나 전뇌가 기능을 상실한 것이 아니라 전뇌(fore brain) 일부가 외상이나 약물, 질병 등에 의해 기능하지 못하는 상태다. 이들은 뇌간 기능이 일부 살아 있어서 자발 호흡과 수면·각성, 외부 자극에 대한 반응이 있으며 이 상태로 수개월에서 수년간 지속되다가 일부는 회복하여 깨어나기도 한다는 점에서 사망으로 볼 수 없다.

〈우리나라의 뇌사판정 기준〉

1. 뇌사판정의 기준

뇌사판정대상자를 뇌사자로 판정하기 위해서는 제2호 및 제3호에 모두 적합해야 한다.

2. 선행 조건

가. 원인 질환이 확실할 것

나. 치료될 가능성이 없는 기질적(器質的)인 뇌병변(腦病變)이 있을 것

다. 깊은 혼수상태로서 자발 호흡(自發呼吸)이 없고 인공호흡기로 호흡이 유지되고 있을 것

라. 치료 가능한 약물 중독(마취제, 수면제, 진정제, 근육이완제, 독극물 등으로 인한 중독을 말한다)이나 대사성(代謝性) 장애의 가능성이 없을 것

마. 치료 가능한 내분비성 장애[간성혼수(肝性昏睡), 요독성혼수(尿毒性昏睡), 저혈당성뇌증(低血糖性腦症) 등을 말한다]의 가능성이 없을 것

바. 저체온 상태[직장온도(直腸溫度)가 섭씨 32° 이하인 상태를 말한다]가 아닐 것
사. 쇼크 상태가 아닐 것

3. 판정 기준

가. 외부 자극에 전혀 반응이 없는 깊은 혼수 상태일 것
나. 자발 호흡이 되살아날 수 없는 상태로 소실되었을 것
다. 두 눈의 동공이 확대·고정되어 있을 것
라. 뇌간반사(腦幹反射)가 완전히 소실되어 있을 것(다음의 반사가 모두 소실된 것을 말한다)
  1) 광반사(光反射, Light reflex)
  2) 각막반사(角膜反射, Corneal reflex)
  3) 안구두부반사(眼球頭部反射, Oculo-cephalic reflex)
  4) 전정안구반사(前庭眼球反射, Vestibular-ocular reflex)
  5) 모양체척수반사(毛樣體脊髓反射, Cilio-spinal reflex)
  6) 구역반사(嘔逆反射, Gag reflex)
  7) 기침반사(Cough reflex)
마. 자발운동, 제뇌경직(除腦硬直), 제피질경직(除皮質硬直), 경련 등이 나타나지 않을 것
바. 무호흡검사 결과 자발 호흡이 유발되지 않아 자발 호흡이 되살아날 수 없다고 판정될 것
사. 다음의 구분에 따른 방법에 따라 가목부터 바목까지의 규정에 따른 판정 결과를 재확인하였을 때에도 그 결과가 같을 것
  1) 뇌사판정대상자가 6세 이상인 경우: 1차 판정부터 6시간이 지난 후에 실시
  2) 뇌사판정대상자가 1세 이상 6세 미만인 경우: 1차 판정부터 24시간이 지난 후에 실시
  3) 뇌사판정대상자가 생후 2개월 이상 1세 미만인 경우: 1차 판정부터 48시간이 지난 후에 실시
아. 다음의 구분에 따른 방법에 따라 뇌파검사를 하였을 때에 평탄 뇌파가 30분 이상 지속될 것
  1) 뇌사판정대상자가 1세 이상인 경우: 사목에 따른 재확인 이후에 실시
  2) 뇌사판정대상자가 생후 2개월 이상 1세 미만인 경우: 사목에 따른 재확인 이전과 이후에 각각 실시

2. 장기 및 조직 이식의 윤리적 쟁점

1) 일반 원칙

가. 충분한 정보에 의한 동의

자율성 존중의 원리(principle of respect for autonomy)에 입각한 충분한 정보에 의한 동의(informed consent) 원칙은 장기 기증의 모든 과정에서 철저하게 준수되어야 한다. 이는 기증자(donor)와 수혜자(recipient) 모두에게 해당되며 장기 이식의 절차, 방법, 예상되는 이익과 위험, 장기 이식 후의 치료 계획, 문제 발생 시의 대책, 기타 관련자들이 관심을 갖는 사안들에 대해 충분한 정보와 지식이 제공되어야 하고, 기증자와 수혜자는 이를 상세하게 숙고한 다음 장기 기증과 이식의 결정을 내려야 한다.

기증자가 뇌사자 등 사망자일 경우에는 생전에 표시한 의사와 가족의 동의가 필요하며, 미성년자인 경우에는 보호자, 또는 법정대리인의 동의가 필요하다. 이따금 본인은 굳이 원하지 않지만 가족이나 외부의 강압 등으로 인해 어쩔 수 없이 장기 기증에 동의하는 경우를 특히 가족 간의 장기 이식에서 볼 수 있다. 그러나 당사자의 의사에 반하는 이와 같은 기증 동의는 윤리적으로 많은 문제가 있다. 반면 우리나라의 장기이식법은 본인이 생전에 장기 기증에 동의했다 해도 유족이 명시적으로 반대하면 할 수 없도록 되어 있는데, 이는 고인의 뜻을 온전히 존중하는 것은 아니지만 사후 신체 훼손에 대한 강한 금기가 있는 우리의 문화에서 불가피하게 여겨지기도 한다.

나. 관련 당사자들에 대한 피해의 회피 혹은 최소화

특히 생체 장기 이식에서 문제가 되는 것은 기증자의 건강 보호다.

우리나라는 세계적으로 생체 장기 기증의 비율이 높아서 간 이식의 경우 2019년 기준 뇌사자 간 이식은 약 25%인 데 반해 생체 간 이식은 75% 이상에 달하고 있는데, 이는 뇌사자 장기 이식이 각각 80%, 98%를 차지하는 영국, 스페인과는 매우 다른 양상이다. 그러나 예컨대 신장을 기증한 사람에게서는 감염과 출혈 등 상당한 후유증이 10~15%에서 나타나고, 0.03~0.06%는 사망하기도 한다. 장기 기증은 칭찬할 만한 행위이기는 하지만 이렇게 자신의 몸을 위험에 빠뜨리면서 하는 것이 바람직한지는 생각해볼 필요가 있으며, 전체 이식 절차에서 상당한 주의와 배려가 필요하다.

이렇듯 생체 장기 기증은 기증자들의 건강에 심각한 해를 끼칠 가능성이 언제나 있기 때문에 기증을 위한 사전 검사를 통해 문제가 될 수 있는 부분이 있다면 가려내어야 하며, 건강상의 위험이 클 때는 장기 기증을 해서는 안 된다. 즉 장기 기증자나 수혜자 모두 장기 이식 시술로 인해 지나친 건강상의 피해를 입어서는 안 되며, 수혜자 입장에서는 장기 이식의 효과가 의학적으로 의미 있는 것이어야 한다. 또한 장기 이식을 통해 기증자가 가지고 있던 병원균 등이 수혜자에게 전염될 수 있기 때문에 사전에 철저한 건강 검진을 통해 이러한 가능성을 차단해야 한다. 장기 이식은 오로지 수혜자의 건강과 복지를 위해 이뤄져야 하며, 다른 의도, 예컨대 이식 기술의 개발 등의 목적이 개입되어서는 안 된다.

다. 장기의 정의로운 배분

장기는 매우 희소한 자원이기 때문에 장기 이식을 받아야 하는 사람들 간에 공정한 배분이 이뤄져야 한다. 흔히 쓰이는 기준은 혈액형, HLA 유형 등 장기 이식의 성공 가능성을 보여주는 의학적인 기준과 아울러 수혜자의 나이, 대기 시간, 이전에 장기 기증을 받은 적이 있는지의 유무, 장기 기증을 한 적이 있는지의 유무 등이 고려되고 있다. 이식에 걸리는 시간이 짧을수록 이식의 효과가 좋은 장기의 경우에는 수혜자가 살고 있는 지역이 고려되기도 한다. 장기 배분에서 비의학적 기준, 예컨대 사회경제적 지위 등의 도입에는 여전히 많은 논란의 소지가 있으며, 현 시점에서는 이러한 기준을 받아들일 수 없다.

라. 장기 매매 금지

장기의 정의로운 배분에서 가장 문제가 되는 사안 중 하나가 장기의 매매다. 특히 신장은 하나만 가지고도 살아가는 데 지장이 없기 때문에 대표적으로 매매 가능한 장기로 간주되며, 간·골수·혈액처럼 재생 가능한 장기나 조직의 경우에도 그러하다. 하지만 장기의 매매는 사람의 몸을 수단화하며, 사회적 약자에 대한 강자의 착취로서 일반적으로 비윤리적인 행위로 인식되고 있다. 그러나 최근 일부 학자들은 장기 이식의 안전성이 확실하게 보장된다면 사회 전체의 이익과 수혜자의 이익, 또 본인의 금전적 이익을 모두 증진시킬 수 있는 장기 매매를 조심스럽게 허용할 수 있지 않겠냐는 주장을 하기도 한다.

한편 장기 이식 후 기증자의 의료비와 회복에 필요한 비용에 대한 보상을 하는 경우가 있는데 그 액수의 크기에 따라 때로 매매와 구분이 어려운 것도 있다. 이러한 부분에 대해서는 어느 정도 표준적인 원칙이나 지침이 정해질 필요가 있다.

마. 뇌사 판정의 객관성 유지

심장이나 폐장 등 주요 고형 장기(solid organ)는 뇌사자로부터만 얻을 수 있기 때문에 뇌사 판정의 적절성과 객관성이 중요한 문제가 된다. 일반적인 원칙은 이해 상충(conflict of interest)을 막기 위해 이식 수술에 관여하는 의사와 뇌사 판정을 하는 의사, 장기 적출을 하는 의료기관과 이식 수술을 하는 의료기관을 분리하는 것이다. 장기 이식을 통해 환자를 살리기를 원하는 의사나 의료기관의 입장에서는 자칫하면 뇌사자의 운명은 사소하게 취급될 수 있기 때문이다. 그리고 의사뿐 아니라 종교인, 윤리학자 등 외부인이 함께 참여하는 것도 객관성을 유지하는 한 가지 방법이 될 수 있다. 하지만 이렇게 절차가 복잡해지면 시급을 요하는 뇌사 판정과 장기 적출이 지연되어 결과적으로 기증되는 장기의 수가 줄어들 수 있다는 단점도 있다.

바. 인간 정체성 논란

인간의 장기 중에서 생식기, 얼굴 등은 인간의 정체성과 깊은 관련이 있으며, 정도는 덜하지만 겉으로 내보이는 팔다리 등의 사지 역시 수혜자의 정체성에 영향을 미칠 수 있다. 심장과 같은 장기 또한 이제까지 과학적으로 입증되지 않았지만 사회·문화적으로 부여된 가치 때문에 수혜자의 심리에 영향을 줄 가능성이 있다. 2005년 프랑스에서 얼굴의 부분 이식 수술이 성공을 거두면서[6] 이 문제 역시 현실적인 고려 사항으로 떠올랐다. 얼굴과 같이 인간의 정체성에 심각한 영향을 초래할 가능성이 있는 이식 시술에 대해서는 사전에 수혜자의 정신·심리 상태를 면밀히 평가하고, 수술 결과가 영향을 주게 될 대인 관계 등 여러 요인에 대해 신중하게 고려해야 한다.

사. 기타

장기 이식은 생명과 직결되는 중요한 의료 행위이므로 다른 의료 행위와 같이 관련 당사자들의 의료 기밀이 보장되어야 한다. 특히 기증자의 선별이나 뇌사 판정, 동의 획득, 장기 이식 과정에서 담당 의료진뿐

6 J. M. Dubernard et al., "Outcomes 18 months after the first human partial face transplantation", *NEJM*, 157(24), 2007, pp.2451-2460.

아니라 여러 관계자가 참여하게 되므로 환자의 프라이버시와 비밀 준수에 대한 경각심을 더욱 가질 필요가 있다. 또 매매는 금지되어야 하지만 선의의 장기 기증은 장려할 필요가 있으며, 타인을 위해 자신의 몸을 내놓은 이들에 대해서는 어떤 형태든 적절한 격려가 있어야 한다. 그러한 보상 행위의 수준과 적절성에 대해서도 합리적인 논의가 있어야 한다. 게다가 장기 이식술은 상당한 비용이 드는 고난도의 의료 행위로서 사회 전체의 관점에서 보아 이 기술에 많은 의료비를 쓰는 것이 적당한지에 대한 문제가 제기될 수 있다. 즉 장기 이식을 필요로 하는 만성 장기 손상을 예방하기 위한 노력이 더 적은 비용으로 사회 전체에는 더 큰 효과를 가져다 줄 수도 있기 때문이다. 인간의 장기 이식이 이와 같은 여러 문제를 안고 있고 장기는 항상 부족하기 때문에 인공 장기를 개발하려는 연구도 이뤄지고 있다. 인공장기 이식과 관련해서는 주로 안전성 문제가 제기된다. 생체 내에 이식되어 작동 가능한 내구성을 갖춘, 그러면서도 몸에 해를 주지 않는 재료, 동력원, 제어 기술 모두가 아직 완전하지 않은 상태이므로 아직은 인간에게 적용하는 데 상당한 위험을 수반한다. 인공 장기는 대개 가격이 높을 것으로 예상되기 때문에 인공 장기의 보급으로 인한 의료비 증가 역시 고려해야 하는 중요한 문제다.

2) 인체조직 이식의 윤리적 쟁점

인체조직 이식의 윤리적 쟁점은 이미 언급한 장기 이식의 일반적 쟁점들과 크게 다르지 않다. 다만 살아 있는 장기가 아니라 이미 죽은 조직이라는 점, 이식을 위해서는 별도의 가공 과정이 필요하다는 점, 그리고 한 사람으로부터 다수의 사람에게 이식이 가능하다는 점으로 인해 발생하는 특수한 측면이 있다. 즉 인체조직의 채취, 가공, 분배 과정에서 이를 이용하여 영리 행위를 할 수 있으며, 그 결과 인체조직이 마치 일종의 상품처럼 거래될 수도 있다. 이는 인간의 비인간화, 사물화, 상업화로 이어질 가능성이 있다. 그러므로 순수한 인도주의와 이타주의에 입각하여 충분한 정보에 의한 동의를 한 기증자만이 조직 이식을 할 수 있어야 한다. 또한 인체조직 이식은 한 사람의 몸에서 적출한 조직을 여러 사람에게 이식할 수 있기 때문에 이 과정에서 기증자가 가지고 있을지도 모르는 바이러스나 세균 등이 여러 사람에게 전파될 우려가 있고, 이는 공중보건에 심각한 위협이 될 수 있으므로 주의가 필요하다. 그 때문에 기증자의 병력을 사전에 살펴야 하며, 후천성 면역결핍증(AIDS) 등 감염 가능한 질환이 있는 기증자의 조직을 사용해서는 안 된다. 또한 회생 불가능한 환자들에게 새 생명을 주는 장기 이식과 달리 인체조직 이식의 특수한 점은 그 목적인데, 조직 이식은 화상 환자나 암으로 인한 골절 환자들에게는 커다란 의미가 있지만 이것이 성형외과나 심미치과에서 미용 시술 목적으로 사용된다면 인도주의적 기증의 뜻에 합당한가 하는 의문이 제기될 수 있다.

3. 장기 및 조직 이식의 법률적 문제

1) 뇌사의 법률적 문제

출생과 마찬가지로 죽음은 법적으로 중요한 의미를 지니며, 죽음은 어떤 사람이 생전에 구축했던 수많은 법률관계를 종료시킨다. 법률관계는 다양한 상대방과 관련되어 있는 것이기 때문에, 한 사람의 죽음은 법률관계로 결합되어 있는 수많은 사람에게 법률적인 영향을 주게 된다. 그런데 법률관계는 그 성립이 명확해야 제3자의 예상하지 못했던 손해를 주지 않는 것처럼, 그 종료도 명확해야 관련된 여러 사람이 안정적인 새로운 법률관계를 형성할 수 있는 것이다. 그런 의미에서 법적으로 죽음을 명확히 한다는 것은 죽은 사람을 위해서라기보다 결국 산 사람을 위해 필요한 일이다.

죽음의 법적 효과는 민법적·형법적으로 다양하게 나타난다. 우선 민법상 사람은 생존한 동안만 권리, 의무의 주체가 될 수 있으므로 사망, 즉 죽음에 의해 권리 능력을 상실하게 된다.[7] 그리고 죽는 순간 상속이 개시되고,[8] 유언의 효력이 발생한다.[9] 또 죽음과 동시에 부부 간의 권리, 의무나 친자 관계에서 오는 권리, 의무 등도 소멸하게 된다. 그래서 살아 있는 배우자는 재혼할 수 있고, 기타 보험금이나 연금 등의 청구권도 가지게 된다. 형법상 죽음은 살인죄의 성립 여부를 판정하는 기준이 된다. 또 죽으면 형법상 더 이상 생명이나 신체에 대한 죄의 객체가 되지 않게 된다. 다만 형법은 사체 등을 손괴(제161조), 사체 등의 오욕(제159조)과 사자의 명예 훼손(제308조) 등을 규정하고 있으므로, 사망 이후에는 이러한 법 규정들의 적용 대상이 될 뿐이다.

그런데 우리나라에서는 죽음의 정의를 법적으로 명확하게 규정하고 있지는 않다. 그러나 학설 및 판례는 전통적인 의학계의 죽음에 대한 판정 기준을 준용하여 대체로 심장, 폐, 뇌 기능의 회생 불가능한 정지 상태라고 보았다. 즉 의사가 보았을 때 환자가 호흡 기능 및 심장 박동의 정지가 있고 이에 부가하여 동공이 확대되고 빛에 대한 반사가 소실되면 죽음이 인정된다. 이때 의사는 심장 박동이 정지된 시간을 사망 시간으로 정해 사망진단서를 작성한다. 다만 형법 학자들은 맥박정지설을 종래의 통설로 채택하고 있는 반면에 민법학자들은 맥박·호흡정

7 민법 제3조 "사람은 생존한 동안 권리와 의무의 주체가 된다."

8 민법 제997조 "상속은 사망으로 인하여 개시된다."

9 민법 제1073조 제1항 "유언은 유언자가 사망한 때로부터 그 효력이 생긴다."

지설을 통설로 채택하고 있어서 미묘한 차이는 있으나, 대체로 종래의 의학적 기준에서 벗어나고 있는 것은 아니다.

이렇게 심장 박동의 정지를 사망 시점을 정하는 기준으로 정한 이유는 다른 기준보다 명확하기 때문일 것이다. 위에서 보았듯이 죽음은 법률관계에 많은 변화를 일으키기 때문에 그 판정 기준이 명확해야 한다. 그런 의미에서 심장의 정지는 명확하다는 점에서 강점이 있을 것이다. 더구나 법학자들은 죽음의 문제는 규범적인 것이 아니라 과학적인 것이며, 그런 의미에서 질적인 것이 아니라 양적인 것이라고 생각해왔다. 따라서 이러한 전제가 법학자에게 있는 한, 죽음에 대한 논의는 법률가들이 주도할 수 있는 것이 아니라 의사와 과학자들에게 끌려갈 수밖에 없게 된다.

뇌사에 관한 논의가 시작된 것도 법학자에 의해서라기보다는 의학 및 과학의 새로운 발달에 의한 것이라고 할 수 있다. 1950년대 이후 심장과 폐의 기능을 대신할 수 있는 인공심폐기와 인공호흡기가 발전함에 따라, 심장이 멎고 폐가 정지한 상태에서도 사람은 살 수 있게 되었다. 이러한 새로운 상황에서 의사들은 사망의 기준으로 심장과 폐가 아닌 뇌를 고려해야 한다고 생각하기 시작했다. 이러한 뇌사는 어쩌면 죽음의 기준으로 불명확할 수도 있다. 또 심장이나 폐가 기능하는 경우에도 그를 죽었다고 판정하는 것은 종래의 관점에서 보면 받아들이기 힘든 점이 있는 것도 사실이다. 그러나 우리 형법은 이미 명문으로 영아살해에 대한 규정에서 분만 중인 태아를 사람으로 취급하고 있는데,[10] 사실 분만 중인 태아가 사산될 확률과 뇌사자가 다시 소생할 확률을 비교해보면 후자가 오히려 더 낮으므로 출생의 불확실성보다 뇌사로 인

10 형법 제251조 "직계존속이 치욕을 은폐하기 위하거나 양육할 수 없음을 예상하거나 특히 참작할 만한 동기로 인하여 분만 중 또는 분만 직후의 영아를 살해한 때에는 10년 이하의 징역에 처한다."

한 죽음의 불확실성이 더 낮다고 할 수도 있을 것이다.

더 나아가 뇌사자의 장기를 이를 필요로 하는 환자에게 이식하면 그를 살릴 수 있다는 고려도 뇌사를 죽음의 기준으로 판정하게 하는 이유가 되었다. 특히 1968년 제22차 세계의학총회에서 채택한 「시드니 선언」은 이러한 두 가지 문제의식, 즉 인공심폐기의 발달과 장기 이식의 필요성에 근거하여 뇌사를 새로운 죽음의 기준으로 판정해야 한다고 주장하고 있다. 그 이후 뇌사는 의학적으로 중요한 죽음의 기준으로 자리매김하게 되었으며, 법학은 이러한 의학의 논의에 대해 수용하는 쪽으로 태도를 정하고 있다. 즉 의학에서 뇌사에 대한 여러 기준이 토론을 통해 제시되었고, 각국에서는 이를 법률을 통해 수용하게 됨에 따라 많은 나라에서 뇌사를 죽음의 기준으로 인정하게 되었다. 물론 아직은 뇌사를 죽음의 유일한 기준으로 삼고 있는 것은 아니며, 장기 이식 등 특별한 필요성이 인정되는 것을 전제로 해서 뇌사도 죽음의 하나의 기준으로 인정하는 절충적인 입장을 취하는 것이 보통이다.

이런 의미에서 뇌사가 죽음의 한 기준이 되었다는 것은 기정사실로 받아들여도 좋을 것 같다. 다만 법률적으로 뇌사가 무엇인지, 그리고 뇌사를 어떻게 판정할 것인지 등등은 또 다른 문제로 남아 있게 된다. 뇌사는 일반적으로는 모든 뇌의 기능이 더 이상 되돌릴 수 없게 되는 상태로서 대뇌, 소뇌, 뇌간의 전체 기능이 종국적으로 소멸하는 것을 의미한다. 독일의 「장기이식법」은 이러한 정의를 채택하고 있다. 그러나 이를 구체적으로 따져보게 되면 뇌사의 정의와 판정 기준은 그렇게 분명하지는 않다. 뇌사의 판정 기준으로 가장 오래된 것이며 또 가장 엄격한 기준은 1968년 하버드의대에서 마련한 기준이다. 이 기준에 따르면, 중추신경제 억제 약물의 사용이 없고 저체온이 없는 상태에서 자극에 대한 무반응, 자발 호흡의 상실, 동공 반사 등 모든 반사의 소실, 뇌파의 평탄 상태가 존재하며, 이것이 24시간 동안 지속된다면 뇌사로 판정된다. 반면에 미국의 「통일뇌사법(Uniform Brain Death Act)」은 회복 불가능성의 기준을 채택한다. 이는 돌이킬 수 없는 의식 불명이 있다면 이를 뇌사로 판정할 수 있다는 것이며, 하버드 기준보다 훨씬 뇌사의 범위를 넓게 파악한다. 미국의 50개 주 중에서 45개 주가 뇌사를 인정하는 것으로 알려져 있으며, 스위스·핀란드·노르웨이·아르헨티나·스페인·스웨덴·대만 등 많은 나라에서 뇌사를 인정하고 있다.

우리나라에서는 「장기등 이식에 관한 법률」에서 다른 사람의 장기등의 기능 회복을 위해 사람의 장기 등의 적출 및 이식을 위한 뇌사만을 인정하고 있다. 법률에 따라 뇌사로 판정하기 위해서는 일정한 요건을 갖춘 뇌사 판정 의료기관이 뇌사판정위원회를 설치하고, 이 뇌사판정위원회에서 전문 의사인 위원 2명 이상과 의료인이 아닌 위원 1명 이상을 포함한 재적 위원 과반수의 출석과 출석 위원 전원의 찬성이 필요하다. 그리고 뇌사 판정을 위해서는 전문 의사 2인 이상과 진료를 담당한 의사가 함께 작성한 뇌사조사서가 필요하다. 뇌사조사서를 작성한 전문 의사 또는 진료담당 의사는 회의에 출석할 수 없으나 뇌사판정위원회가 뇌사 판정을 위해 필요하다고 인정하면 뇌사판정위원회에 출석시켜 의견을 진술하게 할 수 있다. 이때 사용되는 뇌사의 기준에 대해서는 앞서 본 바와 같다. 뇌사 판정 신청은 뇌사 추정자의 가족이 할 수 있으며, 뇌사 추정자의 가족이 없는 경우에는 뇌사 추정자가 기증 희망자인 경우에 한해 법정대리인 또는 진료담당 의사도 할 수 있다. 최근에는 뇌사자 장기 구득률을 높이기 위해 뇌사로 추정되는 사람을 진료한 의료기관의 장은 장기구득기관의 장에게 알려야 하고, 통보를 받은 장기구득기관의 장은 국립장기이식관리기관[11]의 장에게 그 사

11 장기이식법에 따른 국립장기이식관리기관은 현재 한국장기조직혈액원(KONOS)이 그 업무를 담당하고 있다.

실을 신고하게 하고, 이를 위반하여 뇌사 추정자를 알리지 아니하거나 신고하지 아니하는 자에 대해 과태료를 부과한다.

그런데 우리나라 장기이식법에서 뇌사를 죽음의 한 기준으로 설정하고 있는지는 명확하지 않다. 이는 다른 나라들이 뇌사를 죽음의 한 기준으로 삼고 있는 것과 다른 입법 형식이다. 즉 장기이식법 제21조는 "뇌사자가 이 법에 의한 장기등의 적출로 사망한 경우에는 뇌사의 원인이 된 질병 또는 행위로 인하여 사망한 것으로 본다."라고 규정하고 있으며, 또 같은 법 제4조 제5호에서 '살아 있는 사람'이란 사람 중에서 뇌사자를 제외한 자를 말하며, '뇌사자'라 함은 이 법에 의한 뇌사 판정 기준 및 뇌사 판정 절차에 따라 뇌 전체의 기능이 되살아날 수 없는 상태로 정지되었다고 판정된 자를 말한다고 정의하고 있다. 법에서 '사람'이라 함은 법상 권리와 의무의 주체가 될 수 있는 자격을 가지며, 법인이 아닌 자연인이라면 보통 출산 시부터 사망 시까지 즉 살아 있는 자를 의미한다. 그런데 장기이식법은 "사람에는 살아 있는 자와 뇌사자가 있다."라고 규정하고 있으므로 뇌사자는 살아 있는 자는 아니지만 그렇다고 사망한 자도 아니라는 뜻이 된다. 따라서 뇌사 판정은 사망 판정이 아니며 뇌사 판정이 있었다고 상속이 개시되는 것도 아니라고 해석될 수 있으며 또 장기이식법 제21조는 "장기등의 적출로 사망"한다고 규정하고 있어 뇌사자를 사망한 상태로 보지 않고 있다. 즉 우리 법은 뇌사 판정 시에 사망한 것이 아니라 장기등의 적출 시에 사망한 것으로 보고 있다.

2) 장기 이식의 법률적 문제

「장기등 이식에 관한 법률」이 제정되기 이전에는 장기 이식을 위해 사체나 생체로부터 장기를 적출하는 행위의 성격에 대한 논란이 있었다. 형식적인 법논리로만 보자면 사체로부터 장기나 조직을 적출하는 것은 형법상 사체손괴죄 성립 여부의 논란이 있을 수 있고, 생체로부터 장기나 조직을 적출하는 것은 형법상 상해죄의 논란이 있을 수 있으며, 그 생체가 장기 적출 후 사망한다면(이른바 뇌사의 경우) 승낙에 의한 살인죄의 논란이 있을 수 있다. 그러나 「장기등 이식에 관한 법률」의 제정으로 이에 대한 법률적 문제를 입법적으로 해결했다.

장기이식법 제1조에는 장기 등의 기증, 적출 및 이식에 필요한 사항을 규정하여 장기 등의 적출 및 이식의 적정을 도모하고 국민 보건의 향상에 이바지함을 목적으로 하고 있음을 밝히고 있다. 제2조에서는 장기 이식에 관련된 기본 이념을 천명하고 있는데, 인도적 정신에 따를 것, 기증자의 의사를 존중할 것, 장기를 이식받을 기회는 필요로 하는 모든 사람에게 공평하게 주어질 것, 장기 등의 적출 및 이식은 윤리적 타당성과 의학적 타당성을 갖출 것 등을 명시하고 있다. 제7조에서는 장기 등의 매매 행위를 금지하고 있으며, 제10조에서 규정하고 있는 국립장기이식관리기관에서 이식 대상자를 선정하여 제25조에서 규정하고 있는 장기이식의료기관에서 장기 등을 적출하거나 이식하게 된다. 또한 제20조에서 장기구득기관을 두고 뇌사 추정자 및 뇌사 판정 대상자의 파악과 관리, 뇌사 판정 및 장기 적출 절차의 진행 지원, 장기 등 기증 설득 및 장기 등 기증자에 대한 지원 등의 업무를 수행하도록 했다. 보건복지부는 법 제8조에 따라 장기등이식윤리위원회를 두어 뇌사 판정 기준, 장기 이식 대상자의 선정 기준, 장기 이식 관련 기관의 지정 기준, 그 밖에 보건복지부 장관이 회의에 부치는 사항을 심의하도록 했다. 즉 장기이식법이 제정되기 이전에는 장기 이식에 관련된 업무가 사적 영역에서 이뤄졌고, 특히 장기 매매가 많이 행해졌던 것을 감안하여 장기 이식에 관한 업무를 국가가 관장하는 것으로 제도를 정립한 것이다.

장기이식법에 따르면 장기 등 이식의 유형에는 크게 뇌사자의 장기 등을 이식하는 것과 살아 있는 자의 장기 등을 이식하는 것으로 크게 나눌 수 있다. 이와 관련하여 장기이식법 제11조는 장기 적출 및 이식에서 금지되는 사항을 규정하고 있다. 첫째, 장기 등을 이식하기에 적합하지 아니한 감염성 병원체에 감염된 장기나 암세포가 침범한 장기 등 이식 대상자의 생명이나 신체에 위해를 가할 우려가 있는 장기의 적출과 이식은 금지되어 있으며, 둘째, 이식 대상자가 정해지지 않은 경우에는 안구 등 상당 기간이 지난 후에도 이식이 가능한 장기가 아닌 한 장기 적출은 금지된다. 그리고 살아 있는 자로서 16세 미만이거나 임신한 여성 또는 해산한 날부터 3개월이 지나지 않은 자, 정신질환자나 지적장애인(다만, 정신건강의학과 전문의가 본인 동의 능력을 갖춘 것으로 인정하는 사람은 제외), 마약·대마 및 향정신성 의약품 중독자의 장기는 적출하지 못하게 되어 있다. 살아 있는 자로서 16세 이상인 미성년자의 장기는 배우자, 직계존비속, 형제자매 또는 4촌 이내의 친족에게 이식하는 경우가 아니면 적출할 수 없도록 되어 있으며, 살아 있는 자의 장기는 신장은 정상적인 것 2개 중 1개를 간장, 말초혈, 골수, 폐 및 대통령령으로 정하는 장기는 의학적으로 인정되는 범위 안에서 일부만을 적출 혹은 이식할 수 있도록 되어 있다.

장기이식법 제22조는 장기 등의 적출 요건을 정하고 있다.

첫째, 살아 있는 자의 장기 등은 본인이 동의한 경우에 한해 이를 적출할 수 있다. 다만 16세 이상인 미성년자의 장기 등과 16세 미만인 미성년자의 말초혈 또는 골수를 적출하고자 하는 경우에는 본인의 동의 외에 그 부모의 동의를 얻어야 한다.

둘째, 뇌사자 및 사망한 자의 장기 등은 본인이 뇌사 또는 사망 전에 장기 등의 적출에 동의한 경우이거나 본인이 뇌사 또는 사망하기 전에 장기 등의 적출에 동의하거나 반대한 사실이 확인되지 아니한 경우로서 그 가족 또는 유족이 장기 등의 적출에 동의한 경우에는 적출할 수 있다. 다만 본인의 동의가 있었더라도 그 가족 또는 유족이 장기 등의 적출을 명시적으로 거부하는 경우에는 장기를 적출할 수 없으며, 뇌사 혹은 사망한 본인이 16세 미만의 미성년자인 경우에는 그 부모가 장기 등의 적출에 동의해야만 한다. 이 동의는 수술이 시작되기 전까지는 언제든지 철회할 수 있는 것으로 정하고 있다. 그런데 본인이 동의했더라도 가족이나 유족이 반대하면 장기를 적출할 수 없도록 하고 있는 것이 과연 타당한가에 대해서는 의문이 있다. 아마도 우리나라의 전통적인 문화를 염두에 둔 입법인 것 같은데, 이 법이 장기 기증과 장기 이식의 활성화를 취지로 삼고 있다면 이는 그 취지와 상반되는 내용을 담고 있는 것이 된다.

그리고 제23조에서는 장기 등의 적출 시 준수 사항으로 의사는 장기 등의 적출에 대한 동의 사실을 확인하고, 장기 기증자가 살아 있는 경우에는 본인 여부 확인 및 본인과 그 가족에게 장기 이식에 대한 충분한 설명을 해야 한다. 설명의 내용으로는 장기 기증자의 건강 상태, 장기 적출 수술의 내용과 건강에 미치는 영향, 장기 적출 후 치료 계획 등이 포함되어야 한다. 제27조에서는 뇌사자에 대한 뇌사조사서를 작성한 전문 의사와 진료를 담당한 의사, 그리고 뇌사자에 대해 뇌사 판정을 한 뇌사판정위원회에 출석한 의사는 뇌사자의 장기 등을 적출하거나 이식하는 수술에 참여해서는 안 된다고 규정하고 있다.

제26조는 이식 대상자의 선정 기준에 대해 규정하고 있다. 일차적으로 이식 대상자의 선정은 국립장기이식관리기관의 장이 하도록 되어 있다. 다만 각막의 경우와 이식 대상자의 선정을 기다려서는 이식의 시기를 상실할 현저한 우려가 있는 경우 등 대통령령이 정하는 부득이한 사유가 있는 경우에는 이식 의료기관의 장이 이식 대상자를 선정할 수 있도록 되어 있다. 그리고 살아 있는 자로서 16세 이상인 장기 기증자

와 20세 미만인 말초혈 또는 골수 기증자는 국립장기이식관리기관의 장의 승인을 얻어 자신의 장기에 대한 이식 대상자를 선정할 수 있다. 「장기등 이식에 관한 법률 시행령」 제26조 제1항에서 이식 대상자의 선정 기준을 이식 대상자의 의학적 응급도, 항목별 점수 등을 기준으로 정하고 구체적으로 별표 5에서 규정하고 있다. 이때 혈액형, 당해 뇌사자의 배우자, 직계존·비속, 형제자매 또는 4촌 이내의 친족 중에 장기 등 이식 대기자로 등록된 자, 기증자를 관리하고 있는 뇌사판정대상자 관리 전문기관에 등록된 신장 이식 대기자, 기증자가 발생한 이식 의료기관에 등록된 신장 이식 대기자 등이며, 그런 경우가 아니라면 우선 전국을 3개 권역으로 나눠 일차적으로 각 권역별로 장기 분배를 하도록 하고 있다. 나아가 각 장기별로 각각의 선정 기준을 정하고 있고, 이 장기별 기준에 의한 이식 대상자 선정 결과, 동일 순위에 속하는 자가 2인 이상인 경우에는 1순위로 과거에 장기 등을 기증한 사실이 있는 사람 또는 배우자, 직계존속·비속, 형제자매 또는 4촌 이내의 친족 중에 뇌사자 장기 기증을 한 사실이 있는 사람, 2순위로 미성년자. 미성년자가 2명 이상이면 나이가 어린 사람, 3순위로 장기 등 이식 대기자로 등록한 기간이 오래된 자의 순위에 의해 이식 대상자를 선정하도록 하고 있다.

이 이식 대상자의 선정 문제는 다시 말하면 장기 분배의 문제가 된다. 장기이식법은 장기를 이식할 기회의 공평을 법의 이념으로 선언하고 있다. 그러나 여기서 공평이 무엇인지, 장기이식법에 정하고 있는 방식이 공평하고 적정한 것인지는 여전히 논란이 되고 있다. 장기이식법의 문제점으로는 장기 이식의 절차가 까다로워졌다는 점과 중앙 집중적이며 관료주의적인 국가기관에 의한 장기 분배 제도의 비효율성 등을 지적할 수 있을 것이다. 독일의 장기이식법은 의료보험단체의 대표협의회, 연방의사협회, 독일병원협회 등이 함께 장기 분배를 할 수 있도록 하고 있다. 이는 장기 분배의 기능을 민간이 수행하는 방식이라 할 수 있으며, 일본도 이러한 제도를 채택하고 있다. 이렇게 함으로써 좀 더 탄력적인 장기 수급이 이뤄질 수 있을 것이다. 다만 그 장기 분배의 원칙은 국가가 제정할 수 있고, 그 원칙이 지켜지는지 여부에 대한 감시자로서 국가의 역할은 주어져야 한다. 예를 들어 독일 장기이식연합센터의 장기 이식 강령에 의하면 살아 있는 자의 장기 기증은 가족에게만 가능하도록 되어 있으며, 가족이 아닌 경우에는 원칙적으로 허용하고 있지 않다. 이는 가족 이외의 사람을 지정하는 장기 이식은 음성적인 장기 매매의 가능성을 갖기 때문이다. 우리의 장기이식법은 장기 매매를 금지하기 위해 장기 이식의 관리를 국가가 하는 방식을 취하고 있음에도 불구하고 살아 있는 자의 장기 기증 대상자 지정이 가능하게 하여, 음성적인 장기 매매의 단초를 열어주고 있다는 평가도 있다.

3) 조직 이식의 법률적 문제

우리나라는 「인체조직안전 및 관리 등에 관한 법률」로 인체조직 이식을 규제한다. 이 법에 의하면 인체조직의 기증, 관리, 이식은 인도적 정신에 따라 행해져야 하고, 자신의 인체조직 기증에 관한 의사는 존중되어야 하며, 그 의사는 자발적이어야 한다. 또 인체조직 이식을 필요로 하는 사람은 공평하게 이식을 받을 수 있는 기회를 가져야 하며, 인체조직의 기증, 관리, 이식은 윤리적으로 타당하고 의학적으로 인정된 방법에 의해 행해져야 한다(법 제2조, 기본 이념). 법 제5조는 자신, 또는 타인의 조직을 매매하거나 매매를 알선하는 것을 금지하고 있으며, 인체조직을 채취, 저장, 처리, 보관 및 분배를 위해 '조직은행'을 설치하도록 했다. 조직은행은 대통령령이 정하는 시설, 장비, 인력 등을 갖추고 총리령으로 정하는 바에 따라 식품의약품안전처장의 허가를 받아야 한다(법 제13조). 조직은행이 조직을 제공하는 경우에는 비영리 원칙을 준수해야 하며, 다만 기증 관리 및 이식 등에 소요된 경비 등은 조직을 받는 다른 조직은행이나 의료기관에 요구할 수 있다(법 제15조). 조직은행의 허가 기준 및 운영, 수입 조직의 관리 방안, 조직에 대한 정도 관리 등에서 보건복지부 장관의 자문에 응하기 위해 보건복지부에 '인체조직안전관리자문위원회'를 설치하도록 했으며(법 제6조), 조직 기증자 및 기증 희망자의 등록 및 관리, 조직 기증자 등록기관의 지도 및 감독 등을 위해 국립장기이식관리기관으로 하여금 국립조직기증관리기관의 역할을 수행하도록 했다(법 제6조의 2). 인체조직 기증에 관한 동의는 「장기등 이식에 관한 법률」 제12조를 준용하도록 했으며, 특히 1) 조직의 보존 기간 및 그 밖의 보관에 관한 사항, 2) 동의의 철회 등 동의자의 권리 및 정보 보호에 관한 사항, 3) 조직의 분배 이식의 적합성을 결정하기 위한 혈액검사, 병력 및 투약 이력의 조사 등에 관한 사항, 4) 그 밖에 보건복지부령이 정하는 사항을 포함시켰다(법 제7조). 본인이 뇌사, 또는 사망에 이르렀을 때 조직을 이식하겠다고 동의한 사람을 조직 기증 희망자라고 하며, 이들은 보건복지부 장관이 지정한 조직 기증자 등록기관에 등록해야 한다. 조직 기증자 등록기관은 국가 또는 지방자치단체, 의료기관, 조직기증 및 이식과 관련된 사업을 목적으로 설립된 비영리법인, 공공기관 등이 될 수 있다(법 제7조의 3). 아울러 보건복지부 장관은 조직 기증자의 발굴, 기증자 및 그 유족에 관한 지원, 조직 기증에 관한 조사연구 및 교육 등 기증 활성화를 위해 의료기관이나 이와 같은 사업을 목적으로 설립된 비영리법인을 조직기증지원기관으로 지정할 수 있다(법 제16조의 2). 조직 기증 희망자로부터는 뇌사, 또는 사망에 이르렀을 때 조직을 채취할 수 있는데, 단 가족이나 유족이 이를 명시적으로 거부하면 할 수 없다. 또는 16세 이상의 성년의 경우 가족이나 유족이 채취에 동의하면 뇌사자나 사망자로부터 본인의 사전 동의나 기증 희망 등록이 없이도 반대했다는 사실을 확인할 수 없다면 조직을 채취할 수 있다. 살아 있는 사람의 조직 기증은 16세 이상의 경우에는 본인의 동의로 가능하며, 미성년자의 경우에는 본인 외에 부모의 동의가 있어야 한다(법 제8조). B형이나 C형 간염, 후천성 면역결핍증, 매독 등 전염성 질환에 감염되었거나 감염이 의심되는 조직, 치매 등 퇴행성 신경 질환을 가진 기증자의 조직, 사망 원인이 불분명한 기증자의 조직, 유해성 물질에 노출된 기증자의 조직, 암세포의 전이 우려가 있는 조직 등 이식 대상자의 생명과 신체에 위해를 가할 우려가 있는 조직은 분배 및 이식해서는 안 된다(법 제9조). 등록기관, 조직기증지원기관, 조직은행, 조직이식의료기관, 또는 조직의 기증 관리 및 이식 업무에 종사하는 자로서 대통령령이 정하는 자는 특별한 경우를 제외하고 업무상 관련이 없는 자에게 1) 조직 기증자와 채취한 조직에 관한 사항, 조직 기증자의 병력 및 투약 이력의 조사 결과에 관한 사항, 2) 이식 대상자와 이식한 조직에 관한 사항, 3) 조직 기증 희망자에 관한 사항을 알려주어서는 안 된다(법 22조). 이는 조직 기증자와 이식 대상자의 프라이버시와 의료 기밀을 보호하기 위함이다.

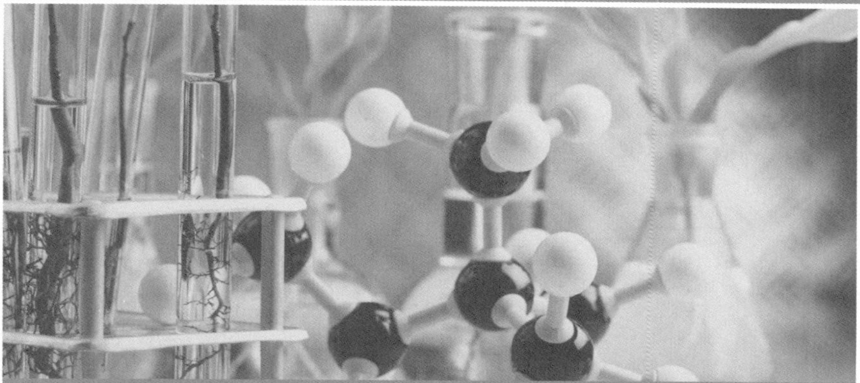

제5장

인공임신중절

1. 인공임신중절의 현실

인공임신중절은 흔히 낙태라고 하는데, 태아를 모체 밖으로 배출하는 등의 방법으로 인공적으로 임신 과정을 중단시키는 것을 의미한다.[1] 2019년 보건복지부 인공임신중절 실태조사에 따르면 우리나라에서는 2017년 인공임신중절률은 천 명당 4.8건, 인공임신중절(낙태)추정건수는 조사 결과 산출된 인공임신중절률과 만 15~44세 가임기 전체 여성의 2017년 연앙인구를 기준으로 49,764~50,703건으로 추정되었다. 인공임신중절률 및 추정건수의 변화를 살펴보면 2005년 29.8%, 2008년 21.9%에서 2009년 17.2%, 2010년 15.8%로 체감적으로 감소하는 양상을 보이고 있다. 이는 영국(16.8%, 2009년), 호주(16.2%, 2009년), 일본(10.3%, 2008년), 독일(7.2%, 2009년), 미국(18.7%, 2008년), 중국(23.7% 2007년) 등과 비교해볼 수 있다. 인공임신중절률은 피임에 대한 지식과 피임실천율의 증가, 인공임신중절에 대한 인식 등이 반영된 결과로 볼 수 있다.

한편 인공임신심중절 시 혼인상태를 보면 46.9%가 미혼이었고, 법률혼 37.9%, 사실혼동거 13.0%, 별거이혼사별 2.2%로 조사되었다.(기혼 53.1%) 즉 기혼 여성과 미혼 여성의 비율은 대략 5.3 : 4.7 정도로 기혼 여성의 비율이 높다. 연령별로는 25~29세의 연령층이 가장 많았지만, 열령의 범위는 17세부터 38세까지로 평균 연령은 24.6세이지만 임

1 이하에서는 인공임신중절과 낙태를 특별한 이유가 없는 한 혼용해서 사용하겠다.

신중단 당시의 연령 기준으로 보면 20대 이하가 전체의 약 60%를 차지한다. 인공임신중절 사유로는 학업, 직장 등 사회활동 지장이 있을 것 같아서(33.4%), 경제상태상 양육이 어려워서[고용불안정, 소득이 적어서 등(32.9%)], 그리고 자녀계획 때문에[자녀를 원치 않아서, 터울조절 등(31.2%)]가 그것이었다. 여기서 '학업, 직장 등 사회활동 지장이 있을 것 같아서'는 연령이 낮거나(24세 이하 52.9%) 미혼 여성(49.9%)에서 응답률이 높았다고 보고되었다. 이외에도 임신중단의 사유로 파트너와 관계가 불안정해서(17.8%), 파트너가 아이를 원하지 않아서(11.7%), 태아의 건강문제 때문에[임신 중 약물 복용 포함(11.3%)], 나 또는 파트너의 부모가 인공임신중절(낙태)을 하라고 해서(6.5%) 등도 있었다. 임신중단을 했을 당시 피임을 한 경우는 12.7%이었다. 인공임신중절 경험자 중 임신 당시 피임을 하지 않은 비율(40.2%)보다 피임을 했으나 실패한 불완전한 피임방법(37.8%)의 비율이 오히려 높았다. 보다 높았다. 임신중단과 관련하여 의료기관(의사, 간호사 등 의료인)에 상담을 한 적이 있는 경우는 전체의 73.7%였는데, 이러한 경우 상담 후 임신중단을 하기로 결정하기까지 소요된 기간은 전체의 67.5%가 '1주일 미만'이라고 응답하여 대체로는 가능한 빠른 시일 내에 임신중단을 결정하는 경향이 있고 주로 연령이 낮고, 미혼에서 좀 더 높았다. 임신중단 방법으로 자연유산유도약이나 유사약 등의 약물 방법을 선택했을 때 평균적으로는 임신 주수는 5.9주(±3.79)이었으나 현재 관련 법제도를 고려할 때 대다수는 수술방법을 통해 임신중단을 선택하고 있으며, 이 경우도 평균적으로 임신주수는 6.4주 인 것으로 나타났고 대부분은 임신 주수가 10주 이내였다(87.8%).

하지만 "임부에게 낙태약을 주지 않겠다"고 공언한 히포크라테스 선서에서 보이듯 낙태는 예전부터 신중한 의료인이라면 가급적 피해야 할 일이었다. 『동의보감(東醫寶鑑)』을 비롯한 우리나라의 전통 의서에도 낙태와 피임에 대한 처방을 다루고 있지만, 여성의 몸이 약해서 임신을 감당하지 못할 때라는 단서를 달고 있다. 여기에는 몇 가지 배경이 있는데, 하나는 전통 사회에서는 자녀, 특히 아들의 출산이 여성이 수행해야 할 가장 큰 임무였으며, 따라서 대부분의 의료 처치는 자녀 출산을 장려하는 쪽으로 기능했다는 것, 그리고 정상적인 혼인 관계에 있는 여성이 굳이 낙태를 할 필요가 없었다는 사회 현실과 아울러 의료 기술 수준이 낮아 섣불리 낙태를 시도하다가 환자의 생명을 앗아가는 경우가 종종 있었기 때문이다. 덧붙여 여성에게 낙태를 시키는 행위는 그 자녀에게 정당한 권리가 있는 아버지 혹은 가족의 권리를 침해하는 것으로 여겨졌기 때문이기도 하다. 따라서 전통 시대에 낙태란 떳떳치 못한 임신, 즉 혼전 임신이나 혼외 임신을 암암리에 처리하는 정당하지 못한 의료 행위였으며, 임부의 건강이 위태롭지 않는 한 존경받는 의료인이 떠맡아야 할 일로 여겨지지 않았던 것이다.

그러나 개인사로 여겨졌던 낙태가 국가나 사회가 관심을 가져야 할 범죄로 여겨지기 시작한 것은 19세기 이후의 일이었으며, 특히 가톨릭 교회에서는 1869년 교황 비오 9세가 낙태는 어떠한 상황에서도 행해서는 안 될 죄악이라고 선언했다. 19세기 독일의 형법에서는 태아를 영혼이 있는 태아와 영혼이 없는 태아로 구분하여 영혼이 있는 태아를 낙태할 때에는 임부를 살인죄로 처벌하는 조항을 두었고, 이후 각국 형법에 낙태에 관한 규정이 널리 퍼지게 되었다. 이와 같은 입장은 1930년 교황 비오 11세의 「결혼에 관한 회칙(Casti Connubii)」을 통해 분명해졌는데 여기서 낙태는 "하느님의 가르침과 자연의 법칙에 어긋나는…… 무고한 생명에 대한 살인"으로 확고하게 단죄되었다.[2] 하지만 인간 생식의 생물학적인 측면이 널리 알려지고, 낙태가 비교적 안전한

2 Casti Connubii, 결혼에 관한 교황 비오 9세의 회칙, 63조 및 64조.

시술이 되었으며 세속화와 성적 자유 및 여권의 신장에 따라 혼전, 혼외 성관계 및 그로 인한 임신이 크게 늘면서 낙태는 더 이상 의료계가 방치할 수 없는 문제가 되었고 나라마다 다양한 방식으로 이에 대한 규율이 이뤄지게 되었다. 즉 사회문화적·종교적 배경에 따라 낙태를 법률로써 전면적 혹은 부분적으로 허용하는 나라들이 생기면서 가톨릭 교회는 물론 보수적인 개신교 등에서도 이에 크게 반발했으며, 낙태의 허용 여부에 대한 수많은 논쟁이 벌어졌고, 미국과 같은 곳에서는 여전히 커다란 정치적 이슈로서 해결되지 않은 채 남아 있기도 하다.

현대 의학에서 사용되는 인공임신중절의 방법은 확장 소파법, 진공 흡출법, 프로스타글라딘 약제 사용법, 자궁절개법 등이다. 확장 소파법(dilatation and curettage: D&C)은 대부분 임신 12주경에 사용되나 의사에 따라 더 진전된 경우에도 사용한다. 이는 기구를 사용하여 자궁경부를 확장한 후 겸자(foreceps)로 태아와 태반을 꺼내고 큐렛을 이용하여 자궁 내막을 긁어내는 방법이다. 진공 흡출법(vacuum aspiration)은 진공 튜브를 자궁 내에 삽입한 뒤 진공 펌프를 연결하여 임신 산물을 빨아들이는 방법이다. 프로스타글라딘(prostagladin) 약제 사용법은 임신 13주 이상에서 많이 사용되는 방법이다. 프로스타글란딘을 주입하면 자궁경부의 연화, 자궁 수축, 자궁경부 확장, 그리고 임신 산물의 배출이 일어난다. 자궁절개법은 고전적인 낙태법으로 복부 혹은 질벽을 통해 자궁을 절개한 후 임신 산물을 제거한다.

어떤 경우든 인공임신중절은 자연적으로 진행되고 있는 임신 과정을 강제로 중단시키는 행위이기 때문에 해당 여성의 몸에 여러 가지 심각한 부작용을 초래할 수 있다. 인공임신중절와 관련된 흔한 부작용으로는 자궁 천공이나 자궁내막염, 자궁경부 협착증, 골반염 등이 있으며, 이들 중 일부는 영구 불임으로 이어질 수 있기 때문에 주의가 필요하다. 더구나 자신의 실수 혹은 부주의로 인해 무고한 생명을 죽이게 되었다는 죄책감은 평생 지속되는 정신적 외상을 남길 수도 있다. 대략 10~15%의 여성이 인공임신중절로 인한 각종 후유증을 앓게 된다는 사실로 볼 때 이는 매우 진지하게 고려되어야 할 사항이다.

2. 인공임신중절에 대한 윤리적 논의

흔히 낙태 찬성론자를 pro-choice(선택 찬성론), 낙태 반대론자를 pro-life(생명 찬성론)라고 부른다. 여기서 선택(choice)이란 임신을 한 여성의 선택을 의미하고, 생명(life)이란 태아의 생명을 의미한다. 즉 인공임신중절에 대한 논의는 임신을 한 여성의 선택을 더 존중할 것이냐 아니면 태아의 생명을 더 존중할 것이냐라는 윤리적 물음으로 나타난다. 그러나 어떤 낙태 찬성론자도 인공임신중절을 가볍게 생각하지는 않는다. 여성에게 임신은 정신과 신체의 모든 기능을 급격하게 변화시키는 중대한 사건이며, 인공임신중절의 후유증도 만만치 않기 때문이다. 의료인의 입장에서도 인공임신중절은 아주 부득이한 경우에 시행하는 시술로서, 그리 달가운 일이 아니다.

가톨릭교회 등 가장 보수적인 입장에서 볼 때 인공임신중절이 정당화되는 경우는 오로지 임신으로 인해 임부의 생명이 위험하여 인공임신중절이 아니고는 임부의 생명을 구하기 어려울 때에 한한다. 이 입장은 임신 중인 태아도 엄연히 인간 생명이며 인간의 생명을 인간이 죽이는 것은 살인이라는 시각을 가지고 있다. 따라서 살인이 정당화될 수 없는 것처럼 인공임신중절 역시 정당화될 수 없다. 다만 임부의 생명을 구하기 위한 인공임신중절에 대해서는 소위 '이중 효과의 원리'로써 설명한다. 즉 이런 상황에서 시행하는 인공임신중절은 그 목적이 태아의 생명을 빼앗기 위해서가 아니라 임부의 생명을 구하기 위한 것이며, 그 과정에서 태아의 생명이 불가피하게 희생되더라도 이는 원래 의도했던 바가 아니기 때문에 죄를 물을 수 없다는 것이다. 이 원리를 인공임신중절에 적용하면, 오로지 그 행위를 통해서만 임부의 생명을 구할 수 있을 때 인공임신중절은 정당화되며, 인공임신중절을 하더라도 임부의 생명을 구할 수 없거나 임부의 생명과 무관할 때는 정당화될 수 없다.

이렇듯 인공임신중절을 의도한 행위가 아니었으나 결과적으로 그렇게 된 경우를 '간접 유산(indirect abortion)'이라고도 부른다. 임부의 자궁암 치료를 위해 임신된 자궁을 절제해내었을 경우 등이 이에 해당된다. 이와 대비하여 심한 임신성 고혈압 등 임신으로 발생한 질병의 치료를 위해 부득이하게 인공임신중절을 시키는 것을 '치료적 유산(therapeutic abortion)'이라 부른다. 즉 간접 유산은 애초의 목적이 유산이 아니었으나 결과적으로 그렇게 된 상황이고, 치료적 유산은 임신이 질병의 직접적 원인이기 때문에 그 치료를 위해 원인을 제거하는 것으로 애초부터 유산이 의도되었다는 점에서 서로 다르다. 한편 가족계획과의 불일치, 임신 유지나 출산 후 양육에 대한 사회적 경제적 부담 등의 이유로 인공임신중절을 하는 것을 '편의적 유산(convenience abortion)'이라 부르기도 한다.

인공임신중절에 반대하는 낙태 반대론자의 입장은 다음과 같다.

첫째, 인공임신중절은 무고한 생명을 죽이는 살인이다. "낙태는 살인이다"라는 구호는 이를 극단적으로 보여준다. 이 입장에서 볼 때 임신 중에 있는 태아는 보통 성인과 마찬가지로 살아 있는 '인간'이다. 인간의 생명은 인간이 마음대로 주관할 수 있는 것이 아니라 절대자, 즉 신에게 달려 있는 것이다. 게다가 태아는 죽임을 당할 만한 어떠한 '죄'를 짓거나 다른 사람의 생명을 위협하는 존재도 아니다. 그런데도 태아의 생명을 자의적으로 빼앗는 것은 '무고한 자를 죽이는 행위', 곧 살인이다. 이 입장에서 태아는 '수태될 때부터 온전한' 인간 생명이며 인간이 아닌 그 무엇일 수 없기 때문이다. 게다가 가톨릭교회와 개신교 일부의 관점에서 보면 태아는 "여기 있는 형제들 중 가장 보잘것없는 자"(마태오, 25장 40절)이며, 기독교를 믿는 사람은 이 보잘것없는 사람을 예수와 마찬가지로 여기고 보살펴야 할 의무가 있다. 또한 가톨릭 교회의 가르침에 의하면 결혼은 사랑과 일치 속에서 남녀 두 사람이 성적으로 결합하여 새로운 생명을 탄생시키는 신성한 행위로서 피임 등의 수단으로 성과 생식을 분리시키거나, 낙태를 통해 주어진 자녀를 거부하는 것은 신과 자연의 도덕 법칙에 반하는 용서할 수 없는 죄악이다.[3]

둘째, 인공임신중절은 인간 생명에 대한 경시 풍조를 확산시킨다. 낙태를 하는 대부분의 이유는 치료적 유산을 제외하면 살아 있는 사람, 즉 부모의 삶에 무엇인가 불편함을 끼치기 때문이다. 혼전 임신으로 수치스럽거나 아기를 키울 자신이 없다는 이유로부터 학업이나 직장 생활에 방해가 된다는 것까지 그 이유는 다양할 수 있다. 그러나 살아 있는 사람의 삶에 방해가 된다고 해서 태아를 죽인다면, 우리가 보살펴야 하는 치매에 걸린 노인을 죽이지 못할 이유는 무엇인가? 즉 삶의 질 추구가 생명을 죽여서라도 확보되어야 하는 중요한 권리인가 하는 물음이다. 원하지 않는다는 이유로 태아의 죽음을 허용하는 사회는 소위 '미끄러운 경사길 논리'에 의해 사회에 '필요하지 않거나 바람직하지 않은' 사람들의 생명을 경시하고 이미 만연해 있는 차별을 더욱 확산시킬 것이다. 특히 태아에게 다운증후군 등 선천성 기형과 같은 장애가 있을 때 낙태하는 사례가 있는데, 이와 같은 관행은 인간 생명을 경시하고, 우생학을 조장하는 것이다.

셋째, 인공임신중절은 가정을 파괴하고 성윤리를 타락시킨다. 실제

3 Humane Vitae, 인간 생명에 관한 교황 바오로 6세의 회칙, 1968년 7월 29일.

로 인공임신중절을 하는 사례 중에는 불륜 등으로 인한 혼외 임신이거나 미혼 여성의 임신인 경우가 많이 있다. 어디서나 쉽게 인공임신중절 시술을 받을 수 있다면 혼외 관계에서나 미혼 상태에서 임신에 대한 두려움과 경계가 약화될 것이며, 결과적으로 성적인 문란을 촉발하고, 인간관계에서 성(性)의 가치와 의미를 파괴할 수도 있을 것이다. 또한 기혼 부부 간에도 성행위에 수반되는 주의와 책임, 상대에 대한 존중과 배려심을 약화시킴으로써 상대를 단지 자신의 성적 욕망을 충족하기 위한 수단으로 여기게끔 하기 쉽다는 우려도 있다. 이와 같은 사회 풍조는 나아가 가정의 해체 및 사회의 기본적인 윤리 질서의 붕괴로 이어질 수 있다.

이와 같은 낙태 반대론은 분명 인간 존재에 관한 중요하고 의미 있는 진리를 전달하고 있다. 하지만 현대의 자유주의적이고 개방적인 성 풍속과 개인주의적 사회 분위기에서 이런 주장이 전적으로 타당하게만 받아들여지기는 어렵다. 또한 현실 사회에서 여러 가지 이유로 원하지 않는 임신을 하게 된 수많은 여성, 특히 미성년자나 강간에 의해 임신을 하게 된 여성들이 그로 인해 엄청난 고통을 겪게 된다는 것 역시 사실이다. 요약하면, 낙태 반대론은 몇 가지 전제를 배경으로 하고 있는데 그것은 수태 시점부터 시작하는 인간 생명의 절대적인 신성불가침성, 합법적 결혼이 사회 윤리의 기초가 된다는 믿음, 그리고 동정과 순결을 중시하는 보수적인 성 개념 등이다. 그러나 낙태 찬성론이 의견을 달리하는 것은 바로 이런 부분이다.

낙태 반대론과 달리 낙태 찬성론에는 다양한 입장이 있을 수 있다. 즉 원치 않는 태아는 여성의 몸을 무단으로 점령하고 있는 침입자에 불과하므로 해당 여성이 원한다면 언제든지 '퇴거'시킬 수 있다는 극단적인 입장으로부터, 여성의 삶의 질과 건강을 감안했을 때 낙태는 부득이한 결정일 수밖에 없다는 온건한 입장까지 폭넓게 분포되어 있다. 어쨌든 낙태 찬성론의 입장에서는 낙태 반대론에 맞서 다음과 같은 주장을 하고 있다.

첫째, 태아가 과연 성인과 동등한 자격과 권리를 갖는 '인간'인가? 인간 생명의 시작에 대해서는 예전부터 수많은 논의가 있었다. 즉 1) 정자와 난자가 만나는 수정 시점, 2) 배(胚) 분할이 되지 않아 개체성을 인정할 수 있는 수정 후 14일 혹은 원시선(原始線, primitive streak) 발생 시점, 3) 처음으로 뇌파를 측정할 수 있는 시점(6~8주경), 4) 태아의 기관 형성(organogenesis)이 끝나는 단계인 임신 8주, 5) 처음으로 심장이 뛰는 시점(8~10주경) , 6) 처음으로 임부가 태동을 느낀 시점(20~24주), 7) 태아가 임부의 체외에서 생존이 가능하게 되는 시점(24~28주), 8) 태아가 임부의 체외로 나와 탯줄이 분리되는 시점, 9) 출생 후 일정 시점 후(예컨대 백일), 10) 스스로 생각하고 반성적 자기 인식을 할 수 있는 시점 등이다. 즉 낙태 찬성론은 이와 같은 여러 가지 기준을 적용했을 때 그 이전까지는 태아가 완전한 인간이라고 보기 어려우므로 낙태를 정당화할 수 있다고 본다. 여기서 태아를 '인간'으로 보기 어렵다는 것은 태아가 인간 종(homo)에 속하지 않는다는 뜻이 아니라 도덕적으로 의미 있는 결과를 초래할 수 있는 독립된 실체인 '인격(person)'으로 보기 어렵다는 뜻이다. 수태될 때부터 온전한 '인격'이라는 낙태 반대론의 주장은 수많은 수정란이 이미 존재하나 그들에게 유전자 조성이 인간의 것이고 인간으로 발생할 수 있는 '잠재성'이 있다고 해서 각기 고유한 인격으로 존중하기가 사실상 부조리하다는 데에서 반박된다. 이들을 존중한다고 해서 모두 여성의 자궁에 착상하여 인간으로 태어나게 할 수도 없고, 또 자궁에 착상되는 수정란들도 30~40%가 자연적인 이유로 임신 유지에 실패하기 때문에 이들이 인간으로 발생할 수 있는 동등한 잠재성을 가졌다고 보기도 어렵기 때문이다. 쾌감과 고통을 감지할 수 있는 능력을 도덕적 주체의 존립 근거로 보는 피터 싱어

(Peter Singer)와 같은 철학자는 아무런 고통을 느낄 수 없는 이들 수정란보다는 차라리 의식이 있고 그럴 능력이 있는 소나 돼지와 같은 동물이 더 도덕적으로 의미 있는 존재라고 생각하기도 한다.[4] 만약 수정란에 온전한 인간으로서의 지위가 부여될 수 없다면 인간으로서의 발생단계 어디에선가 그러한 지위가 부여될 것이며, 그전에는 낙태가 온전한 인간을 죽이는 것과 같은 '살인'으로 간주되어서는 안 된다는 것이 낙태 찬성론자들의 입장 중 하나이다. 그러나 이미 언급한 것과 같이 수많은 기준 중에 어느 기준도 완벽한 것은 없으며, 결국 과학적 사실에 입각한 판단이라기보다는 사회의 합의된 가치 판단에 달려 있다는 점에서 한계를 가질 수 있다.

둘째, 만약 태아가 인간이라고 해도 이를 자궁에 수태하고 있는 여성은 원치 않은 임신을 끝까지 유지해야 할 책임이 있는가? 예컨대 강간을 당해서 임신이 되었다면 이는 해당 여성의 입장에서는 아무런 책임이 없는 부당한 행위를 당한 것이며, 이 여성이 그 부당한 행위의 결과인 태아의 생존을 위해 자신의 신체를 빌려주어야 할 의무는 없는 것이다. 철학자 톰슨(Judith Jarvis Thomson)은 소위 '바이올리니스트의 은유'를 사용하여 이를 설명한다. 당신이 병원에 입원했다가 깨어보니 유명한 바이올리니스트와 한데 묶여 있었다. 그는 신부전에 빠져 있었고 그의 혈액이 튜브로 당신 몸에 주입되고 있었다. 그를 살리기 위해서는 이 상태를 계속 유지해야 하는데, 당신이 그래야만 하는 도덕적 의무가 있는가 하는 물음이다.[5] 물론 당신에게 아무런 책임을 물을 수 없는 어떤 상태에 '강제적'으로 빠지게 되었을 때, 비록 다른 사람의 생명이 달려 있다고 해도 원하지 않는 그러한 상태를 유지해야 하는 도덕

4 피터 싱어, 『실천윤리학』, 황경식 외 옮김, 서울: 철학과현실사, 1992, pp.164-165.

5 J. J. Thomson, "A Defense of Abortion", *Philosophy and Public Affairs*, 1(1), 1971, pp.47-66.

적 의무는 없다. 그러한 운명을 받아들이고자 한다면 도덕적 칭찬을 받을 수는 있겠지만, 그 의무를 다하지 않는다고 해서 이를 비난할 수는 없는 것이다. 또한 임신을 유발하게 한 자신의 행위에 대해 아무런 책임 능력이 없거나 제한된 책임 능력만을 가진 미성년자나 정신지체 여성의 경우에도 비슷한 주장을 할 수 있다. 이러한 임신 역시 '신의 뜻'이라는 절대적인 믿음을 받아들이지 않는 한 이들은 자신의 운명에 대해 어떤 결정을 해야 하고, 그럴 때 판단 기준은 무엇이 최선의 이익인지가 될 것이며, 현실적으로는 대개 인공임신중절 결정으로 이어질 것이다.

셋째, 여성의 삶의 질, 나아가 여성의 생식과 관련된 자기결정권에 대한 페미니스트적 입장에서의 비판이다. 비록 인공임신중절이 신체적·심리적으로 여성에게 큰 타격을 입힌다 해도 임신과 출산으로 겪어야 하는 신체적이고 심리적인 부담에 비할 수는 없으며, 나아가 태어난 아기가 성인이 될 때까지 십여 년 이상의 육아와 양육 부담은 대개 여성의 몫이 된다. 그렇기 때문에 원하지 않는 아기가 그 어머니와 가족에게 미치는 경제적이고 사회적인 영향은 — 비록 '생명' 그 자체에 비해서는 별것 아니라는 주장이 있기는 하지만 — 대단히 엄청나며, 미혼모인 경우에는 더욱 그러하다. 아기를 만드는 데는 남녀 모두가 기여하는 부분이 있지만 그 결과에 대해서는 여성이 더욱 무겁고 치명적인 부담을 떠안아야 한다는 사실은 여성이 가진 생물학적 조건이라는 자연법칙을 끌어와 이러한 부담을 정당화하는 낙태 반대론의 입장을 옹색하고 불공정한 것으로 만들게 된다. 여기서 한 걸음 더 나아가 여성은 자신의 몸에 대한 권리를 스스로 소유하고 있으며, 그것을 어떻게 행사하든 다른 사람이 관여할 부분이 아니라는 견해가 있다. 여성이 갖는 '신체의 자율권'은 태아의 이익과 비록 상충될지라도 그것 때문에 포기되어서는 안 된다는 것이다. 역사적으로 여성의 몸은 항상 다른 누군가에게 종속되어왔는데 이는 전적으로 부당한 일이라는 주장이다. 누구와 성교를 할지, 임신을 할지, 임신중절을 할지, 출산을 할지 등의 문제는 모두 해당 여성이 자율적으로 결정할 일이라는 것이다. 이러한 주장은 급진적인 것으로 비칠 수 있지만, 최근에 이르기까지, 그리고 여전히 세계 많은 지역에서 수많은 여성이 겪고 있는 비참한 운명을 생각해본다면 충분히 고려할 만한 가치가 있다.

넷째, 태아 자신과 공공의 복지, 그리고 자원에 대한 물음이다. 아버지에게 버림받아 미혼모에게서 태어난 아이나 강간에 의한 임신을 통해 태어난 아이가 자신의 출생과 관련된 사실을 알았을 때 행복할 수 있을 것인가? 물론 태어나지 않은 상태와 태어나서 고통을 겪는 상태를 비교할 방법은 없지만 매우 큰 충격과 불행을 겪으리라고 예상할 수 있다. 그리고 이러한 사람들이 사회 구성원으로서 긍정적인 영향을 미칠지도 미지수이다. 또한 13억 인구의 중국과 12억 인구의 인도의 예에서 보듯 이들이 인구를 적절하게 조절하지 않으면 그 결과는 인류 전체에게 치명적인 재앙으로 다가올 수밖에 없을 것이다. 지구는 하나밖에 없고 모든 자원 역시 한정되어 있기 때문이다.

하지만 낙태 찬성론자와 반대론자의 주장은 서로 평행선을 달릴 수밖에 없으며, 심지어 미국에서는 이 과정에서 낙태 클리닉에 대한 폭탄테러, 의사에 대한 총격 등 유혈 사태가 일어나기도 했다.[6] 그러나 우리나라에서는 이러한 논쟁보다도 실제로 사회적 문제를 어떻게 해결해야 할지가 급선무이다. 낙태 찬성론자라고 해도 그것이 초래하는 여러 문제를 고려해볼 때 낙태는 하나의 부득이한 선택이지 결코 조장할 만한 행위는 아니라는 데에 동의할 것이기 때문이다. 우리나라에서 낙태

6 G. Pence, *Classic Cases in Medical Ethics*(4th ed.), New York: McGraw-Hill, 2004, pp.142-143.

가 성행하게 된 배경에는 여성에 대한 차별과 무시, 성관계에서 남성이 피임의 책임을 여성에게 전적으로 전가하는 것, 미혼모에 대한 극심한 차별, 직장 여성에 대한 모성보호 제도의 부족 등 열악한 환경이 자리 잡고 있다. 또한 역사적으로 볼 때 과거에 국가가 인구조절 정책의 일환으로 인위적이고 강력한 가족계획사업을 펼쳤던 것도 낙태에 대한 거부감을 희박하게 한 요인이다. 그 결과 대부분의 환자나 의사에게 낙태는 더 이상 심각한 윤리적 '문제'로 여겨지지 않고 있다. 그러나 낙태는 숙고하고 성찰해야 하는 중요한 윤리적 문제이고, 또 그래야 한다는 사회 분위기를 이끌어내는 것이 더 시급한 일이다. 기혼 부부에게는 피임 방법의 사용을 독려하고 가족계획의 중요성에 대해 강조하는 한편, 미성년자와 미혼 남녀에게는 실효성 있는 성교육을 적극적으로 시행할 필요가 있다.

3. 인공임신중절에 대한 법적 쟁점

1) 인공임신중절과 낙태

우리 법에서는 '인공임신중절'이라는 용어와 '낙태'라는 용어가 모두 사용되고 있다. 「형법」에서는 낙태죄를 규정하고 있어 낙태라는 용어를 사용하고 있는 반면, 인공임신중절이라는 용어는 사용하고 있지 않다. 인공임신중절은 형법의 낙태죄에 대해 예외적으로 낙태를 허용하는 경우를 정한 「모자보건법」에서 사용하고 있는 단어다. 형법에서 낙태죄를 규정하고 있지만 낙태 행위가 구체적으로 무엇을 뜻하는지 정의하고 있지 않다. 보통 법률가들은 낙태 행위를, 태아를 자연분만기에 앞서서 인위적으로 모체 밖으로 배출하거나 태아를 모체 안에서 살해하는 것이라고 이해하고 있다.[7] 이에 반해 모자보건법에서는 인공임신중절 수술에 대해 명문으로 정의하고 있는데, 제2조 제7호에 의하면 "인공임신중절 수술이란 태아가 모체 밖에서는 생명을 유지할 수 없는 시기에 태아와 그 부속물을 인공적으로 모체 밖으로 배출시키는 수술을 말한다."라고 규정하고 있다. 낙태와 인공임신중절에 관한 개념 정의를 고려해보면, 낙태의 개념이 인공임신중절의 개념보다 더 넓다고 할 수 있다. 그러나 낙태와 인공임신중절을 엄밀히 구별하는 실익은 현실적으로 크지 않으며, 인공임신중절과 낙태는 대체로 같은 의미를 가지고 있는 것으로 이해해도 좋을 것이다.

우리 법은 원칙적으로는 낙태를 금지하는 입장을 취하고 있다. 낙태는 형법 제269조와 제270조에 의해 처벌된다. 그러나 우리 법은 인공임신중절을 허용하는 광범위한 예외도 두고 있다. 이런 예외를 규정한 것이 모자보건법이다. 이 법률 제14조에서는 일정한 요건을 정해서 그 요건을 충족하면 인공임신중절 수술을 할 수 있도록 허용하고 있다. 따라서 모자보건법에서 정한 일정한 요건을 충족하면, 형법의 낙태죄로 처벌되지 않는다.

그러나 이렇게 형법과 모자보건법에 의해 원칙적 금지, 예외적 허용이라는 형식으로 인공임신중절이 규정되어 있음에도 불구하고, 현실적으로 낙태죄를 처벌하는 경우는 많지 않다. 이런 점에서 형법상 낙태죄는 법규정과 현실이 괴리된 이른바 실효적인 효력을 갖고 있지 못한 법규정으로 평가하는 것이 지나친 것은 아니다. 현실에서 간혹 낙태죄로 기소되어 재판받는 경우가 있기는 하지만, 그 경우도 대부분은 인공임신중절 수술로 인해 여성이 부상을 입거나 사망한 경우이므로 인공임신중절 때문이라기보다는 부상이나 사망이 그 이유라고 할 수밖에 없

7 대법원 2005. 4. 15. 선고 2003도2780.

는 사례들이다. 심지어는 우리 법원조차 낙태 수술 때문에 여성에게 전치 6개월의 부상을 입힌 의사에게 실형이 아닌 선고유예 판결을 내리면서 "피고인이 법으로 금지돼 있는 낙태 수술을 하고 의료 과실로 임산부의 신체에 심각한 상처를 입힌 것은 처벌받아야 마땅하나, 현재 우리 사회에서 현실적으로 낙태를 처벌하지 않는 관행을 참작해 선고를 유예한다."라고 언급하기도 했다. 따라서 법관행과 법문화의 측면에서 볼 때 우리나라의 법제도는 대체로 낙태를 사실상 허용하고 있다고 이해해도 좋을 것이다. 다만 이러한 법관행과 법문화가 정당한 것인지 또 필요한 것인지에 대해서는 새삼 숙고와 반성이 요구된다.

2) 인공임신중절에 대한 입법 방식

인공임신중절을 법적으로 어떻게 다룰 것인가에 대해서는 다양한 입법 방식이 가능하다. 하지만 대부분의 나라에서는 전면적으로 금지하거나 전면적으로 허용하는 방식 대신, 일정한 요건을 정해서 그 요건에 해당하는 경우에는 부분적으로 인공임신중절을 허용하는 방식을 취하고 있다. 이런 요건을 어떻게 정할 것인가에 대해 대체로 두 가지 방식이 있다.

첫 번째는 일정한 기간을 정해서 그 기간 내에 행해지는 인공임신중절은 어떠한 정당화 사유가 있는지 또는 어떠한 이유에서 행해졌는지를 묻지 않고 무조건 허용하는 '기간 해결 방식'이다. 이 기간 해결 방식을 채택할 경우 임신 12주 이내의 기간에는 인공임신중절을 허용하는 입법례를 취하는 경우가 많다. 독일 등에서는 기간 해결 방식을 취하면서도 의사와 상담할 것을 필수 요건으로 두는 입법례가 등장했는데, 이를 단순한 기간 해결 방식과 구별하여 '상담 방식'이라고 따로 부르기도 한다.

두 번째는 '정당화 사유 방식'이다. 이는 '적응 사유 방식'이라고도 한다. 정당화 사유 방식에 의하면 임신 기한과 상관없이 임신 후의 모든 인공임신중절을 원칙적으로 금지하고, 일정한 정당화 사유가 있을 경우에만 예외적으로 인공임신중절을 허용하게 된다.

이러한 정당화 사유는 보통 4가지 정도로 구분할 수 있다. 첫 번째는 '의학적 정당화 사유'로서, 임신으로 모체의 생명이 위협받는 상황이 전개될 때 모체의 생명을 구하기 위해 태아의 생명을 포기하는 경우가 이에 해당한다. 두 번째는 '우생학적 정당화 사유'로서 유전적 또는 특별한 사정에 의해 장애나 심각한 질병을 가진 아이의 출산이 예상되어 인공임신중절을 하는 경우가 이에 해당된다. 세 번째는 '윤리적 정당화 사유'로서 강간 등 불법, 반윤리적 성행위에 의해 임신된 경우에 인공임신중절을 허용할 수 있다는 내용을 갖고 있다. 네 번째는 '사회경제적 정당화 사유'로서 임신을 유지하거나 아이를 출산해도 양육할 만한 경제적 조건이 되지 못하는 경우, 또는 국가가 인구정책의 일환으로 인공임신중절을 허용하는 것을 의미한다.

이 4가지 정당화 사유 방식에 대해서는 각각 의견의 대립과 논쟁이 존재한다. 의학적 정당화 사유는 대체로 인공임신중절의 불가피성이 인정되고 있지만, 나머지 3가지 방식에 대해서는 생명의 가치를 최고도로 존중해야 한다는 입장에서 허용해서는 안 된다는 의견도 만만치 않게 많다고 할 수 있다. 우리나라의 모자보건법은 외견상 기간 해결 방식이 가미된 정당화 사유 방식을 채택하고 있는 것으로 이해할 수 있다.

3) 인공임신중절에 대한 입법례

인공임신중절, 즉 낙태 행위를 처벌하는 것은 서구에서는 기독교의 영향이 크다고 할 수 있다. 기독교 영향이 없던 시대의 로마법에서는 낙태를 처벌하지 않았기 때문이다.[8] 물론 구약과 신약에서 명시적으로 낙태를 금지하고 있다고 할 수는 없지만, 중세를 거치면서 기독교 교리의 하나로 낙태에 대한 금지가 확립되었다. 다만 영혼이 주입되었느냐 아니냐가 기준이 되어 영혼이 주입된 태아만 처벌했다(여자 90일, 남자 40일). 16세기의 카롤리나 형법전은 생명 있는 태아를 낙태한 것은 살인죄와 같이 처벌했다. 그러나 대체로 18세기에 이르기까지 낙태는 상대적으로 자유로웠다고 할 수 있다. 19세기 초 영국법은 태동하는 태아를 낙태한 경우 사형에 처했고, 독일의 바이에른 형법과 프로이센 형법에서 낙태에 관한 죄를 둔 이래 많은 국가에서 이를 법으로 규제하기 시작했다. 우리나라의 전통적인 법제도에서는 폭행이나 상해를 가해 낙태가 된 경우 폭행이나 상해를 가한 자를 처벌하는 경우는 있었지만, 낙태 그 자체로 처벌은 하지 않았다고 할 수 있다.

미국에서는 초기에 영국 보통법을 따랐기 때문에 낙태에 대해 광범위한 자유가 주어지고 있었지만, 19세기 후반 이후에는 낙태를 금지하는 법률을 대부분의 주가 채택하게 되었다. 그러던 중 1973년 미연방대법원은 로 대 웨이드(Roe vs. Wade) 사건에서 체외 생존 가능성(viability)이라는 기준을 설정하여, 체외 생존 가능성이 발생한 이후의 낙태에 대해서는 각 주가 금지하는 법률을 제정할 수 있지만 체외 생존 가능성이 없는 시기의 낙태에 대해서는 각 주가 이를 금지하는 법률을 제정할 수 없다고 판결했다.[9] 근본적으로 체외 생존 가능성이 없는 시기의 여성의 낙태 행위는 헌법상 인정되는 프라이버시의 보호 영역에 속한다는

8 로마 후기에는 남성의 자녀에 대한 기대를 저버린다는 이유로 낙태를 처벌하기도 했다.

9 이 판결은 이른바 '3분설'을 취하고 있는데, 1분기(임신 초기 3개월)에는 여성의 자율적인 판단으로 낙태를 할 수 있고, 2분기(4~6개월)에는 임산부 보호를 위해 합리적인 범위 내에서 절차적인 제한을 할 수 있으며, 3분기(7~9개월)에는 주 당국은 임산부 생명을 구하기 위한 낙태를 제외한 모든 낙태를 금지하는 법률을 제정할 수 있다는 의견이다. 이 경우 체외 생존 가능성은 마지막 3분기에 해당하는 태아의 상태를 의미하는 것이다.

취지였다. 1992년 미연방대법원은 케이시 판결(Planned Parenthood of Southeastern Pennsylvania vs. Casey)에서 주 당국은 태아의 체외 생존 가능성에 상관없이 낙태에 대해 법적 규제를 할 수 있으나, 임신한 여성에게 실질적 부담을 주는 방식이라면 그 법률은 위헌이 된다고 판시했다. 즉 여성은 주 당국으로부터 부당한 부담(undue burden) 없이 낙태를 실행할 권리를 가진다고 판결하여 로 대 웨이드 판결의 입장을 재확인했다.

독일에서는 1871년 제국형법에 낙태죄를 규정한 이래 낙태죄가 존치해왔다. 그러던 중 1974년 형법 개정을 통해 임신 12주 이내의 낙태에 대한 완전한 자유화를 채택했으나, 1975년 연방헌법재판소에 의해 위헌 선고를 받게 되었다. 이에 1976년 형법 개정에서는 정당화 사유 방식을 도입하여 일정한 의학적·사회적·우생학적·윤리적·일반적 긴급 상황 등에서 낙태를 허용할 수 있도록 했다. 통일이 된 이후인 1992년 「임산부 및 가정보호법」을 제정하여 기간 해결 방식으로 낙태를 허용하고자 했으나, 1993년 다시 연방헌법재판소에 의해 위헌 선고를 받게 되었다. 이후 1995년 인공임신중절에 대한 형법 규정이 정립됨으로써 현행 법규범으로 효력을 가지게 되었다. 독일 형법 제218조의 a 제1항에서는 임신 12주 이내에 임부가 낙태를 요구하고, 적어도 시술 3일 전에 상담을 한 후 상담증명서를 받고, 의사가 시술을 한 경우에는 이를 허용하고 있으며, 제2항에서는 임부의 현재와 장래의 생활 관계를 고려할 때 임부의 생명의 위험 또는 신체적·정신적 건강 상태의 중대한 위험을 제거하기 위해 낙태 이외의 다른 방법이 없을 경우에는 임부의 동의를 얻어 의사가 시술하는 것은 허용하고 있다.

영국은 1967년 이른바 「낙태법」을 제정하여 정당화 사유 방식을 도입하여 신체적·정신적 건강에 심각한 영향을 줄 경우라는 요건을 중심으로 대체로 광범위하게 낙태를 허용하고 있으며, 일본은 우리나라와 비슷하게 형법에서 낙태죄를 두고 「모체보호법」에서 정당화 사유 방식을 도입하여 부분적으로 인공임신중절을 허용하고 있다. 2001년에는 스위스에서 임신 12주 내의 낙태를 허용하는 법률이 통과되었다.

4) 우리나라의 법률적 규제

우리나라의 법률적 규제는 형법의 원칙적 금지, 모자보건법의 예외적 허용이라는 형식을 가지고 있다. 모자보건법은 원래 정부 시책으로 가족계획을 도모하려는 의도에서 유신 체제 하인 1973년에 제정된 것이다. 따라서 모자보건법의 입장은 우리 형법에서 낙태를 범죄로 규정한 취지와는 상반된 것이었다. 그래서인지 모자보건법은 외형상 정당화 사유 방식을 채택하고는 있으나, 사실상 제한 없이 허용하는 것과 동일하게 운영되었다. 이하에서는 형법상 낙태죄와 모자보건법의 인공임신중절 허용에 관한 내용을 차례로 살펴보기로 한다.

형법 제269조 제1항에는 "부녀가 약물 기타 방법으로 낙태한 때에는 1년 이하의 징역 또는 200만 원 이하의 벌금에 처한다."라고 규정되어 있고, 제2항에서는 "부녀의 촉탁 또는 승낙을 받아 낙태하게 한 자도 제1항의 형과 같다."라고 규정되어 있다. 제3항에서는 "제2항의 죄를 범하여 부녀를 상해에 이르게 한 때에는 3년 이하의 징역에 처한다. 사망에 이르게 한 때에는 7년 이하의 징역에 처한다."라고 규정되어 있다.

또 형법 제270조 제1항에는 "의사, 한의사, 조산사, 약제사 또는 약종상이 부녀의 촉탁 또는 승낙을 받아 낙태하게 한 때에는 2년 이하의 징역에 처한다."라고 규정되어 있으며, 제2항에서는 "부녀의 촉탁 또는 승낙 없이 낙태하게 한 자는 3년 이하의 징역에 처한다."라고 규정되어 있다. 제3항에서는 "제1항 또는 제2항의 죄를 범하여 부녀를 상해에 이르게 한 때에는 5년 이하의 징역에 처한다. 사망에 이르게 한 때에는

10년 이하의 징역에 처한다."라고 규정되어 있으며, 제4항에서는 "전 3항의 경우에는 7년 이하의 자격 정지를 병과한다."라고 규정되어 있다.

그동안 실무에서 문제된 것은 제269조 제3항, 제270조 제3항, 제4항의 낙태치사상죄이었다. 이 경우가 주로 기소되는 경우이기 때문이다. 다만 낙태죄에서 여성만이 책임을 지는 구조로 되어 있는 것은 문제라는 지적이 있다. 마치 낙태는 여성만의 결정에 의해 행해지는 것으로 상정하고 있으나, 기본적으로 임신은 상대 남성을 전제로 하는 것이므로 입법적으로 오로지 여성만을 그 처벌의 대상으로 하는 것은 사태의 본질을 정확하게 본 것이 아니라는 것이다. 여성에게 낙태를 종용한 남성은 오로지 낙태죄의 교사범으로 처벌될 뿐이다. 이와 관련하여 우리 대법원은 남성이 결혼을 전제로 교제하던 여성의 임신 사실을 알고 수회에 걸쳐 낙태를 권유했다가 거부당했는데, 그 후 여성이 알리지 아니한 채 낙태 시술을 받은 사안에서 그 남성에게 낙태교사죄를 인정했다.[10]

그런데 낙태에 대한 사회적 인식의 변화를 반영하여, 2019년 헌법재판소는 임신한 여성의 자기낙태를 처벌하는 형법 제269조 제1항(이하 '자기낙태죄 조항'이라 한다)과, 의사가 임신한 여성의 촉탁 또는 승낙을 받아 낙태하게 한 경우를 처벌하는 같은 법 제270조 제1항 중 '의사'에 관한 부분이 각각 임신한 여성의 자기결정권을 침해한다는 이유로 각각 헌법불합치 결정을 선고했다. 이 결정에서 헌법재판소는 자기낙태죄 조항이 임신한 여성의 자기결정권 제한과 태아의 생명을 보호하기 위한 정당한 입법목적을 달성하기 위한 적합한 수단임은 인정했다. 그러나 헌법재판소는 최근 사회 변화와 인식을 반영하여 임신·출산·육아는 여성의 삶에 근본적이고 결정적인 영향을 미칠 수 있는 중요한 문

10 대법원 2013.09.12. 선고 2012도2744.

제이므로, 임신한 여성이 임신을 유지 또는 종결할 것인지 여부를 결정하는 것은 스스로 선택한 인생관·사회관을 바탕으로 자신이 처한 신체적·심리적·사회적·경제적 상황에 대한 깊은 고민을 한 결과를 반영하는 전인적(全人的) 결정이라는 점과 의생명과학기술의 발전을 반영한 현 시점 즉 최선의 의료기술과 의료 인력이 뒷받침될 경우 태아는 임신 22주 내외부터 독자적인 생존이 가능한 시기라는 점을 고려하고자 했다. 따라서 자기결정권이 보장되려면 임신한 여성이 임신 유지와 출산 여부에 관하여 전인적 결정을 하고 그 결정을 실행하기 위한 충분한 시간으로 태아가 모체를 떠난 상태에서 독자적으로 생존할 수 있는 시점인 임신 22주 내외에 도달하기 전이면서 동시에 임신 유지와 출산 여부에 관한 자기결정권을 행사하기에 충분한 시간이 보장되는 시기(이하 '결정가능기간')까지의 낙태에 대해서는 국가가 생명보호의 수단 및 정도를 달리 정할 수 있다고 봄이 타당하다고 보았다. 이에 따라 국회는 이러한 결정가능기간을 어떻게 정하고 결정가능기간의 종기를 언제까지로 할 것인지, 결정가능기간 중 일정한 시기까지는 사회적·경제적 사유에 대한 확인을 요구하지 않을 것인지 여부까지를 포함하여 결정가능기간과 사회적·경제적 사유를 구체적으로 어떻게 조합할 것인지, 상담요건이나 숙려기간 등과 같은 일정한 절차적 요건을 추가할 것인지 여부 등에 관하여 관련 조항을 개정해야 한다.

모자보건법 제14조에서는 제1항에서 "의사는 다음 각 호의 어느 하나에 해당되는 경우에만 본인과 배우자(사실상의 혼인 관계에 있는 사람을 포함한다)의 동의를 받아 인공임신중절 수술을 할 수 있다."고 규정하고 있다. 그 요건으로서 제1호에서 "본인이나 배우자가 대통령령으로 정하는 우생학적 또는 유전학적 정신장애나 신체 질환이 있는 경우", 제2호에서 "본인 이나 배우자가 대통령령으로 정하는 전염성 질환이 있는 경우", 제3호에서 "강간 또는 준강간에 의하여 임신된 경우", 제

4호에서 "법률상 혼인할 수 없는 혈족 또는 인척 간에 임신된 경우", 제5호에서 "임신의 지속이 보건의학적 이유로 모체의 건강을 심각하게 해치고 있거나 해칠 우려가 있는 경우" 등을 들고 있다. 그리고 제2항에서는 배우자가 부득이한 사유로 동의를 할 수 없을 때는 본인 동의만으로 수술할 수 있도록 되어 있고, 제3항에서는 당사자들이 심신장애로 의사표시를 할 수 없으면 친권자나 후견인의 동의로, 친권자나 후견인이 없으면 부양 의무자의 동의로 갈음할 수 있도록 되어 있다.

이에 의하면 의사에 의한 시술, 본인 및 배우자의 동의와 몇 가지 정당화 사유 중 하나를 충족하면 인공임신중절을 허용하는 것으로 되어 있다. 그리고 「모자보건법시행령」 제15조 제1항에서는 임신 24주 이내에 인공임신중절을 할 수 있도록 규정하고 있다.

이에 대해서는 여러 가지 문제점이 제기되고 있다. 그 가운데 중요한 것들을 몇 가지 검토해보기로 하자. 먼저 우생학적 또는 유전학적 정신장애나 신체 질환의 경우다. 모자보건법시행령 제15조 제2항에서는 이 질환을 연골무형성증, 낭성섬유증 및 그 밖의 유전질환으로서 그 질환이 태아에 미치는 위험성이 높은 질환으로 규정하고 있다. 우선 이러한 질병이 있다는 이유로 생명을 빼앗아야 하는가에 대한 근본적인 반론이 제기될 수 있다는 점은 제외하더라도, 우생학적 정신장애나 신체 질환을 인공임신중절의 사유로 채택하는 것이 타당한지 의문이다.

또 하나의 문제점은 우생학적·유전적 질환과 전염성 질환에 공통되는 것인데, 본인 또는 배우자의 질환을 규정하고 있으나 막상 태아의 질환을 규정하고 있지는 않다는 점이다. 과거와는 달리 과학기술의 발달로 산전 진단 등이 보편적으로 행해지고 있기 때문에 태아에게 일어나는 질환을 알 수 있는 방법이 생기게 되었다. 따라서 태아의 부모를 기준으로 정당화 사유를 결정할 것이 아니라 태아 자체를 기준으로 정당화 사유를 판단하는 입법 형식이 더 타당할 것으로 생각된다. 태아의 부모는 유전질환이 발견되지 않았으나, 태아는 유전질환을 가지는 경우도 존재할 수 있는데, 이 경우 모자보건법을 글자 그대로 해석하면 인공임신중절을 할 수 있는 사유가 아니라는 것인데, 이것은 입법 취지를 고려해도 비합리적이라 할 수 있다. 나아가 임신 중의 충격이나 약물 복용 등에 의해 태아에 문제가 생겼을 경우에도 입법 취지상 정당화 사유에 해당한다고 해야 할 것으로 생각되나, 이 부분에 대해 규정을 두고 있지 않은 것도 문제가 될 수 있다.[11]

강간, 준강간, 혼인할 수 없는 혈족 또는 인척 간에 임신한 경우 등 이른바 윤리적 정당화 사유에도 문제점들이 지적된다. 즉 강간, 준강간 이외에 미성년자 간음죄, 업무상 위력 등에 의한 간음죄 등도 정당화 사유에 포함시켜야 된다는 의견이 있다. 또 혈족 또는 인척 간에 혼인할 수 없다는 법의 요구 혹은 도덕적 요구가 태아의 생명보다 더 귀한 것인가라는 문제 제기도 가능할 것이다.

이 밖에 사회경제적 적응 사유를 인정하지 않는다는 점, 모자보건법상 정당화 사유의 존재를 확인하는 의사와 시술하는 의사가 제도적으로 분리되지 않아 의사와 임산부 간의 담합으로 법률이 회피될 가능성이 존재한다는 점, 근본적으로 정당화 사유가 있는지 여부를 사후에라도 확인할 수 있는 방법이 없다는 점, 인공임신중절 수술 전의 상담이 필요하며 충분한 정보에 의한 동의를 해야 한다는 점, 그리고 배우자의 동의를 얻어야만 하는 것이 타당한가라는 의문 제기 등도 비판적으로 성찰해보아야 할 점이라고 생각된다.

11 대법원 2000. 9. 28. 선고 99나51588. 태아의 장애·기형 여부 검사에 있어서의 의료상 과실로 인해 장애·기형 사실을 미리 알아내지 못했다 하더라도, 신생아에게 나타난 증세가 다운증후군이어서 모자보건법에서 규정하고 있는 인공임신중절 사유에 해당하지 않으므로 부모가 적법하게 낙태할 수 없는 경우, 의사의 손해배상 책임을 인정하지 않은 사례

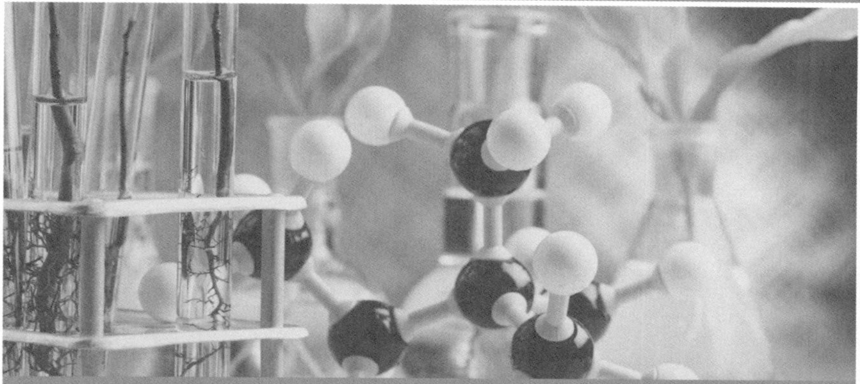

제6장

보조생식술

1. 보조생식술의 개념과 윤리적 문제

결혼한 부부의 10%는 정상적인 부부생활을 해도 1년 내에 아기가 생기지 않아 의학적으로 난임으로 진단을 받는다. 이 중에서 90%는 검사를 통해 원인을 밝혀낼 수 있지만 10%는 원인을 알기가 어렵다. 난임의 원인 중 40%는 여성 측에, 40%는 남성 측에 문제가 있으며, 배우자가 둘 다 문제가 있는 경우가 10%, 원인을 끝내 모르는 경우도 10% 쯤 된다.[1] 과거에는 '불임'이라는 용어를 주로 사용했지만, 최근에는 임신을 할 수 있지만 임신이 잘 되지 않는다는 의미로 '난임'이라는 용어를 사용한다. 부정적인 용어의 사용은 난임 가정에 대한 사회적 편견을 조장할 우려가 있는데, 용어를 변경하여 사용하면 난임 가정에 희망을 주고 난임에 대한 사회적 인식도 전환할 수 있을 것이기 때문이다.[2]

정상적인 임신을 위해서는 난소에서 배란이 되어야 하고, 충분한 수의 질이 좋은 정자가 여성의 몸 속에 들어와 난관에서 난자와 만나 수정이 되어야 하며, 수정된 수정란이 자궁 내벽에 제대로 착상을 해야 하고, 착상된 배아가 임신 기간 동안 잘 유지되어야 한다. 이 과정은 우리 몸의 내분비 계통에 의해 매우 복잡한 호르몬의 상호작용에 따라서 조절되므로 이 호르몬의 균형이 깨져도 임신이 될 수 없다.

1 대한산부인과학회 홈페이지.

2 「생명윤리 및 안전에 관한 법률」 2012년 2월 1일 전부 개정의 개정 이유.

난임이 되는 이유는 여성의 경우 우선 이러한 호르몬 계통에 문제가 있든지, 난소에 이상이 있어 제대로 배란을 할 수 없든지, 난관이 유착되거나 다른 이유로 막혀서 수정이 이뤄질 수 없든지, 자궁이 협착되거나 형태가 기형이어서 수정란이 착상되지 않든지, 자궁내막증이나 골반염 등으로 복강에 이상이 있든지 하는 것들이다. 정자를 받아들이는 부위인 자궁경부에 이상이 있거나 자궁경부 점막의 질이 좋지 않은 경우에도 난임이 된다. 암이나 다른 병으로 난소나 자궁을 제거했다면 물론 임신이 불가능하다. 남성의 경우에는 정자의 질이 좋지 않은 것이 대표적인 문제인데, 정자의 양이 너무 적거나(희소정자증), 없거나(무정자증), 운동성이 나쁘거나 기형인 경우이다. 이 밖에도 성기의 모양이 기형이거나 성기능에 장애가 있어도 임신이 되지 않는다. 드물게 아내의 몸에 남편의 정자에 대한 항체(antibody)가 형성되어 난임이 되는 경우도 있다.

따라서 난임 치료는 성교, 수정, 착상, 임신 유지의 전 과정을 대상으로 하게 된다. 임신을 위해 이러한 과정을 의학적으로 보조하거나 도와주는 여러 종류의 시술이 보조생식술(assisted reproductive technology)이다. 난임이라고 해서 무조건 시험관 아기 시술을 하는 것이 아니라 난임의 원인을 먼저 살펴서 그에 맞게 치료를 하고 최후로 선택하는 것이 '시험관 아기 시술'이라고 흔히 불리는 '체외수정 및 자궁 내 배아이식술(invitro fertilization and embryo transfer : IVF-ET, 이하 '체외수정시술')'이다. 이 체외수정시술은 성교 행위를 대신하는 '인공수정시술(artificial insemination)'과 구별된다. 즉 체외수정시술은 정자와 난자가 결합하는 수정(fertilization)을 인위적으로 해주는 데 비해 인공수정시술은 정자와 난자를 만나게 하기 위한 정자 주입(insemination) 과정을 대신해주는 것으로, '자궁 내 정자주입술(intrauterine insemination)'이라고 한다. 인공수정시술은 1799년 영국의 의사 헌터(John Hunter)가 성기가 기형인 남편의 정자를 모아 주사기로 아내의 자궁에 주입하여 임신을 성공시킨 데에서 비롯되었다. 20세기에 들어와서 이 기술은 표준적인 난임 치료법이 되었으며, 우리나라에서는 1960년대 후반부터 시술되었다. 체외수정시술은 난자와 정자를 각각 채취하여 체외에서 수정시켜 배양한 후 다시 자궁 내에 이식해 착상이 되도록 하는 방법이다. 영국의 루이스 브라운이 1978년 이 기술을 통해 세계 최초로 탄생했으며 우리나라에서는 1985년 서울대병원에서 처음 성공했고, 현재에는 140개 정도의 난임클리닉이 배아생성의료기관으로 지정받아 이 시술을 하고 있다.

체외수정술시술은 다음 4단계를 통해 이뤄진다. 1) 과배란 유도: 1개의 난자로는 수정률과 임신율이 높지 않기 때문에 여러 개의 난자를 채취하기 위해 호르몬 촉진제 혹은 길항제를 여성의 몸에 주사하여 과배란을 유도한다. 여러 가지 배란 유도 기술이 있으며 방법에 따라 짧게는 1주에서 길게는 3주가량 피하주사를 매일 맞아야 한다. 난포의 성숙 과정을 모니터하기 위해 매일 채혈을 하여 검사를 하든지, 혹은 초음파 검사를 한다. 과배란 유도의 부작용으로 복통, 복수, 탈수 등의 증상을 동반하는 '난소과자극증후군(ovarian hyper stimulation syndrome)'이 전체 0.2~1% 정도에서 나타날 수 있다. 2) 난자 및 정자 채취: 난자는 마취 하에서 질을 통해 초음파 영상을 보면서 주사기를 복강 내로 찔러 넣어 난소에서 채취한다. 보통 한 번에 10~15개의 난자가 채취된다. 남성은 수음을 통해 정액을 채취한다. 3) 수정과 배양: 채취된 난자는 시험관 내에서 몇 시간 더 성숙시킨 후 정액과 혼합하여 수정을 유도한다. 제대로 수정이 되면 2~5일 정도 더 배양하여 착상시킬 준비를 한다. 정자의 질이 좋지 않거나 수가 적어 수정이 잘 되지 않으면 현미경 미세 조작기를 사용하여 정자를 직접 난자 안에 찔러 넣기도 한다. 4) 착상: 수정란의 착상 확률을 높이기 위해 상태가 좋은 수정란을 보통 3~5개 골라 가늘고 긴 관을 사용하여 자궁 내에 밀어 넣는다. 이렇게 해서 착상이 이뤄지면 그 이후부터는 일반적인 임신 과정을 거쳐 아기가 태어나게 된다.

체외수정시술 중 난자를 채취한 후 효소를 이용하여 난자를 둘러싸고 있는 세포를 제거, 미세 조작기에 부착된 미세 유리관을 통해 난자의 세포질 내로 정자를 직접 주입하는 시술인 난자세포질 내 정자주입술(Intracytoplasmic sperm injection: ICSI)은 매우 적은 수의 정자만으로도 시술이 가능하다.

전체 체외수정시술 임신율은 일반적으로 약 30%가량으로 임신에 성공하기 위해 몇 차례 반복적인 시술을 받는 사람들도 많다. 우리나라에서 보조생식시술을 통해 태어나는 아기의 숫자는 시술 건수와 임신율을 고려할 때 매해 대략 1만 5천 명가량으로 추정되며, 2005년까지 매년 1만 7천 건 정도의 시술이 행해졌다가 2006년부터 큰 폭으로 늘어 2014년에는 6만 2천 건이 넘는 체외수정시술과 4만 6천 건이 넘는 인공수정시술이 시행되었다.[3] 세계적으로는 500만 명 이상의 아기가 보조생식술에 의해 태어난 것으로 추정된다.

2. 보조생식술의 윤리적 논란들

1) 배우자 간 인공수정시술(자궁 내 정자 주입술)

배우자 간 인공수정은 임신을 위해 원만한 성행위를 할 수 없을 때 남편의 정자를 아내의 자궁 속에 인위적으로 넣어주는 기술이다. 이 시

3 보건복지부, 「2014년 배아 보관 및 제공 현황 조사 결과」, 2015. 9.

술이 인공수정이 통상적인 임신과 다른 점은 성행위를 인위적인 의료기술로 대체한다는 것뿐이다. 배우자 간 인공수정 시술에서 제기되는 윤리적 문제점은 부부 간의 고유한 결합인 성행위에 인위적인 기술이 개입됨으로써 생명의 시작과 탄생에 대한 신비와 엄숙함이 깨어진다는 것, 그리고 인공수정을 위한 정액의 채취가 자위행위를 통해 이루어진다는 것 등이다. 이는 사실 대단히 엄격하고 보수적인 관점에서 제기되는 문제점이며 대다수 현대인의 입장에서는 받아들이기 어려운 태도이다. 또한 다른 방법으로는 불가능한 자녀의 탄생이 가져다주는 기쁨과 가정의 온전성이 그러한 문제들을 보상하고도 남는다는 반론이 가능하다.

그래서 난임 치료 전반에 관해 가장 엄격한 입장을 고수하는 가톨릭 교회에서도 배우자 간 인공수정시술의 윤리성에 대해서는 의견이 엇갈린다. 교황 비오 12세는 국제가톨릭의사협회 제4차 세계대회에서 다음과 같이 연설한 바 있다. "자연적인 부부 행위를 촉진하거나 정상적으로 이뤄지는 이 자연적 부부 행위가 만족한 결과를 얻도록 해주는 목적으로만 쓰인다면 어떤 인공적 방법도 그 사용을 꼭 막지는 않는다."라고 했는데, 이는 배우자 간 인공수정시술에 대해 어느 정도 용인하는 발언이라고 볼 수 있다.

2) 배우자 간 체외수정시술(시험관 아기 시술)

배우자 간 체외수정시술은 배우자 간 인공수정 시술에 비해 상당히 많은 윤리적이고 법적인 문제점을 내포하고 있다. 왜냐하면 체외수정 시술을 위한 생명과학기술이 다양한 방식으로 응용될 수 있어서 그에 수반되는 문제들도 매우 복잡하기 때문이다. 우선 배우자 간 체외수정 시술에서 고유한 문제로 지적되는 것들은 다음과 같다.

첫째, 임신에 이르는 과정이 지나치게 인위적이며 '사랑' 혹은 '신비'가 없이 '차가운 시험관' 속에서 생명의 탄생이 이루어진다는 비판이다. 그렇게 태어난 사람이 그 사실을 알았을 때 과연 인간으로서 행복과 만족을 느낄 것인가? 이러한 주장을 하는 가톨릭교회의 입장에서 보면 출산력은 부부애의 결실이고 증표이며 아울러 부부 상호 간에 완전한 자기 봉헌의 산 증거이기 때문에…… 서로를 내어주는 인격적 관계로서의 부부 관계와 그로 인한 자녀의 출산은 생물학적·기술적으로 분리될 수 없는 것이다.[4] 그런데 이런 식의 태도는 현대의 자유주의적인 입장과는 상당히 상치된다. 즉 부부 관계를 어떻게 정의하는가, 그리고 '인위성'을 어떻게 정의 내리는가에 따라서 매우 다른 입장이 있을 수 있다. 결국 이러한 주장은 합리적이라기보다는 신비적이고 교의적(dogmatic)인 것으로서 그러한 입장에 동의하지 않는 사람을 설득하기 어렵다는 한계가 있다.

둘째, 난자의 채취부터 배아 착상에 이르는 모든 과정이 매우 힘들기 때문에 여성의 몸을 착취하는 것이라는 주장이다. '생식의 의료화(medicalization of reproduction)'의 정점으로서 체외수정시술은 일부 급진적 여성주의자들의 비판을 받는다. 여러 개의 난자를 채취하기 위해 호르몬 처치를 하는 과정은 이미 언급했듯이 '난소과자극증후군'을 유발할 수 있으며, 여성은 매일 주사를 맞거나 채혈을 당해야 하며, 난자 채취 과정에서 마취를 받아야 하고 또 임신 가능성을 높이기 위해 일반 임신보다 산모에게 위험한 다태임신(쌍둥이) 가능성을 받아들여야 한다. 이 과정에서 여성의 몸은 출산을 위한 기구로서 도구화되고 소외되며, 여성에게 임신과 출산을 강요하는 사회적 기제가 이렇게까지 해서라도 난임을 치료해야 하겠다는 생각을 낳게 한다는 것이다.

4 이동익, 『생명공학과 가톨릭 윤리』, 서울: 가톨릭대학교출판부, 2004, pp.301-302.

이 주장은 상당히 일리가 있지만, 동시에 실제로 많은 여성이 자신을 위해 자녀를 갖고 싶어하는 현실도 있다. 물론 자녀를 갖고 싶은 동기는 여러 차원에서 살펴볼 수 있지만 사실 매우 개인적인 것으로 다른 사람이 그 동기의 순수성을 완전히 따져볼 수는 없다. 순수하게 본인이 원해서 위험과 불편이 따르는 시술 과정을 받아들이는 여성을 도덕적으로 비난하기는 쉽지 않다. 즉 이러한 주장은 체외수정시술을 통해 대리모 출산을 하거나 자신의 아이가 아닌 타인의 아이를 위해 난자 제공 등 체외수정시술의 일부 과정에 참여하는 경우에 해당될 수 있다. 따라서 오히려 체외수정시술은 어떻게 보면 과거 난임이라는 이유로 사회적 차별과 학대를 당할 수밖에 없었던 일부 여성들에게 새로운 해결책을 제시했다는 긍정적인 주장도 가능하다.

셋째, 체외수정시술 과정에서 많은 수정란(혹은 배아)이 폐기될 수밖에 없다는 주장이다. 이는 분명한 사실인데, 수정 후 검사를 거쳐서 질이 좋지 않은 배아는 바로 폐기되며, 비교적 양질의 배아 중에서도 착상에 사용되지 못한 것은 다음에 사용하기 위해 일정 기간 동안 냉동보관되지 않는 한 폐기되고, 보관되더라도 정해진 기간이 지나면 폐기된다. 여기서 배아의 지위를 어떻게 보아야 하는가 하는 문제가 발생한다. 가톨릭교회를 비롯한 보수적인 입장에서는 인간의 생명은 수정과 함께 시작된다는 주장을 당연시한다. 즉 수정란은 완전히 독립된 인간 생명이며, 수정란을 폐기하는 것은 살인과 마찬가지라는 것이다. 이러한 생각은 낙태에 대해서도 그대로 이어져 낙태를 단죄하는 중요한 도덕적 준거가 된다. 반면 수정란은 인간이 될 잠재성(potentiality)을 가지고 있지만 그 자체로는 인간으로 보기 어렵다는 잠재성 논변이 있다.[5] 수정란

5 헌법재판소는 초기배아는 수정이 된 배아라는 점에서 형성 중인 생명의 첫걸음을 떼었다고 볼 여지가 있기는 하나 아직 모체에 착상되거나 원시선이 나타나지 않은 이상 현재의 자연과학적 인식 수준에서 독립된 인간과 배아 간의 개체적 연속성을 확정하기 어렵다고 봄이 일반적이라는

이 잠재적인 인간 생명이라는 견해에 대해, 착상 이전의 배아는 단지 세포 덩어리에 불과하며, 인간의 다른 조직들처럼 공여자의 동의만 있으면 연구와 실험이 가능한 대상이라는 유물론적인 입장도 가능하다.

유물론적 주장에 따르면 체외수정 시에 폐기되는 배아는 아무런 윤리적인 문제점도 발생시키지 않는다. 잠재적 인간론에 의하면 배아에게 고유한 가치를 인정할 수 있으나 그 정도와 범위는 여러 요인에 의해 결정된다. 수정론에 의하면 배아를 폐기하는 것은 살인과 마찬가지로 금지되어야 한다. 우리는 이 셋 중의 어느 주장이 옳은지에 대해 합리적으로 결정할 수단을 갖고 있지 못하다. 그러므로 잘 모를 때는 우선 안전한 쪽을 선택해야 한다는 공리에 따라 배아를 최대한 보호하고 체외수정을 금지하자는 주장도 있다. 그러나 현실적으로 많은 난임 부부들이 혜택을 보고 있는 이 기술을 단죄하기에는 근거가 너무 모호하다는 반론도 가능하다.

그렇다면 인간 생명은 언제부터 시작되는 것으로 볼 것인가? 여기에 대해서는 배아에 '원시선(primitive streak)'이 생기는 수정 후 14일설, 심장이 뛰고 기관 형성이 대략 끝나는 12주 정도로 보자는 기관형성설, 원시 뇌파가 보일 때부터 인간으로 간주하자는 뇌파설, 자궁 외에서 독자 생존이 가능한 시점으로 하자는 체외생존가능설 등이 있다. 이 각각의 주장은 각각의 근거가 있으나 비판도 만만치 않으며, 순수 생물학적이고 발생학적인 관점에서 볼 때 어느 설이 특별히 타당하다고 믿을 만한 근거는 없다. 결국 수정란이 어느 시점부터 인간 생명으로 간주될

점, 배아의 경우 현재의 과학기술 수준에서 모태 속에서 수용될 때 비로소 독립적인 인간으로의 성장가능성을 기대할 수 있다는 점, 수정 후 착상전의 배아가 인간으로 인식된다거나 그와 같이 취급하여야 할 필요성이 있다는 사회적 승인이 존재한다고 보기 어려운 점 등을 종합적으로 고려할 때, 기본권 주체성을 인정하기 어렵다고 보았다. 헌법재판소 2010년 5월 27일 2005헌마346 결정.

수 있는가의 문제는 현실적으로 사회적인 합의에 의해 결정될 수밖에 없다. 요약하자면 체외수정시술 과정에서 폐기되는 수정란 또는 배아의 인간으로서의 잠재성과 그 발생 과정의 연속성으로 인해 윤리적 논란이 지속되고 있는 것이다.

넷째, 체외수정시술 자체에 내재한 위험성이다. 인위적으로 과배란을 시켜 얻은 난자를 체외에서 수정시켜 배양액에 넣어 배양하다가 다시 착상시켜 태어난 아기에게 어떤 잠재적 문제가 있을지는 알 수 없다. 예컨대 1960년대 유산방지제로 사용된 디에틸스틸베스테롤(DES)이라는 약물은 산모들에게는 아무런 영향을 주지 않았지만 그녀의 딸들이 사춘기가 되었을 때 일반적인 수준보다 훨씬 높은 비율로 질암을 발생시켰다. 시험관아기 시술 전반에 대한 객관적인 위험 평가(risk assessment)는 아직 불가능하다. 한 가지 확실한 사실은 시험관아기 시술이 다태아의 출생 비율을 매우 높이고 있다는 것이다. 우리나라 최초의 시험관 아기 역시 아들과 딸 쌍둥이였으며, 대한산부인과학회의 보고에 따르면 시험관아기 시술에서 두 쌍둥이가 태어나는 비율이 32%, 세 쌍둥이 이상이 태어날 확률이 2% 정도라고 한다. 이렇게 다태임신이 되면 종종 조산이 될 수 있으며, 심각한 장애를 가질 확률이 3배, 뇌성마비에 걸릴 확률은 6배까지 된다. 그래서 착상된 배아의 수가 많아 다태임신이 된 경우 '선택적 태아감수술(selective fetal pregnancy reduction)'을 시도하여 숫자를 줄이지만 여기에는 또 낙태를 시킨다는 윤리적 문제가 내재한다. 그러나 이러한 체외수정시술의 위험성은 시술 과정의 직접적인 위험성보다는 2차적으로 발생할 수 있는 위험성과 그에 근거한 윤리적 논란이다. 오히려 체외수정시술로 인한 1차적인 위험은 시술 과정에서 발생할 수 있는 난소과자극증후군 등의 의학적 합병증의 문제가 있고, 이러한 위험이 오로지 여성에게만 국한된다는 문제가 있다.

이 밖에도 수정란을 동결시킨 뒤 부부가 이혼하거나 일방이 사망하는 경우 이 수정란의 처리도 문제가 될 수 있다.[6] 또 비교적 고가인 시술 비용 문제도 있다. 우리나라에서는 1회 시술에 의료기관마다 차이가 있어 300~500만 원 정도로, 성공적으로 자녀를 가질 때까지는 보통 1천만 원~1천 5백만 원 정도의 비용이 들었기 때문에 난임 부부들은 이러한 비용적인 문제를 고려했어야 한다. 이에 저출산으로 인한 인구 감소를 고민하는 우리 정부는 난임 부부 시술비 지원사업을 통해 불임 부부에게 불임 시술 비용을 지원하는 정책을 시행했으나 제한된 적용 대상과 시술 결과 등 그 실질적인 효과와 정책에 대한 평가는 의견이 분분하다.[7] 최근에는 난임 부부에게 시행하는 보조생식술에 대하여

6 • 데이비스 부부 사례: 아내의 자궁외임신으로 인해 나팔관이 파열되어 난임인 데이비스 부부는 1988년에 체외수정을 통해 생성된 9개의 배아 중 2개를 이용하고 잔여분을 냉동상태로 보관했는데, 이후 남편이 이혼 소송을 제기하면서 냉동 배아에 대한 부부 공동 관리를 주장하는 소송을 제기한 상황에서 아내는 처음에는 냉동 배아를 이용하여 임신하기를 원했다가 이후 이를 난임 부부에게 기증하고자 했다. 미국 테네시주 하위법원은 냉동 배아의 후견권은 임신을 위한 이식을 목적으로 부인에게 귀속된다고 판결했다가 이후 이들 부부에게 배아의 공동관리를 허가했다. 그리고 대법원은 배아는 인간 생명이 될 수 있는 가능성을 근거로 특별한 존중을 받아야 하는 중간적 존재이지만 독립적인 법적 지위를 부여 받을 수는 없다고 보았고, 배아 생성에 관계되는 생식세포를 제고한 사람의 권리만을 인정하면서, 냉동 배아를 난임 부부에게 기증하고자 하는 (전)아내의 의지가 이 냉동 배아로 아이가 태어나기를 원하지 않는 (전)남편의 이익에 우선할 수 없다고 보았다.

• 다이앤 블러드 사례: 영국에서 1995년에 남편이 세균성 수막염으로 혼수상태에 빠져 회복하지 못할 것을 알게 된 아내가 남편이 사망한 후에라도 남편과의 아이를 갖기 위해 의사에게 부탁하여 남편의 사망을 전후로 정자 채취를 해서 의료기관에 보관해두었다가 반출을 요청했다. 의료기관은 정자가 남편의 동의 없이 채취되어 보관된 것이라는 이유로 반출을 거부했으나, 이러한 사연이 대중매체를 통해 알려지자 법원은 법적으로 예견되지 않았던 상황에 놓인 아내의 인간애적 사정을 고려해서 해외 반출을 허용했고, 아내는 이 정자를 이용하여 1998년과 2002년에 아이를 낳았다. 그런데 그 출생등록부에 사망한 남편을 법적 아버지로 기재할 수 없자 사생활과 가족에 대한 권리가 보장되지 않아 문제라고 주장하면서 법정싸움을 했고, 결국 이는 영국 인권법에 어긋나는 것으로 판단되어 남편 사망 후에 그 정자나 배아를 이용하여 태어난 아이의 출생등록부에 사망한 남편을 법적 아버지로 기재할 수 있도록 하는 규정이 마련되었다.

7 모자보건법 제11조에 난임극복 지원사업에 대한 법적 근거가 마련되어 있는 것 외에, 「남녀고용평등과 일·가정 양립 지원에 관한 법률」 제18조의3에 난임치료휴가에 대한 법적 근거가 마련되

국민건강보험에 의한 요양급여로 인정하여 저출산 문제 해결에 도움을 주고자 하는 정책을 시행했다. 그러나 그 구체적인 보조생식술 급여 기준에 여성 연령 제한이나 급여 횟수 등을 제한하는 것에 대한 의학적, 윤리적 기준에 대한 정당성에 대한 비판도 있었다. 또한, 처음 제도의 시행 당시에는 법적 혼인상태에 있는 난임부부로 한정했다가 최근에는 사실혼 부부도 가능하도록 확대했다.

3) 비배우자 간 인공수정시술 및 체외수정시술

시험관아기라고도 불리는 체외수정시술은 여러 문제점에도 불구하고 합법적인 부부에게 난임을 치료하는 확립된 기술로 자리 잡았다. 그런데 이 기술은 배우자 모두 생식세포에는 큰 문제가 없으며 단지 난관이나 자궁의 이상 등으로 인해 수정이 어려운 경우에 해당된다. 만약 배우자 중 어느 한쪽에게 생식세포의 결정적인 결함이 있다면 다른 사람의 것을 사용할 수밖에 없으며 이는 윤리적·법적으로 더 큰 논란의 대상이 될 수밖에 없다. 배우자가 아닌 다른 사람의 생식세포를 사용하여 '만든' 아기는 생물학적으로는 해당 부부의 자녀로 볼 수 없다. 게다가 다른 사람의 생식세포를 활용할 수 있는 가능성으로 인해, 예컨대 아기를 원하는 독신 여성이 정자은행에서 정자를 제공받아 자신의 아기를 낳을 수도 있다. 이는 기존의 부부 및 가족 관계에 기초한 사회 구조를 근본에서부터 흔들 수 있는 위험이 있는 것이다. 따라서 가톨릭교회를 포함한 보수적인 입장에서는 비배우자 간의 인공수정 자체를 인정하지 않는다. 그렇지만 현실적으로 아기를 원하는 부부가 있을 때 어

어 있다. 이에 따르면 사업주는 근로자가 인공수정 또는 체외수정 등 난임치료를 받기 위하여 휴가를 청구하는 경우에 연간 3일 이내의 휴가를 주어야 하고, 이 경우 최초 1일은 유급으로 하여야 하며, 난임치료휴가를 이유로 해고, 징계 등 불리한 처우를 해서는 안 된다.

느 한쪽이 생식선(生殖腺)에 문제가 있는 경우 다른 사람의 생식세포를 사용하는 것이 문제를 해결할 유일한 수단임을 부정할 수는 없다.

사실 배우자가 아닌 다른 사람의 생식세포를 공여받아 자녀를 출산하는 과정에서 배우자 양쪽 모두 심각한 정신적 위기를 맞을 수 있고 출생 후에도 자녀의 양육 과정에서 심리적인 문제가 생길 수 있다. 더구나 우리나라에서 정자나 난자 공여자를 쉽게 구할 수 없기 때문에 부부의 형제나 자매 등 가족이 이를 기증하는 경우가 있는데, 이는 자칫하면 가족 내 질서를 황폐하게 만들 수 있다. 정자나 난자 공여자의 입장에서 본다면 난임 부부의 고통을 덜어주겠다는 선의를 감안하더라도 자신의 생식세포를 공여한다는 데 상당한 심리적 부담이 따를 수 있다. 특히 난자 공여자의 경우에는 과배란 유도부터 난자 채취까지 여러 부작용이 수반될 가능성이 있는 의학적 조치를 받아야 한다. 그러므로 순수한 동기의 난자 공여자를 구하기는 매우 어려우며 대부분 금전적 이해관계가 걸려 있게 된다. 그러나 장기와 혈액은 물론, 생식세포 역시 매매를 윤리적으로 허용할 수 없다. 이는 인간의 몸을 수단화하며, 대상이 되는 사람을 착취하는 반인권적인 행위이기 때문이다. 실제로 2005년에 일어난 황우석 박사의 줄기세포 논문 조작 사건은 122명의 젊은 여성에게서 총 138회에 걸쳐 총 2,236개의 난자를 공여받음으로써 사회적으로 큰 물의를 일으켰으며, 이들 대부분은 금전적 보상을 전제로 한 것이었다.[8]

우리나라에서는 체외수정시술에서 타인의 난자가 이용된 경우가 2010년에 241건, 2011년에 168건, 2012년에 144건, 2013년에 152건, 2014년에 170건이었으며, 타인의 정자가 이용된 경우는 2010년에 666건, 2011년에 594건, 2012년에 139건, 2013년에 170건, 2014년에 184

8 국가생명윤리심의위원회(2006.11), 「황우석 연구의 생명윤리 문제에 대한 보고서」, 4면.

건으로 전체 시술 건수의 1% 이상을 차지했다.[9] 이렇듯 타인의 생식세포를 이용해서 출산을 하는 경우가 분명히 있기 때문에 이 과정에서 공여자의 건강 및 엄격한 프라이버시 보호를 위한 제도가 필요하다.

자녀를 원하는 합법적인 부부가 아닌 커플이나 혹은 개인이 이러한 시술을 받기 원할 수도 있다. 2007년 우리나라에서도 한 유명 방송인이 익명의 정자를 기증받아 자녀를 출산한 예가 있었고, 이는 소위 비혼모의 출산 양육권에 대한 많은 논란을 불러일으켰다. 합법적 부부만이 자녀를 출산하고 양육할 권리가 있는가에 대해 자유주의적인 입장에서 여러 비판이 가능하다. 보수적 입장에서의 일반적인 주장은 합법적 부부만이 현재의 사회적 규범 내에서 자녀를 '제대로' 양육할 수 있고, 자녀가 균형 잡힌 인간으로 '바르게' 성장하기 위해서는 아버지와 어머니 양 부모를 모두 필요로 하며, 따라서 태어날 때부터 한부모 가정이 의도된 채로 태어나거나 합법적 부부가 아닌 예를 들어 동성애자 부부와 같이 현재로서는 비정상적인 양육자에게 양육이 예정되는 것은 옳지 않다는 주장이 있다. 즉 자녀는 부부 혹은 어느 개인의 뜻에 따라 만드는 것이 아닌 하늘로부터 주어지는 존재라는 것이다. 이에 대해 합법적인 부부 중에서도 자녀 학대 등으로 자녀 양육에 부적합한 사람들이 얼마든지 있으며, 피임과 난임 치료 등으로 생식에 대한 통제 능력이 발달한 현대에서 자녀 출산은 예전처럼 자연 혹은 하늘의 뜻에 맡겨진 것이 아닌 개인의 선택 문제가 되었다는 반론도 있다.

4) 대리모

체외수정시술은 다양한 형태의 출산을 가능하게 했으며, 그중 하나

9 보건복지부, 「2014년도 배아 보관 및 제공 현황 조사 결과」, 2015.9

가 대리모다. 대리모는 난자와 자궁을 모두 제공하는 경우와 오로지 임신을 위한 자궁만을 제공하는 경우로 나뉘어진다. 전자는 과거 우리나라에서 볼 수 있었던 '씨받이'의 개념과 유사한데, 이 대리모는 태어난 아기에 대해 유전적으로도 어머니가 된다. 다만 임신 과정이 자연적 성행위가 아니라 인공수정이나 체외수정 기술을 사용한다는 차이점이 있을 뿐이다. 후자는 좀 더 분명히 정의하면 '임신대리모'라고도 할 수 있는데, 체외수정된 수정란을 자신의 자궁에 착상시켜 출생 시까지 길러주는 여성이다. 이 경우에 태어난 아기와 대리모는 유전적인 관련이 없다. 한편 임신대리모의 경우도, 착상될 수정란의 생성을 위해 사용된 난자가 임신을 의뢰한 부부의 것이 아니라 제3자인 여성의 것일 가능성 역시 존재한다. 이 경우에는 소위 '어머니'가 3명이 될 수 있는데, 즉 임신을 의뢰한 '법적인 모(母)', 난자를 기증한 '유전적 모', 그리고 직접 출산을 한 '생물학적 모'인 임신대리모이다.

임신대리모는 기술적으로는 아내의 자궁에 문제가 있는 부부의 자녀 출산을 위한 하나의 대안이 될 수 있다. 그러나 '모성(maternity)'의 위치를 어떻게 설정할 것인가, 대리 임신의 상업화를 어떻게 볼 것인가 하는 등의 문제가 있다. 전통적으로 인류 사회는 아기를 수태해서 출산, 양육하는 모성에 대해 특별한 가치를 부여했고, 친부는 불확실할 가능성이 있다 해도 친모는 그 임신과 출산 행위로서 의심의 여지가 없는 것이었다. 그러나 임신대리모 계약이 현실화되면서 '법적' 모성과 '생물학적' 모성 간의 분리가 이루어졌다. 이는 인류 사회의 근간이 되는 가족 관계를 매우 복잡하게 만들 수 있으며, 우리나라에서 종종 그러하듯 임신대리모가 법적 부(父) 또는 모(母)의 친인척 관계라면, 이는 경우에 따라 가족 내 갈등을 초래할 소지가 있다. 또 우리나라에서는 전통적으로 '태교'의 개념을 받아들여 임신 중일 때부터 어머니와 태아와의 관계를 소중하게 생각했고, 태어난 아기와 어머니와의 심리적·정서적 유대가 정상적인 아기의 성장 발달에 필수적이라는 사실이 널리 받아들여지고 있는데, 임신대리모를 활용한 출산은 이에 부정적인 영향을 미칠 것이다. 또한 임신대리모는 여성의 고유한 생식 기능을 수단화하고 사회경제적으로 열악한 위치에 있는 여성을 착취한다는 비판에서 자유로울 수 없으며, 실제 임신대리모 계약에서는 아기에게 기형이나 건강상의 문제가 생겼을 때의 책임 문제, 아기의 친권이나 양육권과 관련한 분쟁 소지 등의 법적 문제가 발생할 수도 있다. 그럼에도 불구하고 임신대리모는 다른 대안이 없는 몇몇 난임 부부에게 자신들의 유전적 자녀를 가질 수 있는 유일한 수단이기 때문에 우리나라에서도 암암리에 임신대리모를 사용한 출산이 이루어지고 있다.[10]

5) 착상전 유전자진단

체외수정 기술이 도입되면서 자궁에 착상을 시키기 전에 배아의 상태를 검사할 길이 열렸다. 이를 착상전 유전자진단(preimplantation genetic diagnosis: PIGD)이라고 하는데, 수정 후 3일이 지나 6～10세포기에 분할된 세포 중 1～2개를 채취하여 중합효소 연쇄반응(PCR) 등의 검사 방법을 사용하여 특정 유전자 서열이 정상적으로 존재하는지 혹은 결실되었는지를 조사하는 것이다. 착상전 유전자진단을 하는 일차적인 이유는 염색체 이상이나 클라인펠터증후군, 척수성 근위축증, 듀셴씨 근이영양증과 같이 유전으로 전달되는 질병을 사전에 검사해서 이들 질환이 없는 자녀를 낳으려고 하는 것이다. 우리나라에서도 2011년에는 254건, 2012년에는 232건, 2013년에는 337건, 2014년에는 모

10 2007년 7월 박재완 의원의 보고서에 의하면 한국인 임신대리모는 4천~6천만 원, 중국인 임신대리모는 2~3천만 원 정도를 대가로 받고 있다고 한다. 세계일보, 2008년 9월 9일 기사.

두 545건의 착상전 유전자검사가 이루어졌으며, 그 수는 체외수정술의 증가와 생명과학 기술을 통한 유전질환의 진단 가능성 증가와 함께 계속 늘고 있는 추세다.[11]

착상전 유전자진단은 그러나 원하는 유전 형질을 가진 아기를 선택적으로 태어나게 함으로써 소위 '맞춤아기(designer baby)'의 탄생을 가능하게 하고, 장차 우생학적인 목적으로 이 기술을 사용할 수도 있다는 우려를 불러일으킨다. 또한 착상전 유전자진단을 통한 자녀의 성 선택 임신 역시 문제가 될 수 있다. 우리나라에서는 최근 남녀 성차별과 그로 인한 임신 중인 태아의 성감별·여아 낙태가 거의 사라졌지만, 인도 등 세계 여러 곳에서는 이것이 여전히 큰 문제가 되고 있다.

'맞춤아기'는 2000년 8월 미국에서 처음으로 탄생했다. 아담이라는 이 남자 아기는 판코니 증후군을 앓고 있는 누나에게 조직이 일치하는 골수를 제공할 목적으로 어머니가 12개의 수정된 배아 중에 착상전 유전자진단을 통해 선택적으로 임신하여 태어났다. 이에 대해 자녀의 출생을 특정 목적을 위해 수단화한다는 비판이 일어났으나, 동기간의 생명을 구하는 등 특정한 목적을 위해서는 이와 같은 검사를 허용할 수 있다는 주장도 만만치 않다. 다만 이와 같은 기술이 더 발전하고 널리 보급될 경우, 지능이나 건강 등 부모가 원하는 형질을 가진 아기를 선택적으로 낳을 수 있으며, 그렇게 될 경우 인간을 우월한 형질과 열등한 형질로 구분하여 차별하는 우생학적 가치관이 고착될 수 있다는 우려의 목소리도 높다.

11 보건복지부, 2012년도 배아 보관 및 제공 현황 조사 결과.

3. 보조생식술의 법적 문제

재생산권리(reproductive rights)는 인간 생명을 창조하기 위한 재생산활동인 임신·출산에 대한 권리이다. 이에는 이러한 활동을 함에 있어 매우 중요한 육체적, 정신적, 사회적 안녕 상태에 있을 수 있는 재생산건강에 대한 권리, 재생산건강을 향유할 수 있도록 적절한 보건의료서비스에 접근할 수 있는 권리, 재생산 관련 정보를 얻을 수 있는 권리, 차별과 강요가 없는 자유로운 상태에서 재생산 관련 결정을 내릴 수 있는 권리 등이 포함된다. 특히 재생산권리에는 부부가 건강한 아이를 가질 수 있는 권리뿐만 아니라 남녀의 난임을 해결할 수 있는 권리도 포함된다. 이러한 점에 있어 보조생식술은 재생산권리 보장에 큰 도움을 줄 수 있다. 그러나 보조생식술의 여러 유형은 윤리적 문제와 함께 법적 문제 또한 갖고 있다. 보조생식술은 결국 자녀를 갖기 위한 하나의 방법으로서, 이는 인간의 기본적인 욕구이며 자연적 욕구의 영역이라고 할 수 있다. 동시에 자녀를 갖는다는 것은 하나의 생명을 탄생시키는 것이고 하나의 인격체를 사회에 내놓는 행위이기 때문에 생명의 탄생과 관련된 기본 가치에서부터 출발할 수밖에 없다.

1) 인공수정시술과 체외수정시술의 법률적 문제

인공수정과 체외수정은 현행 법질서가 상정하고 있는 자연적 방법에 의한 자녀 출산과 사뭇 다른 방식으로 자녀를 갖는 것이므로, 현행 법질서의 여러 조항과 충돌할 가능성이 있다. 우선 가장 먼저 생각해볼 수 있는 것이 보조생식술에 의해 태어난 아이의 법적 지위에 관한 것이다. 민법 제844조 제1항에는 '아내가 혼인 중에 임신한 자녀는 남편의 자녀로 추정한다.'라고 규정되어 있다. 배우자 간 인공수정시술이나 체외수정시술에 의해 출생한 아이라면 자연적 혈연관계가 인정되므로 민법상 혼인 중의 자녀로 취급하는 데 아무런 문제가 없을 것이다. 이러한 규정에 의하면 만일 남편의 동의 없이 시술이 이루어졌더라도 아내에게서 태어나 자연적 혈연간계가 있는 한 아이는 혼인 중의 자녀로 취급되어야 할 것이다.

비배우자 간 인공수정시술이나 체외수정시술에 의해 태어난 아이는 부모 중 최소한 어느 한쪽과는 자연적 혈연관계를 가지고 있지 않다. 그렇다면 이 경우 민법 제844조 제1항을 적용하여 일단 남편의 자녀로 추정하고, 이 추정을 깨뜨리기 원하는 당사자가 친생부인(親生否認)의 소(訴)를 제기하여 그 관계를 정리하는 방식을 채택해야 할 것인가? 이에 대해서는 다양한 학설과 판례가 존재한다. 그러나 적어도 부부의 동의하에 비배우자 간 보조생식술로 자녀를 출산했다면, 이 자녀는 마땅히 법적으로 보호받을 충분한 이유가 있다고 할 것이다. 따라서 이 경우에는 가장 자녀의 복지를 고려하고 부모의 의사를 존중하는 방향으로 해석하는 것이 좋을 것이다. 대체로 다수설과 최근의 판례 경향은 이러한 관점과 합치하는 이른바 '외관설(外觀說)'을 채택하고 있다.[12] 이 설에 의하면 장기간의 별거 등으로 전혀 아이를 가질 수 없는 외관을 가진 경우를 제외한다면 외관상 정상적인 혼인생활 중에 이루어진 자녀 출산에 대해서는 민법 제844조 제1항에 따른 친생추정을 인정하게 된다.[13] 다만 이때 법적 효과는 추정일 뿐이므로 논리적으로는 남편은 나중에라도 친생부인의 소를 제기하여 친생 관계를 정리할 수 있다. 우리나라 법원은 친생 관계는 자연적 혈연관계를 기본으로 하기 때문에, 이 경우 친생부인의 소를 인용할 가능성이 높다.[14]

12 대법원 1983.7.12.선고 82므59(전원합의체).

13 서울고등법원 1986. 6. 9. 선고 86르53. 타인의 정자로 인공수정을 통해 자녀를 출산했다고 하더라도 친생추정 규정은 배제되지 않는다는 판결.

「생명윤리 및 안전에 관한 법률」 제24조 제1항에 의하면 배아생성의료기관은 배아를 생성하기 위해 난자 또는 정자를 채취할 때에는 난자 기증자, 정자 기증자, 체외수정시술 대상자 및 해당 기증자·시술 대상자의 배우자가 있는 경우 그 배우자의 서면동의를 받아야 한다. 만일 배우자의 동의 없이 비배우자 간 보조생식술에 의해 자녀를 출산했다면, 이 자녀는 어떠한 법적 지위를 가지는가? 위에서 소개한 다수의 의견에 의하면 일단 이 자녀도 외관상 별거 등이 없이 정상적인 혼인생활 중에 출생했다면 혼인 중의 자녀로 추정하게 된다. 이와 관련하여 최근 대법원은 친생자와 관련된 민법 규정, 특히 민법 제844조 제1항의 문언과 체계, 민법이 혼인 중 출생한 자녀의 법적 지위에 관하여 친생추정 규정을 두고 있는 기본적인 입법 취지와 연혁, 헌법이 보장하고 있는 혼인과 가족제도 등에 비추어보면, 아내가 혼인 중 남편이 아닌 제3자의 정자를 제공받아 인공수정시술로 자녀를 출산한 경우에도 친생추정 규정을 적용하여 인공수정시술로 출생한 자녀가 남편의 자녀로 추정된다고 보는 것이 타당하다고 했다.[15] 대법원은 그 이유에 대하여 민법은 친생추정 규정과 이에 대한 번복방법인 민법 제847조의 친생부인의 소 규정을 엄격하게 정하고 있고,[16] 친생부인을 할 수 없게 된 경

14 서울가정법원 2002.11.19. 선고 2002드단53028. 민법 제844조 제1항에 의해 친생자로 추정된다고 할 것이지만, 생식 불능의 경우에 해당된다면 추정의 범위에 들어가지 않으므로 친생자 관계 부존재 확인의 소를 제기할 수 있으며. 민법상의 친생자 관계의 존부는 자연적 혈연관계를 기초로 정해지는 것이고, 이는 당사자 사이의 의사와는 무관하게 결정되는 것이어서 장차 인공수정시술을 통해 태어날 아이에 대해 서로 친자로 인정하기로 합의했다고 하더라도 그로 인해 친생자 아닌 자가 친생자로 인정될 수 없다고 판시.

15 대법원 2019.10.23. 선고 2016므2510(전원합의체). 무정자증인 남편이 아내가 다른 사람의 정자를 공여받아 체외수정시술을 통해 자녀를 출산하는 것에 동의한 경우, 그 후 유전자검사 등을 통하여 자녀가 남편과 혈연관계가 없다는 점이 밝혀졌더라도 여전히 남편의 자녀로 추정된다고 한 사례.

16 민법 제847조에 의한 친생부인의 소는 부 또는 처가 다른 일방 또는 자를 상대로 해서 그 사유가 있음을 안 날부터 2년 내에 제기할 수 있기 때문에 이 기간이 지나면, 그 자녀는 그대로 혼인 중

우 자녀의 법적 지위가 종국적으로 확정된다. 따라서 혼인 중 출생한 자녀의 부자관계는 민법 규정에 따라 일률적으로 정해지는 것이고 혈연관계를 개별적·구체적으로 심사하여 정해지는 것이 아니라는 점, 또한 친생추정 규정은 혼인 중 출생한 자녀에 대해서 적용되는데, 친생추정 규정의 문언과 입법 취지, 혼인과 가족생활에 대한 헌법적 보장 등에 비추어 혼인 중 출생한 인공수정 자녀도 혼인 중 출생한 자녀에 포함된다고 보아야 한다고 밝히고 있다. 이러한 판단 근거로서 '자녀의 복리'를 지속적으로 책임지는 부모에게 자녀와의 신분관계를 귀속시키는 것이 자녀의 복리에 도움이 되고 인공수정 자녀에 대해서 친생자관계가 생기지 않는다고 보는 것은 인공수정 자녀를 양육해왔던 혼인 부부에게 커다란 충격일 뿐만 아니라 이를 바탕으로 가족관계를 형성해온 자녀에게도 회복하기 어려운 위험이라고 할 수 있고, 인공수정 자녀의 출생 과정과 이를 둘러싼 가족관계의 실제 모습에 비추어보더라도 인공수정 자녀에 대해서 친생추정 규정을 적용하는 것에 사회적 타당성을 인정할 수 있다는 점 등을 언급했다. 이처럼 대법원은 비배우자간 인공수정이나 체외수정에 의해 출생한 아이의 경우 혈연관계가 없는 경우에 자녀의 법적 지위를 판단함에 있어 '자녀의 복지'를 우선으로 하여 판단하고 있음을 알 수 있다.

다만 이때 동의하지 않은 배우자 또는 인공수정에 동의한 남편이 나중에 이를 번복하고 친생 부인의 소를 제기할 수 있는가라는 문제가 남게 되는데 이에 대하여 대법원은 정상적으로 혼인생활을 하고 있는 부부 사이에서 인공수정 자녀가 출생하는 경우 남편은 동의의 방법으로 자녀의 임신과 출산에 참여하게 되는데, 이것을 친생추정 규정이 적용되는 근거로 보고, 남편이 인공수정에 동의했다가 나중에 이를 번복하

의 자로서의 법률적 지위를 갖게 된다.

고 친생부인의 소를 제기하는 것은 허용되지 않는다고 했다.[17] 나아가 인공수정 동의와 관련된 현행법상 제도의 미비, 인공수정이 이루어지는 의료 현실, 민법 제852조에서 친생자임을 승인한 자의 친생부인을 제한하고 있는 취지 등에 비추어 이러한 동의가 명백히 밝혀지지 않았던 사정이 있다고 해서 곧바로 친자관계가 부정된다거나 친생부인의 소를 제기할 수 있다고 볼 것은 아니라고도 했다.

부부가 정상적인 혼인생활을 하고 있는 경우 출생한 인공수정 자녀에 대해서는 남편의 동의가 있었을 개연성이 높다. 따라서 혼인 중 출생한 인공수정 자녀에 대해서는 다른 명확한 사정에 관한 증명이 없는 한 남편의 동의가 있었던 것으로 볼 수 있다. 동의서 작성이나 그 보존 여부가 명백하지 않더라도 인공수정 자녀의 출생 이후 남편이 인공수정 자녀라는 사실을 알면서 출생신고를 하는 등 인공수정 자녀를 자신의 친자로 공시하는 행위를 하거나, 인공수정 자녀의 출생 이후 상당 기간 동안 실질적인 친자관계를 유지하면서 인공수정 자녀를 자신의 자녀로 알리는 등 사회적으로 보아 친자관계를 공시·용인해왔다고 볼 수 있는 경우에는 동의가 있는 경우와 마찬가지로 취급하여야 한다는 것이 대법원의 판단이다. 따라서 만약 동의하지 않았음이 명백한 경우에 그에 대한 입증이 가능하다면 친생부인의 소가 인정될 여지가 있지만, 동의가 명백히 밝혀지지 않았던 사정이나 동의서 작성이나 보존 여부가 명백하지 않는 경우에는 사회적으로 보아 친자관계를 유지·용인해왔다고 볼 수 있는 경우에는 동의가 있는 경우로 보아 친생부인의 소를 제기할 수 없을 것이다.

그렇다면 생식세포 기증자, 즉 난자 기증자와 정자 기증자는 어떠한 법적 지위를 가지는가? 비배우자 간 보조생식술은 생식세포 기증자와

17 대법원 2019. 10. 23., 선고, 2016므2510(전원합의체) 판결.

태어나는 아이 간의 어떠한 법적 관계 형성을 전제로 실시되는 것이 아니다. 따라서 출생한 자녀가 혼인 중의 자로서의 법적 지위를 갖고 있는 한 생식세포 기증자는 아무런 친자관계를 갖지 못하다고 해석해야 할 것이다. 그러나 만일 친생부인의 소가 제기되어 그 아이가 혼인 중의 자녀로서의 법률적 지위를 잃게 된다면, 이 때에는 생식세포 기증자는 그 자녀를 인지할 수 있고, 그 자녀도 생식세포 기증자를 대상으로 인지청구권을 행사할 수 있다고 하는 것이 합당할 것이다.

또한 비배우자 간 보조생식술은 여러 가지 법적 문제를 야기할 수 있다. 대체로 보조생식술은 부부 모두의 동의를 얻어서 시술하는 것이 보통이겠지만, 만일 배우자의 동의를 받지 않고서 비배우자 간 인공수정시술이나 체외수정시술이 이루어졌다면 이는 문제가 될 수 있다. 이는 민법이 규정하고 있는 이혼 사유에 해당할 수 있는가? 특히 이혼 사유의 하나인 '배우자의 부정한 행위'에 해당할 수 있는가? 얼핏 그렇게 볼 수도 있겠으나, 이때의 부정한 행위는 부부 간의 성적 관계에 대한 신뢰와 기대를 저버린 행위로 해석해야 하는데, 보조생식술에는 성적 관계라고 볼 수 있는 감정적 교류나 행위가 없으므로 이에 해당한다고 볼 수는 없다. 다만 이혼 사유에 대해 포괄적인 파탄주의를 채택하고 있는 우리 법원의 입장에서 볼 때, 이로 인한 가정 파탄이 일어나서 회복될 수 없는 경우가 생긴다면 이때는 당연히 이혼할 수 있는 경우라고 할 수 있다. 결국 파탄 사유에 의한 이혼은 일반적인 사유이므로 특수하게 비배우자 간 보조생식술을 했다는 이유만으로 이혼할 수는 없다고 할 것이다.

또한 보조생식술의 윤리적 쟁점에서도 언급되었듯이, 비배우자 간 인공수정시술과 체외수정시술에서 생식세포 기증자가 배우자의 형제나 자매일 수 있다는 것은 일정한 범위의 친족 간에 혼인을 허락하지 않는 민법 규정과 상치될 수 있다.[18] 우리 민법이 일정한 범위의 친족

간에 혼인을 허락하지 않는 입법 취지에는 그들 사이에 자녀가 출생하는 것을 법적으로 허용하지 않겠다는 뜻이 포함되어 있다고 해석할 수 있다. 따라서 논리적으로만 해석하자면, 이는 우리 민법에서 금하고 있는 경우라 할 것이다. 그런데 우리나라의 전통적인 관습에 의하면 가계(家系)를 이을 남자가 없는 집안에 형제 집안의 남자아이를 양자로 들여서 가계를 잇게 하는 일들이 발생했었다. 보조생식술도 이러한 관점에서 보자면 배우자의 형제나 자매가 생식세포 기증자가 되는 것은 가계를 잇기 위한 양자 제도와 별반 다르지 않다고 평가할 수 있다. 나아가 위의 혼인 금지 조항도 단순한 문리 해석만 하면, 일정한 범위의 친족 사이의 혼인을 금지하고 있을 뿐이다. 따라서 이러한 규정의 입법취지에 생식세포 기증·수증을 통한 출산 금지까지 포함한다고 해석하는 것은 지나친 확장 해석이 될 가능성이 있다.

무엇보다 비배우자 간 보조생식술은 상속에서 복잡한 문제를 야기할 수 있다. 현재의 학설과 판례의 입장에 따르면, 부부가 모두 동의한 경우 비배우자 간 보조생식술로 태어난 아이의 상속권은 인정된다. 그런데 만일 배우자의 동의가 없었다면 그때에도 아이에게 상속권이 인정되는가? 우리 법은 혼인 중인 부모에게서 태어나 부모와 자연적 혈연관계를 가진 아이를 자녀의 기본적인 조건으로 상정하고 있다. 따라서 비배우자 간 보조생식술에 부부가 모두 동의한 경우라면 상관이 없겠지만, 어느 한 쪽 배우자가 동의하지 않았다면 태어난 아이는 정상적인 혼인 중의 자녀로 인정하기 어렵다. 왜냐하면 비배우자 간 보조생식

18 민법 제809조(근친혼 등의 금지) ① 8촌 이내의 혈족(친양자의 입양 전의 혈족을 포함한다) 사이에서는 혼인하지 못한다. ② 6촌 이내의 혈족의 배우자, 배우자의 6촌 이내의 혈족, 배우자의 4촌 이내의 혈족의 배우자인 인척이거나 이러한 인척이었던 자 사이에서는 혼인하지 못한다. ③ 6촌 이내의 양부모계(양부모계)의 혈족이었던 자와 4촌 이내의 양부모계의 인척이었던 자 사이에서는 혼인하지 못한다.

술에 의해 태어난 아이는 부모 중 최소한 어느 한쪽과는 자연적 혈연관계를 가지고 있지 않기 때문이다. 따라서 다른 배우자가 친생부인의 소를 제기하여 판결이 확정되면, 이때부터 아이는 부모의 자녀로서의 법적 지위와 상속권을 잃게 될 것이다.

나아가 현재의 의학기술로는 생식세포와 수정란을 냉동상태로 보관할 수 있는데, 이는 배우자 중 한 명이 사망한 이후에라도 보조생식술을 통해 부부와 자연적 혈연관계가 인정되는 아이가 태어날 수 있다는 것을 의미한다. 「생명윤리 및 안전에 관한 법률」 제23조 제2항에서는 사망한 사람의 난자 또는 정자로 수정하는 행위를 금지하고 있다. 그러나 만일 이 규정을 어겨 수정과 착상이 진행되었다고 해서 이미 임신된 아이를 낙태할 수는 없다. 그렇다면 이렇게 태어난 자녀는 상속을 받을 수 있을까? 우리 민법에 의하면 상속은 피상속인의 사망으로 인해 개시되므로, 사망 시점에 이 세상에 존재하지 않았던 자녀는 원칙적으로 상속받을 수 없다고 해야 논리적으로는 맞을 것이다. 그러나 상속제도의 근본 취지 중의 하나가 자연적 혈연관계로 맺어진 자녀에게 재산을 물려 준다는 것이라면, 피상속인의 사망 시점에 존재했는가 아닌가 보다는 이 자녀가 피상속인과 진정한 자연적 혈연관계를 맺고 있는 자녀인가 아닌가가 더 중요할 것으로 판단된다. 따라서 상속제도의 취지를 고려한 목적론적 해석에 따라 이 경우에도 상속을 인정해야 할 것으로 생각된다. 결국 이 부분은 우리 민법이 상속제도를 입법할 때 상정하지 못했던 새로운 상황이므로 장차 입법적으로 해결해야 할 부분이라고 생각된다.

2) 대리모의 법률적 문제

대리모의 형태로는 일반적으로 난임 부부 중 남편의 정자로 대리모에게 인공수정시술을 하는 형태와, 난임 부부의 생식세포로 체외수정된 수정란을 대리모의 자궁에 이식하여 하는 형태로 나누어볼 수 있다. 전자는 대리모가 난자 제공과 임신·출산을 모두 하는 경우이고, 후자는 오로지 임신·출산만을 대신 해주는 경우이다.

우선 현행법상 대리모 계약의 효력에 대해 먼저 살펴보면, 영국이나 미국의 몇몇 주에서는 대리모 계약의 효력을 인정하기도 하나, 독일과 호주 그리고 미국의 몇몇 주에서는 대리모 계약을 무효로 보고 있다. 우리나라에서는 민법 제103조의 선량한 풍속 기타 사회질서 위반으로 무효라고 해석하는 것이 일반적이다. 왜냐하면 우리 민법에 생모에 대한 명확한 규정은 없지만 관련된 여러 규정에서 자녀를 임신하여 출산한 자로 보고 있기 때문이다. 그러므로 생모가 자신의 친권을 타인에게 양도하는 것인 법이 정하고 있는 가치에 반할 뿐만 아니라 나아가 사회질서에도 위반되는 것이라고 할 수 있다. 그런데 이러한 해석은 상업적 대리모, 즉 일정한 금전적 대가를 받기로 하고 대리모를 행하는 경우에는 당연히 타당할 것이나, 이른바 비상업적 대리모의 경우에도 이렇게 해석해야 하는지에 대해서는 반론이 존재할 수 있다. 현재 행해지고 있는 대리모이 유형 중에는 이른바 가족대리모, 즉 난임 여성의 자매나 어머니 또는 다른 여자 친족이 대리모를 하는 경우들이 있는데, 이런 형태의 대리모를 무조건 반사회적인 행위라고 비난할 수는 없을 것이다. 따라서 이에 대한 입법적 해결이 필요하다.

물론 대리모 계약이 반사회적 계약으로서 무효라고 해도 태어난 아이가 무효가 되는 것은 아니다. 그렇다면 이 아이에 대한 친권을 행사할 수 있는 어머니는 누가 될 것인가? 이 경우 난자 제공과 임신·출산을 모두 하는 전통적인 대리모라면 유전적으로나 생물학적으로 자녀의 생모임이 분명하므로 대리모가 어머니로서 친권을 행사하는 것에 의문이 없다. 그런데 단순히 임신·출산만을 대신해주는 대리모가 아이에 대한 친권을 행사할 수 있는지에 대해서는 의문이 있다. 우리 민법은 아이를 임신하여 출산한 자가 아이와 유전적인 연관성이 있는 자와 서로 다를 수 있음을 예상하지 못하고 있기 때문이다. 합리적으로 해석하자면, 우리 민법의 취지는 임신하여 출산한 자라는 표현이 곳곳에 있음에도 불구하고 혈연관계, 즉 유전적인 연관성이 있는 자를 진정한 어머니로 인정한다고 보아야 할 것이다. 왜냐하면 아버지를 인정할 때 그 기준이 바로 혈연관계, 즉 유전적인 연관성이기 때문이다. 따라서 단순히 대리모가 임신·출산만을 대신해주는 경우, 즉 유전적 어머니와 낳아준 어머니가 다를 경우에는 유전적 어머니를 진정한 어머니라고 하는 것이 가족법의 논리상 합당할 것으로 생각된다. 왜냐하면 우리 민법에서 가족관계 문제는 자녀의 복지 문제임과 동시에 친권과 상속권을 포함한 복잡한 문제이기 때문이다. 이런 가족 문제에 있어서는 결국 자연적 혈연관계가 중요시될 수밖에 없다.

나아가 임신·출산 대리를 의뢰한 자와 난자 기증자와 임신·출산한 자가 모두 다른 경우도 생각할 수 있다. 즉 난자를 기증받아 비배우자간 보조생식술을 시행하면서 대리모를 이용하는 경우이다. 이 경우에도 위의 논리를 따르면 결국 난자 기증자가 진정한 어머니라는 결론에 이르게 될 것이다. 다만 이렇게 이해관계가 있는 여러 어머니가 존재할 가능성이 있고, 유전적 어머니가 그 양육 등의 책임을 다하지 않으려고 할 경우인데도 다른 어머니의 친권을 인정할 가능성은 완전히 차단되어야 하는 것인가? 그렇다고 쉽게 대답할 수는 없을 것이다. 예를 들어 임신·출산을 의뢰한 어머니가 막상 태어난 아이가 장애인인 것을 알고 그 책임을 회피하려고 할 때, 대리모가 그 아이를 보살피려고 한다면 대리모가 아이와 유전적인 연관성이 없다는 이유로 그 애정을 외면하는 것은 아이의 복지를 위해서도 결코 바람직하지 않다. 왜냐하면 여전히 아이의 복지는 법률이 보호하고자 하는 중요한 법익 중의 하나이기 때문이다. 따라서 어려운 문제이기는 하지만 아이에 대한 친권을 놓고 소송이 벌어진다면, 우리 민법의 취지를 고려할 때 법원은 일차적으로 아이와의 유전적인 연관성(혈연관계)을, 이차적으로 아이의 복지 문제를 종합적으로 고려하여 판단할 것으로 예상된다. 미국의 여러 판례에서는 누가 진정한 어머니인가에 대해 일률적인 기준보다는 그 사안에 가장 맞는, 즉 당사자의 의사와 자녀의 복지에 가장 합치하는 결론을 내리는 실용적인 태도를 취하고 있다.[19] 우리 민법의 규정이나 우리 법원의 관행으로 볼 때 이러한 판결을 내리기는 쉽지 않겠지만, 이러한 방식을 신중하게 고려할 필요가 있을 것으로 본다.

3) 착상전 유전자진단과 산전 진단의 법적 문제

착상전 유전자 진단이나 산전 진단을 하는 중요한 목적 중 하나는 유전질환의 조기 발견 및 치료이다. 「생명윤리 및 안전에 관한 법률」 제50조 제2항 및 동법 시행령 제21조에는 근이영양증이나 그 밖에 법에 정해져 있는 유전질환을 진단하기 위한 목적으로만 배아 또는 태아를 대상으로 유전자검사를 할 수 있도록 제한되어 있다. 만일 이러한

19 대리모 관련 대표적인 사건으로 베이비 M 사건을 들 수 있다. 윌리엄 스턴과 엘리자베스 스턴 부부는 자녀를 두고자 했으나 아내가 직접 임신 · 출산을 할 수 없는 건강상태여서 아내와 닮은 화이트헤드와 대리모 계약을 체결했다. 1986년 3월에 베이비 M이 태어났는데, 화이트헤드 부부가 아이를 넘겨주지 않아 소송을 제기했다. 1심 법원은 대리모 계약이 합법적이고 스턴 부부가 각각 아이의 유전적인 아버지 그리고 입양을 통한 어머니라고 판결했다. 그러나 2심 법원은 대리모 계약이 불법이고, 아이를 입양하는 대가로 돈을 지불했으니 아기 매매에 해당한다고 보았다. 하지만 스턴 부부의 성품이 훌륭하고 그 가정이 더 안전하고 교육적이어서 아이의 최선의 이익에 맞는다는 이유에서 양육권은 스턴 부부에게 인정하되, 화이트헤드가 법적 어머니로서 면접교섭권을 갖는다고 판결했다. 최종적으로 대법원은 친권은 아이의 출생에 사용된 생식세포를 기준으로 윌리엄 스턴과 화이트헤드에게 귀속되지만, 스턴 부부의 사회경제적 여건이 상대적으로 아이를 더 잘 키울 수 있을 것이기에 아이의 최선의 이익을 생각해 윌리엄 스턴에게 양육권을 주고 화이트헤드가 면접교섭권을 가진다고 판결했다.

진단을 통해 태아에게서 중증의 기형이나 장애가 확인될 경우라면 어떻게 할 것인가? 종교적인 이유가 아니라면 아이의 출생은 아이 자신을 위해서도 부모를 위해서도 결코 최선이라 할 수 없을 것이다. 그러나 이 경우에 우리 모자보건법은 인공임신중절을 할 수 있는 경우로 규정하고 있지 않다. 왜냐하면 이 법 제14조에 따르면 태아가 기형이거나 장애가 있는 것은 인공임신중절을 할 수 있는 요건이 되지 않으며, '본인 또는 배우자'가 법에 정해져 있는 우생학적 또는 유전학적 정신장애나 신체질환이 있는 경우여야 하는 것으로 되어 있기 때문이다. 물론 태아의 부모 중 한 명이 법에 정해져 있는 유전질환을 가지고 있다면 인공임신중절은 법적으로 가능하다.

나아가 태아에게 실제로 문제가 있는데 의사가 진단을 잘못하여 아이가 문제를 가진 채 태어난 경우 의사에게 법적 책임을 물을 수 있는가 하는 문제가 제기된다. 아이에게 문제가 있음을 알았다면 아이가 태어나지 못하도록 조치를 취할 수 있었는데 의사의 잘못으로 그렇게 할 수 있는 기회를 가지지 못했다는 이유에서 부모가 의사에게 법적 책임을 묻는 경우 '잘못된 출생(wrongful birth)'을 이유로 하고, 자신에게 문제가 있음을 알았다면 부모가 조치를 취할 수 있었는데 의사의 잘못으로 그렇게 할 수 있는 기회가 없어 자신이 문제를 가지고 태어났다는 이유에서 태어난 아이가 의사에게 법적 책임을 묻는 경우 '잘못된 삶(wrongful life)'을 이유로 한다. 진단에 있어 의사가 기형아 판별 확률이 높은 검사 방법에 관해 설명하지 않아 다운증후군에 걸린 아이를 출산한 것이 낙태 결정권을 침해당한 것이라며 부모가 의사를 상대로 소송을 제기한 경우가 있었다. 이에 대해 우리나라 대법원은 다운증후군이 모자보건법상 인공임신중절 사유에 해당하지 않고, 인간 생명의 존엄성과 그 가치의 무한함에 비추어볼 때 어떠한 인간 또는 인간이 되려고 하는 존재가 타인에게 자신의 출생을 막아줄 것을 요구할 권리를 가진다고 보기 어렵고, 장애를 가지고 태어난 것 자체가 인공임신중절로 태어나지 않은 것과 비교해서 법적으로 손해라고 단정할 수도 없으며, 장애로 인해 치료비 등 여러 가지 비용이 정상인에 비해 더 소요된다고 하더라도 그 장애 자체가 의사나 다른 누구의 과실로 말미암은 것이 아닌 이상 선천적으로 장애를 지닌 채 태어난 아이 자신이 청구할 수 있는 손해라고 할 수는 없다는 등의 이유에서 의사의 손해배상책임을 인정하지 않았다.[20]

20 대법원 1999.6.11. 선고 98다222857 판결. 이와 비슷한 판결로는 대법원 2002.3.29. 선고 2000다61947 판결이 있다.

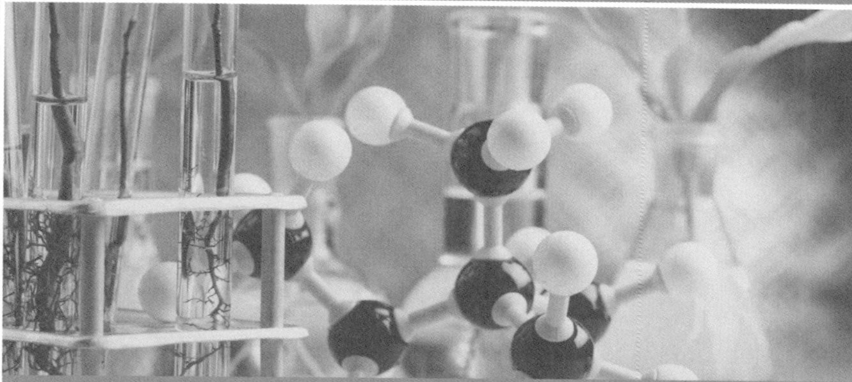

제7장

배아 복제와 줄기세포 연구

1. 배아와 배아 줄기세포

1) 배아와 줄기세포

정자와 난자가 수정하여 수정란(fertilized egg)을 형성하면 수정란은 바로 분열을 시작하여 여러 개의 세포로 이뤄진 덩어리가 된다. 이 각각의 세포들을 할구(cleavage)라 하며, 이 덩어리 전체를 상실배(morula)라고 한다. 수정 후 4~5일째가 되면 이 상실배는 두 층으로 분리되어 내부에서 덩어리를 이루는 내세포 덩어리(innercell mass)와 바깥쪽에서 이를 둘러싸는 영양세포(trophoblast)로 나뉜다. 이 단계를 배반포(blastocyte) 혹은 포배(blastula)라 부른다. 보통 이 단계에서 자궁의 착상이 이뤄지며, 이때부터 배반포는 모체와 영양물질의 교류를 시작하고, 임신이 시작하는 것이다.

수정 후 대략 2주째가 되면 내세포 덩어리는 두 층으로 갈라지며 소위 원시선(primitive streak)이 생겨난다. 이 원시선은 후에 척추의 기원이 되는 자리로 이곳을 근거로 하여 개별 기관들이 발생하기 시작하는데, 일부 학자들은 이전까지의 시기를 전배아(pre-embryo), 그 이후를 배아(embryo)라 부른다. 그러나 이러한 구분 자체가 전배아와 배아를 구분함으로써 연구 목적의 배아 사용을 정당화하려는 시도라는 비판도 있다. 8주째에는 이 기관의 형성이 대략 완성되어 배아는 인체와 비슷한 모습을 갖추는데 이때부터를 태아(fetus)라 부르게 된다.

배반포 단계에서 내세포 덩어리를 꺼내어 배양 접시 위에 올려놓고

세포 배양기에서 잘 배양하면 죽지 않고 계속 분열하며 소위 전분화능(pluripotent)을 가진 '줄기세포(stem cell)'가 된다. 이 줄기세포는 배아에서 유래했기 때문에 '배아 줄기세포(embryonic stem cell)'라고 부른다. 그리고 유산된 태아에서 채취하는 줄기세포는 태아 줄기세포(fetal stem cell)라고 부르고, 골수나 체세포 등에서 유래한 줄기세포를 성체 줄기세포(adult stem cell)라고 부른다. 때로는 태아 줄기세포를 성체 줄기세포의 범주에 넣기도 한다. 전분화능이라는 것은 신경, 혈관, 근육 등 인체를 이루는 여러 다양한 조직으로 분화될 수 있는 가능성을 가졌다는 뜻이다.

이 줄기세포를 40~70회 정도 분열시키면 '불멸화(immortalized)'되어 무한정 분열할 수 있는 세포가 되는데 이를 '줄기세포주(stem cell line)'라고 하며, 이렇게 만드는 것을 '줄기세포주 확립(establishment)'이라고 부른다. 이렇게 확립된 줄기세포주는 다른 사람에게 나눠 주어 배양하게 할 수 있는데 이를 '줄기세포 분양'이라고 부른다. 배아에서 줄기세포를 확립하는 것이 쉽지 않기 때문에 이렇게 세포주의 형태로 만들어야 의미 있는 연구가 가능해진다.

2) 줄기세포 연구의 가치

줄기세포는 먼저 미래 '재생의학(regenerative medicine)'의 실현 가능성을 보여 준다. 전분화능을 가진 줄기세포는 원하는 조직으로 다시 분화할 수 있기 때문에 병이 들거나 죽은 조직에 심어주면 그 조직을 되살릴 수 있다. 이와 같은 치료를 재생의학 혹은 세포치료(cell therapy)라는 이름으로 부른다. 예컨대 심근경색증처럼 심장 근육에 산소가 제대로 공급되지 않아 죽은 조직에 심근세포로 분화되는 줄기세포를 심어주거나, 도파민 분비 세포가 못쓰게 된 파킨슨병 환자에게 이 세포로 분화되는 줄기세포를 넣어주면 병이 완치될 수 있다는 것이다. 또 척수 손상과 같은 질병에도 줄기세포를 심어주면 죽은 신경세포가 살아나게 될 것이라는 희망도 있다.

하지만 실제 임상에서 줄기세포가 이렇게 적용되려면 넘어야 할 장애가 참으로 많다. 현재의 줄기세포, 특히 배아 줄기세포는 우리가 분화 능력을 통제할 수 없기 때문에 사람의 몸에 집어넣으면 여러 조직이 뒤섞인 기형종, 즉 암이 된다. 원하는 특정 조직으로만 분화시키는 기술은 매우 어려우며, 또 일부 분화시킨다고 해도 이것이 사람의 몸에서 문제를 일으키지 않고 안정적으로 기능할지도 입증하기 어렵다. 그래서 아직까지 줄기세포의 임상 응용은 주로 태아 줄기세포나 제대혈 줄기세포, 골수 줄기세포와 같은 성체 줄기세포를 중심으로 시도되고 있다.

이러한 직접적인 응용 외에도 줄기세포는 신약 후보 물질을 시험하는 효과적인 인체 대체 모델이 될 수 있기 때문에 가치가 있다. 여러 갈래로 분화할 수 있는 줄기세포에 새로운 약물 후보 물질을 넣어 그 작용을 살펴본다면 신약의 개발 기간을 대폭 단축할 수 있다. 또 줄기세포를 가지고 다양한 조직으로의 분화가 어떻게 일어나는지를 살펴본다면 암 등의 질병이 어떻게 발생하는지에 대한 실마리를 찾을 수 있을 것이다. 현재 이와 같이 인간의 세포가 어떤 메커니즘으로 분화, 역분화(逆分化)를 일으키는지에 대한 연구가 활발하다. 2000년대 후반부터 진행된, 체세포에 유전자를 집어넣어 역분화를 일으켜 줄기세포를 만드는 유도 전분화성 줄기세포(induced pluripotent stem cell: iPSc)[1]에 대한 연구가 활발한 것도 이런 맥락에서 살펴볼 필요가 있다.

1 유도 전분화성 줄기세포는 때로는 유도만능세포라고 불린다.

2. 배아 연구와 관련된 윤리적 문제

1) 배아의 지위

배아 줄기세포 연구는 배아의 죽음을 전제로 한다. 만약 배아의 도덕적 지위가 온전한 인간의 그것과 동일하다면 어떤 경우에도 배아를 활용한 연구나 배아 조직의 사용은 윤리적으로 정당화되기 어렵다. 배아의 지위에 대한 논쟁은 낙태에 대한 것과 유사한 맥락에 있다. 하지만 낙태가 태아의 죽음으로 종결되는 데 비해, 배아 줄기세포 연구는 인간 종에 속한다고도 볼 수 있는 어떤 존재를 '이용'하여 연구나 질병 치료 등의 목적을 달성하고자 하는 것으로서 어떤 면에서는 더 심각한 윤리적 문제를 갖는다.

보수적인 입장을 대변하는 가톨릭교회의 주장에 의하면 배아는 수정된 순간으로부터 온전한 인간의 생명으로서 절대적으로 보호받아야 한다. 그 이유는 수정란으로부터 출생한 신생아에 이르기까지 인간 생명이 시작하는 절대적 순간을 설정할 수 없으며, 따라서 그 생명의 연속성(continuity)이 존중되어야 하고, 수정란 및 배아는 추후 인간으로 발달하기 위한 모든 잠재성(potency)을 갖추고 있는 존재이기 때문이다. 또 이미 앞 장에서 살펴본 것처럼 가톨릭교회는 체외수정시술(IVF)을 비윤리적인 것으로 단죄한다. 따라서 비윤리적인 체외수정시술의 결과로 생긴 배아를 이용하는 연구 역시 받아들여질 수 없다. 본래 악한 것으로부터 선한 것이 나올 수는 없기 때문이다. 그러므로 인간 배아의 생성, 잔여배아의 연구, 잔여배아로부터의 배아 줄기세포 확립을 통한 치료 시도 모두가 윤리적으로 정당화될 수 없는 것이다.

다른 한편에는 배아의 지위를 그저 인간의 다른 세포나 조직과 다를 바 없다고 보는 입장이 있다. 줄기세포를 확립하는 데 사용되는 배반포 시기의 배아는 수십 개의 세포로 이뤄진 눈에 잘 보이지도 않는 조직이다. 우리는 현재 살아 있는 사람의 세포나 조직에 대해 수많은 연구를 하고 있다. 그렇다면 배아라고 해서 달라야 할 이유가 무엇인가? 의식은 물론 전혀 고통도 느낄 수 없는 배아에게 특별한 인격적 지위를 부여할 필요는 없다는 것이다. 그러나 이 입장은 어쨌든 자궁에 착상을 시키면 온전한 인간으로 발달 가능한 배아의 잠재성을 무시한다는 약점이 있다.

마지막으로 인간의 배아, 특히 특정 시점 이전의 배아에 대해 완전한 인간으로서의 도덕적 지위를 인정할 수는 없지만, 인간으로 발달 가능한 잠재력을 갖춘 특수한 존재로 인정하려는 입장이 있다. 영국의 「워녹 보고서(Warnock Report)」(1984)는 배아의 도덕적 지위는 성장하면서 점차 발전하는 것으로, 초기 배아 단계에서 연구의 윤리적 정당성은 그 연구가 가져올 이득과 배아를 보호함으로써 얻는 이득을 비교해서 결정해야 한다는 입장을 밝히고 있다. 그 결과 몇 가지의 경우에 한해 수정 후 14일 이내의 배아를 연구 및 치료용으로 사용하는 것이 윤리적으로 정당화된다. 수정 후 원시선이 생기는 14일 이후가 되면 그 배아는 개체성(individuality)을 갖춘 존재로 여길 수 있지만 그 이전의 단계에서는 이를 인정하기 어려우므로 도덕적 지위의 차원에서 비교적 낮은 단계에 있다고 할 수 있기 때문이다. 그러나 이러한 주장은 원시선이 항상 특정 시점에만 나타나는 것은 아니므로 14일이라는 절대적인 시간을 정해놓을 수 없으며, 원시선의 설정 역시 임의적인 기준에 불과하다는 비판을 피하기는 어렵다. 하지만 현실적으로 배아 연구 자체를 완전히 금지할 수 없다면, 특정 시점을 정해놓는 편이 제도의 구비라는 점에서 더욱 합리적이기 때문에 이 주장은 결함이 있음에도 불구하고 여러 나라에서 받아들여지고 있다.

2) 인간의 수단화

인체는 상업적인 거래나 매매의 대상이 될 수 없다. 만약 그렇다고 하면 이는 인간의 존엄성을 심각하게 훼손하는 일이자 인간을 착취하고 노예화하는 것이기 때문이다. 그 때문에 장기 매매가 허용되지 않고 있으며, 재생이 되는 혈액도 매매를 금지하고 기증(헌혈)만을 받고 있다. 그렇다면 인간 배아 줄기세포 연구를 위해 배아를 일부러 '생성'하는 것은 어떨까? 이것은 특정 목적(연구)을 위해 인간으로서 발달할 잠재력이 있는 어떤 존재—보수적 관점에 따르면 인간 그 자체—를 만드는 것이 된다. 이것은 인간을 수단화하는 행위로 보일 수 있다.

하지만 인간의 다른 조직, 심지어 인간 그 자체도 기증을 받거나 동의를 한 상태에서 연구 목적으로 사용되고 있다. 그렇다면 이들도 '수단화'되었다고 할 것인가? 이는 그렇게 보기 어렵다. 왜냐하면 조직의 기증자 혹은 연구 대상자가 사회적 선을 위해 자신의 몸을 이용하는 데 동의했고 자발적으로 참여했기 때문이다. 이와 같은 전제가 없다면 이러한 연구도 당연히 비윤리적이라고 할 수 있을 것이다.

그렇다면 배아 연구는 어떨까? 배아 연구는 많은 장점을 가지고 있기 때문에, 이를 원하는 남자와 여자가 각기 이런 용도로 사용하게끔 정자와 난자를 제공한다면, 이들을 가지고 배아를 만들어 연구하면 안 될 이유는 무엇일까? 이는 다시 배아의 지위 문제로 되돌아간다. 만약 배아가 인간의 피부나 구강 상피세포와는 다른 어떤 특별한 지위가 있다면 이 두 '조직'은 다르게 취급되어야 하며, 같다면 동일하게 취급하지 못할 이유가 없다. 그런데 앞에서 살펴본 대로 다수 인류의 직관은 배아가 어쨌든 '인간으로서 발달한 잠재성'을 지니고 있기 때문에, 인격을 갖춘 완전한 인간이라고는 보기 어렵다 해도 적어도 다른 세포나 조직과는 다른 특별한 가치를 지니고 있다고 보는 것 같다. 이런 이유로 배아 연구를 허용하고 있는 나라에서도 수정 후 14일이 지난 배아에 대한 연구는 대개 금지하고 있다. 그러므로 배아를 의도적으로 '만들어' 연구를 하는 것은 '불가피하게' 생성된 잔여 배아에 대해 연구를 하는 것보다 더 윤리적으로 문제가 많다고 여겨지고 있다.

물론 잔여배아에 대한 연구 역시 인간을 수단화한다는 비판에서 완전히 자유롭기는 어렵다. 다만, 배아를 동결해서 영구적으로 보관하는 것은 사실상 불가능하기 때문에 언젠가 폐기되어야 할 배아를 의학 발전이라는 선의의 목적으로 사용할 수도 있지 않겠느냐는 입장이 어느 정도 설득력이 있을 뿐이다. 이런 경우에도 소위 이득/해악(benefit/harm)의 관점에서 볼 때 연구의 가치가 얼마나 되어야 배아 파괴 및 연구 목적 사용을 정당화할 수 있느냐는 어려운 물음이 제기된다. 또한 배아의 이용에 대해 '누가' 동의를 할 수 있는가도 문제가 된다. 일반적으로는 그 배아를 생성하는 데 기여한 '부모', 즉 정자와 난자 기증자가 되지만, 이들이 이러한 권리를 진실로 가지고 있는가도 생각해볼 여지가 있다.

3) 배아 복제와 개체 복제

소위 '체세포복제 배아를 이용한 줄기세포 연구'는 황우석 박사 사건을 통해 우리 국민들에게 널리 알려졌지만, 여기에는 더욱 심각한 윤리적 문제들이 존재한다. 우선 연구 목적을 위해 배아를 창출하는 것에 대해서는 인간을 수단화한다는 비판의 소리가 높다. 그런데 체세포복제 배아 줄기세포 연구를 위해서는 어쨌든 '배아'를 창출해야 한다. 물론 이렇게 만들어진 배아가 정자와 난자가 수정한 배아와 '동일한(identical)' 인간 배아이냐에 대해서는 다른 주장도 있다.[2] 즉 인간의 유전적 고유성(uniqueness)이 어쨌든 정자와 난자의 염색체(n)가 함께 결합해서 전혀 새로운 유전체(2n)를 만드는 데 기인한다고 하면, 이 '복제 배아'는 체세포 기증자의 유전체(2n)와 동일하기 때문에 그러한 고유성을 인정할 수 없고, 그렇다면 이 '배아'는 온전한 의미의 인간 배아가 아니지 않겠느냐는 것이다. 하지만 그렇다 하더라도 이 '배아'를 자궁에 착상시키면 이미 소나 돼지와 같은 동물의 복제에서 본 대로, 매우 낮은 확률이기는 하지만 인간 존재, 즉 복제 인간이 태어나게 될 것이다. 즉 인간 개체로 발달할 수 있는 잠재성을 가진 존재라고 한다면 이것이 배아가 아닐 수는 없는 것이다. 따라서 체세포복제 배아 생성은 연구 목적의 배아를 임의로 창출하는 행위가 되기 때문에 윤리적 위험이 더 크다.

여기에 연구 목적의 난자 기증 문제가 따라붙는다. 수음을 통해 채취하는 정자는 그 자체로 기증자의 신체에 큰 해가 없지만, 연구 목적의 배아 창출을 위해서는 인간의 난자가 필요한데, 앞 장에서 설명한 대로 난자 기증에는 여러 신체적인 부작용이 수반될 수 있다. 인간 난자는 오로지 인간 여성에게서만 채취할 수 있기 때문에 이는 여성의 몸을 수단화하여 착취하는 것이라는 비판의 목소리도 높다. 황우석 박사 사건에서 129명의 여성이 난자를 기증했는데 그중 순수한 의미의 기증자는 몇 되지 않았으며, 대부분은 금전적인 보상을 이유로 난자를 제공했고, 일부는 심한 후유증에 시달리는 것을 볼 때 이와 같은 비판은 실질적으로 설득력을 갖는다. 이는 자신의 아기를 가질 목적으로 체외수정시술(IVF)을 위해 난자를 채취하는 것과는 전혀 의미가 다르기 때문이다.

마지막으로 인간 개체 복제에 대한 우려가 있다. 인간의 개체 복제는 윤리적·사회적으로 커다란 문제를 일으킬 수 있다. 체세포복제 기

2 M. Harrison, "In the Matter of the Human Fertilization and Embryology Regulations 2000." www.care.org.uk/resource/docs/response_stem.htm

술로 만들어진 인간 배아를 자궁에 이식하면 복제 인간이 태어날 수 있는데, 이는 어떤 목적을 위해 의도적으로 특정한 인간을 '만든' 것으로서 인간을 수단화하는 것이다. 라엘리안과 같은 그룹은 의도적으로 복제 인간을 만들어 뇌의 기억을 옮김으로써 영생할 수 있다는 주장을 펴기도 하며, 일부는 장기 이식 목적의 복제 인간을 만드는 일을 상상해 보기도 한다. 헉슬리(Aldous L. Huxley)는 체세포 핵이식은 아니지만 배분할법을 이용해 신분이 낮은 사회 계층의 노동자를 여러 명 만들어 노동을 시키는 것을 『멋진 신세계(*The Brave New World*)』(1932)에서 묘사하기도 했다. 이들은 모두 평등하게 태어난 모든 인간의 근원적인 존엄과 인권을 모독하는 행위가 될 것이다. 또한 자연적 '부모'가 없는 복제 인간을 만들게 되면 부부의 결합과 그로 인한 가정이 토대가 되는 사회의 근원적인 구조를 붕괴시킬 것이라는 우려도 있다.

하지만 인간의 개체 복제 역시 다른 방법으로는 아기를 가질 희망이 없는 불임 부부나 동성애자 커플의 생식 수단으로 고려되기도 한다. 이는 극단적으로 자유주의적인 입장이지만 현재의 기술력으로는 큰 설득력이 없다. 즉 돼지나 소 등의 복제 동물에서 보았을 때 이식한 배아에 대해 복제 동물이 태어날 확률은 5% 정도이며, 그나마 심장이나 뇌의 기형 등 많은 문제를 안고 태어나는 동물이 많다. 즉 정상적으로 기능하는 복제 동물을 태어나게 할 수 있는 확률은 매우 낮다는 것이다. 이를 인간에게 적용하면 일단 복제 배아를 만들기 위해 수많은 난자가 필요하며, 또 이를 착상시킬 수많은 대리 임신모가 있어야 복제 인간의 탄생이 가능하다는 것이다. 만약 이렇게 태어난 복제 인간이 뇌질환이나 심장질환을 가지고 있다면 이에 대해 어떻게 할 것이며, 이를 만든 의료진은 어떤 책임을 질 것인가? 동물이라면 안락사를 시키면 되겠지만 사람도 그렇게 할 수 있겠는가? 그렇기 때문에 현실적으로는 인간 개체 복제를 시도하려는 의사나 과학자는 매우 드물 것이며, 동물 복제

기술이 일반적인 인공 수정 정도의 성공률을 거두게 되지 않는 한 복제 인간의 탄생은 어려울 것이다.

그러나 이와 같이 많은 문제들 때문에 지구상의 모든 나라는 인간 개체의 복제에 반대하고 있으며, 배아 복제에 대해서도 2005년 UN에서 '모든 형태의 인간 복제를 금지'하는 결의안이 찬성 84 대 반대 34, 기권 37표로 의결된 것처럼, 많은 나라에서 우려하고 있는 것도 사실이다.[3]

4) 이종 배아 생성과 인간 배아 줄기세포의 동물 이식

인간의 배아 또는 난자와 체세포핵을 이용한 체세포복제 배아 줄기세포 연구가 위와 같은 많은 문제점을 안고 있기 때문에, 이를 극복하기 위한 수단으로 동물의 난자에 사람의 체세포핵을 이식해서 줄기세포를 만들려고 하는 시도가 있어왔다. 사용되는 동물로는 쥐, 토끼, 소 등이 있는데, 이들의 난자는 어쨌든 구하기 쉽고 인간 난자에 비해 비교적 다루기도 쉬운데다가 그것의 사용에 수반되는 물의를 일으키지 않기 때문이다. 그리고 이와 같은 연구를 통해 체세포핵의 유전자(DNA)가 어떤 경로를 거쳐 소위 '역분화(逆分化)'를 일으키는지에 대한 실마리를 얻을 수 있을 것이며, 이는 줄기세포 연구에서 핵심적인 부분이 될 수 있다.[4] 하지만 이는 이종 교잡이라는 윤리적 문제를 제기한다. 즉 동물의 난자를 인간의 정자로 수정해서 반인반수(半人半獸)의 잡종을 만든 것은 아니지만, 어쨌든 수핵세포질(난자)이 동물로부터 기

3 United Nations Declaration on Human Cloning. 2005년 8월 3일. 우리나라는 이 결의안에 반대했다.

4 Bioethics Policy Research Center, "2008 Korea-UK Stem Cell Research Ethics & Guidelines Symposium" 자료집, pp.25-34.

원했고, 여기에 인간의 체세포핵을 주입하여 배아를 생성했다는 것은 대부분의 사람에게 도덕적 혐오감(moral repugnance)을 불러일으킬 수 있다. 또 만약 이와 같은 배아를 동물, 또는 사람의 자궁에 착상시켜 태어나게 한다면 그 존재의 정체는 무엇인가?

또 인간 배아 줄기세포의 분화 능력과 잠재력 등을 알아보기 위해 이를 동물의 배아 혹은 배반포에 주입해서 발달 단계를 보는 연구가 있다. 이는 인간 배아 줄기세포 연구에서 매우 필요한 부분이지만 특히 뇌세포나 생식선의 경우 인간 종의 본질적 정체성과 관련이 있다는 점에서 큰 문제가 될 수 있다. 만약 인간의 뇌세포가 쥐의 뇌의 발달에 기여하게 된다면, 혹은 생식세포가 쥐의 생식선에 들어가 정자나 난자로 발달한다면 그 결과가 어떻게 될지에 대해서는 아직 알려진 바가 없으며, 따라서 이와 같은 연구는 매우 신중하게 접근해야 한다.[5]

마지막으로 인간 배아 줄기세포를 조직 발생 능력이나 암 유발 가능성 등을 알아보기 위해 실험동물에 주입하는 경우가 있다. 이와 같은 연구는 인간의 골수나 혈액세포 등을 누드마우스 등 면역을 억제한 쥐에 주입하여 질병 모델을 만드는 등 일반적인 생물학 연구에서 널리 쓰이고 있다. 이들 줄기세포가 출생 이후의 실험동물에 주입되었을 때 뇌나 생식선으로 분화될 우려는 별로 없지만, 파킨슨병과 같은 질병 모델에서 인간의 신경조직 줄기세포를 동물의 뇌에 주입할 수 있기 때문에 이와 같은 연구는 주의 깊게 수행되어야 한다.

5) 충분한 정보에 의한 동의와 프라이버시 보호

배아 연구나 인간 배아 줄기세포 연구 역시 인간을 대상으로 하는

5 권복규·박은정, 『줄기세포 연구자를 위한 생명윤리』, 서울: 세창출판사, 2007, pp.223-226.

연구의 범주에 들어간다. 여기서 일차적인 연구 대상은 '배아'이지만, 실제로는 배아나 정자, 난자, 때로는 체세포 등을 기증한 기증자들이 연구 대상자가 된다. 배아 및 배아 줄기세포 연구가 이렇듯 많은 문제점을 안고 있기 때문에 여기에 참여하는 연구 대상자들은 자신이 어떠한 연구에 참여하는지, 자신의 몸에서 유래된 정자나 난자 혹은 배아로 어떤 목적의 무슨 연구를 할 것인지 등에 대해 충분한 정보에 의한 동의의 원칙에 맞게 사전에 충분한 설명을 들은 뒤 이를 완전히 이해하고 동의해야 할 것이다. 때로 이 동의 과정은 일반적인 의학 연구 참여를 위한 동의 과정보다 훨씬 더 복잡하고 세밀해야 할 필요도 있다. 즉 이중 삼중의 안전장치를 만들 필요가 있으며, 연구 대상자가 잘못된 생각이나 정보, 혹은 판단에 의해 이와 같은 기증을 하려는 것이 아닌가에 대해 중립적인 위치에 있는 사람이나 기구가 면밀한 판단을 내릴 필요가 있다.

기증자들의 프라이버시와 의료 기밀 역시 확실하게 보장되어야 한다. 정자와 난자와 같은 생식세포 기증은 다른 신체 조직의 기증보다도 더욱 민감한 사항이며, 배아의 기증 역시 논의가 분분한 행위이므로 이와 같은 일을 했다는 사실이 꼭 알 필요가 있는 사람들 외에 알려지는 것은 바람직하지 않다.

배아 줄기세포 연구에 이와 같이 다양한 윤리 문제가 있고, 연구 대상자 보호 역시 더욱 엄격하게 이뤄져야 하기 때문에 최근의 국제적인 지침들은 이와 같은 연구를 허용한다 할지라도 특별히 이런 문제를 다룰 수 있는 전문적인 윤리위원회의 엄격한 감독을 받을 것을 권장하고 있다. 미국국립과학아카데미는 이를 '배아 줄기세포 연구 감독 위원회(Embryonic Stem Cell Research Oversight: ESCRO)'라고 부르며, 국제줄기세포학회(ISSCR) 역시 줄기세포 연구 감독 기능이 있는 특별한 기구(Stem Cell Research Oversight: SCRO)를 설치할 것을 권장한다.[6] 이와 같은 기구는 피험자 보호를 목적으로 하는 '기관생명윤리위원회(IRB)', 실험동물의 적절한 사용을 보장하는 '동물실험윤리위원회(IACUC)' 등 관련 기구와 함께 배아 줄기세포 연구의 윤리성과 과학적 타당성을 담보하는 역할을 한다.

3. 성체 줄기세포 연구의 윤리적 문제

1) 인체조직의 상업화

배아 줄기세포 연구의 경우 많은 윤리적 문제점이 있기 때문에 흔히 '윤리적 문제가 없다'고 생각되는 성체 줄기세포 연구가 배아 줄기세포 연구의 대안으로 제시되기도 한다. 그러나 성체 줄기세포는 이미 분화가 어느 정도 되어 있는 줄기세포로서 배아 줄기세포 연구의 모든 측면을 대신하기는 어려우며, 성체 줄기세포 연구라고 해서 윤리적 문제가 전혀 없는 것은 아니다. 성체 줄기세포 연구 역시 인간 연구 대상자를 대상으로 하는 연구이기 때문에 인간 연구 대상자를 대상으로 하는 의학 연구의 모든 과정을 준수해야 하며, 연구 과정에서 기관생명윤리위원회(IRB)의 감독을 철저하게 받아야 한다.

현재까지 드러난 성체 줄기세포 연구의 모습을 볼 때 상업화(commercialization) 가능성과, 무분별한 임상시험이 큰 문제로 지적된다. 또한 태아 줄기세포를 성체 줄기세포의 일부로 본다면 태아 줄기세포의 획득 과정에서 인공임신중절, 태아 조직의 사용에 대한 동의 등 특수한 윤리적 문제가 제기된다. 이를 간단히 살펴보면 임신중절 결정

6 권복규·박은정 외, 앞의 책, pp.127-131, 248-253.

은 태아 조직의 연구 목적 사용과 별개로 이뤄져야 하며, 동의를 받는 시점은 임신중절 결정을 내린 다음이어야 하며, 이 연구는 물론 IRB의 철저한 감독을 받아야 한다는 것 등이다.

우리나라에서 널리 알려진 성체 줄기세포는 제대혈(cord blood)과 골수(bone marrow stem cell)다. 이 중에서도 제대혈은 아기가 태어날 때 태반과 탯줄에서 모으는 혈액으로 조혈모세포와 줄기세포가 풍부하게 들어 있어 훗날 혹시 걸릴지도 모르는 질병의 치료용으로 동결 보관을 해주는 상업적인 제대혈은행이 성업 중이다. 이들 외에도 제대혈 유래 줄기세포를 가지고 환자 치료 및 연구를 하는 의료기관들이 있다. 그 과정에서 일부 산부인과 의사들이 분만 도중에 채취한 제대혈을 산모의 동의를 받지 않고 다른 의료기관에 팔아 수익을 올린 행위가 적발되기도 했다.[7] 이는 비윤리적인 것이며, 설사 산모가 동의하더라도 제대혈과 같은 인체조직을 수익을 올리기 위해 판매할 수는 없다.

2) 무분별한 임상시험

성체 줄기세포 연구의 더 커다란 문제점은 충분한 과학적 증거와 동물실험 없이 무분별한 임상시험이 많이 이뤄지고 있다는 것이다. 배아 줄기세포는 동물의 체내에 들어가면 마구잡이로 분화해서 암을 일으킬 가능성이 있기 때문에 인간을 대상으로 하는 임상시험은 대단히 신중하게 시도되어야 한다. 동물을 대상으로 하는 전임상시험에서 충분히 안전성이 입증되어야만 사람에게 적용할 수 있기 때문이다. 그러나 어느 정도 분화가 된 성체 줄기세포는 그럴 위험이 적기 때문에 여러 의료 영역에서 임상시험이 시도되고 있다. 하지만 무분별한 임상시험

7 동아일보, 2005년 4월 12일 기사.

으로 인한 피해 사례가 계속 보고되고 있으며, 심지어 일부 의료기관은 줄기세포에 대한 맹신을 틈타 탈모증 치료나 성기 확대 등의 목적으로 줄기세포 시술을 한다고 광고하는 곳도 생겨났다. 골수 이식술과 같이 확립된 치료법이 아닌 성체 줄기세포 연구 역시 몇 건의 줄기세포 치료제로 허가된 경우를 제외하면 대부분 아직 임상시험 단계에 머물고 있다. 이러한 연구는 충분한 동물실험과 과학적 타당성을 가지고, 자격 있는 연구자가 매우 조심스럽게 수행해야 한다. 그렇지 않으면 연구 대상자에게 더 커다란 고통을 안겨줄 뿐이며, 이는 연구를 구실로 해서 무고한 연구 대상자를 착취하는 행위와 다를 바 없다.

4. 배아 연구와 줄기세포 연구의 법적 규제

배아 연구와 줄기세포 연구에 대해서는 우선 「생명윤리 및 안전에 관한 법률(이하 생명윤리안전법)」에 의해 규율되고 있다. 특히 이 법은 수많은 생명과학 분야 중에서 특히 배아 연구와 유전자연구의 규율에 집중하고 있다. 이 법은 2004년 1월 29일 법률 제7150호로 처음 제정되어 2005년 1월 1일부터 시행되었다. 그 후 현재까지 여러 번 개정이 있었으나, 그 중 중요한 것은 2012년의 전면 개정되어 2013년 2월 2일자로 시행된 개정 법률이다.

생명윤리안전법은 제4장은 배아의 생성과 연구에 대해 규율하고 있는데, 인간 복제의 금지, 체외수정 배아의 생성과 연구, 그리고 배아 줄기세포주에 대한 내용으로 구성되어 있다.

법 제20조 제1항에서는 "누구든지 체세포복제 배아 및 단성생식 배아를 인간 또는 동물의 자궁에 착상시켜서는 아니 되며, 착상된 상태를 유지하거나 출산하여서는 아니 된다"고 규정하고 있으며, 같은 조 제2

항에서 "누구든지 제1항에 따른 행위를 유인하거나 알선하여서는 아니 된다"고 규정하고 있다. 그리고 법 제21조 제1항에서는 인간의 배아를 동물의 자궁에 착상시키거나 동물의 배아를 인간의 자궁에 착상시키는 행위를 금지하고 있으며, 제2항과 제3항에서는 인간의 난자를 동물의 정자로 수정시키거나 동물의 난자를 인간의 정자로 수정시키는 행위, 핵이 제거된 인간의 난자에 동물의 체세포핵을 이식하거나 핵이 제거된 동물의 난자에 인간의 체세포핵을 이식하는 행위, 인간의 배아와 동물의 배아를 융합하는 행위, 다른 유전 정보를 가진 인간의 배아를 융합하는 행위 및 이로 인해 생성된 것을 인간 또는 동물의 자궁에 착상시키는 행위 등을 금지하고 있다.

법 제22조 이하에서는 체외수정 배아에 대해 논하고 있다. 체외수정 배아는 임신을 목적으로 체외수정의 방법에 의해 생성된 배아를 말하며, 체외수정으로 생성된 배아 중 임신의 목적으로 이용하고 남은 배아를 법 제2조 제4호에서 '잔여배아'라고 정의하고 있다. 생명윤리안전법은 이 잔여 배아에 한해서 일정한 요건을 갖춘 경우에는 연구를 위해 사용할 수 있도록 하고 있다. 법 제23조 제1항에서는 "누구든지 임신 외의 목적으로 배아를 생성해서는 안 된다"고 규정하고 있으며, 제3항에서는 "누구든지 금전 또는 재산상의 이익 그 밖의 반대급부를 조건으로 배아나 난자 또는 정자를 제공 또는 이용하거나 이를 유인하거나 알선해서는 아니 된다"고 금지하고 있다. 따라서 연구용이라 할지라도 정자 매매나 난자 매매는 할 수 없다.

이러한 체외수정 배아는 반드시 배아생성의료기관에서 생성되어야 한다. 법 제22조 제1항에 따르면 배아생성의료기관은 "체외수정을 위해 난자 또는 정자를 채취·보존하거나 이를 수정시켜 배아를 생성하려는 의료기관"이다. 즉 배아를 생성하려는 의료기관은 보건복지부 장관으로부터 배아생성의료기관으로 지정받아야 한다. 배아생성의료기관은 법 제24조 제1항에 따라 동의권자(난자 기증자, 정자 기증자, 체외수정 시술대상자 및 해당 기증자·시술대상자의 배우자가 있는 경우 그 배우자)의 서면 동의를 받아야 하며, 아울러 법 제24조 제2항에 따라 동의권자에게 충분한 설명을 제공해야 한다. 법 제24조 제1항에 따르면, 서면 동의 사항에는 배아 생성의 목적, 보존 기간 및 보존에 관한 사항, 폐기에 관한 사항, 동의 변경 및 철회에 관한 사항, 동의권자의 권리 및 정보 보호 등이 있으며, 특히 "잔여 배아 및 잔여 난자를 연구 목적으로 이용하는 것에 대한 사항"이 있다. 따라서 배아생성의료기관에서 잔여 배아를 연구용으로 이용하겠다는 동의가 있었다면, 그 동의에 따라 배아생성의료기관은 배아연구기관에 연구용 잔여 배아를 제공할 수 있다. 따라서 배아연구기관이 따로 연구를 위해 동의를 얻을 필요가 없고 얻어서도 안 된다. 다만 법 제25조 제1항 단서에 따라 5년 미만을 보존기간으로 정한 경우에는 따로 동의를 받아야 한다.

법 제26조 제1항에 따르면 배아생성의료기관이 배아연구기관에게 연구에 필요한 잔여 배아를 제공하는 경우에는 무상으로 해야 한다. 다만, 법 제26조 제1항 단서에 따라 배아생성의료기관은 잔여배아 및 잔여난자의 보존 및 제공에 든 경비를 보건복지부령이 정하는 바에 따라 배아연구기관에 요구할 수 있다.

법 제27조 제1항과 제2항은 배아생성의료기관이 난자를 채취할 경우 채취 전에 난자 제공자에 대해 건강 검진을 시행할 것 및 건강 기준에 미달하는 자로부터의 난자 채취를 하지 못하도록 규정하고 있다. 또한 법 제27조 제3항은 동일 난자 기증자로부터의 난자 채취 빈도를 제한하고 있다. 시행령에 따르면 난자 채취 빈도는 평생 3회로 하되, 6개월 이상의 기간을 두고 난자 채취를 하도록 하고 있으며, 난자 채취로 부작용이 발생한 경우에는 그 부작용이 완치된 후 6개월이 지나야 난자를 다시 채취할 수 있도록 하고 있다. 배아생성의료기관은 법 제27

조 제4항에 따라 난자 제공에 필요한 시술 및 회복에 소요되는 시간에 따른 보상금 및 교통비 등에 관해 보건복지부령으로 정하는 금액을 난자 제공자에게 지급할 수 있다.[8]

법 제29조에 따르면 배아의 보존 기간이 경과된 잔여 배아는 발생학적으로 원시선이 나타나기 전까지 법이 정한 목적으로 체외에서 이용할 수 있다. 이때 법이 정한 목적은 1) 난임 치료법 및 피임 기술의 개발을 위한 연구, 2) 근이영양증, 그 밖에 대통령령이 정하는 희귀·난치병의 치료를 위한 연구, 3) 그 밖에 국가생명윤리심의위원회의 심의를 거쳐 대통령령이 정한 연구로 되어 있다.[9]

잔여 배아를 연구하고자 하는 자는 배아연구기관으로 등록하고(법 제29조 제2항), 배아연구계획서와 배아연구기관 내에 설치된 기관생명윤리위원회의 심의 결과에 관한 서류, 그리고 연구에 이용되는 잔여 배아의 수량·수집 방법 등이 포함된 이용계획서 등을 첨부하여(시행규칙 제28조 제2항) 보건복지부 장관에게 승인을 얻어야 한다(법 제30조 제1항). 이 잔여 배아 연구로 가장 중요한 것은 배아 줄기세포주 수립 연구이다. 앞서 언급한 배아 줄기세포를 연구에 이용하기 위해서는 사전에 배아 줄기세포주를 수립하는 것이 필요하다. 배아 줄기세포주를 수립하기 위해서는 배아를 이용해야 하므로, 배아 줄기세포주를 수립하는 연구는 배아 연구에 해당한다. 따라서 배아 줄기세포주를 수립하려는 과학자는 배아연구기관으로 등록하고 보건복지부 장관으로부터 연구에 대한 승인을 얻어야 한다. 현실적으로 배아 줄기세포주를 수립하는

8 시행규칙 제24조에서는 이에 대해 교통비, 식비, 숙박비, 시술 및 회복에 걸리는 시간에 따른 보상금 등을 규정하고 있다.

9 대통령령인 시행령 제12조 제1항에서는 다발경화증, 헌팅턴병, 유전성 운동실조, 근위축성 측상경화증, 뇌성마비, 척수손상, 선천성 면역결핍증, 무형성 빈혈, 백혈병, 골연골 형성이상, 부신백질이영양증, 이염성백질이영양증, 크라베병 등을, 난치병으로 심근경색증, 간경화, 파킨슨병, 뇌졸중, 알츠하이머병, 시신경 손상, 당뇨병, 후천성면역결핍증 등을 정하고 있다.

단계에서 특정 질환을 치료하려는 목적을 명시적으로 가지기는 어려운 일이다. 따라서 이 조항은 배아 줄기세포주 수립에 관한 한 실제 연구 현장을 잘 반영하지 못했다는 평가를 받을 수 있을 것이다.

법 제31조 제1항은 누구든지 배아 연구의 목적에 관련된 규정에서 정한 희귀·난치병의 치료를 위한 연구 목적 외에는 체세포핵이식 행위 또는 단성생식 행위를 해서는 아니 된다고 규정하고 있다. 시행령 제14조에서는 체세포핵이식 행위 또는 단성생식 행위를 할 수 있는 연구로 1) 체세포복제 배아 또는 단성생식 배아를 생성하고 이를 이용하여 배아 줄기세포주를 수립하는 연구, 2) 시행령에서 정한 난자를 이용하는 연구,[10] 3) 발생학적으로 원시선이 나타나기 전까지의 체세포복제 배아 또는 단성생식 배아를 체외에서 이용하는 연구 등을 정하고 있다. 법 제31조 제3항에 따르면 체세포복제 배아 또는 단성생식 배아를 생성하거나 연구하고자 하는 자는 일정한 시설과 인력을 갖추고 보건복지부장관에게 등록해야 한다. 그리고 이 연구기관이 체세포복제 배아 또는 단성생식 배아를 생성하거나 연구하려면 보건복지부 장관에게 연구계획서를 제출하여 승인을 받아야 한다(법 제31조 제4항).

줄기세포 연구라는 관점에서 지금까지 서술한 내용을 정리하면 다음과 같다. 첫째, 배아, 체세포복제 배아, 단성생식 배아 등으로부터 배아 줄기세포주를 수립하기 위해서는 배아연구기관 혹은 체세포복제 배아 등의 연구기관으로 등록하고 보건복지부 장관의 승인을 받아야 한다. 둘째, 배아 연구 혹은 체세포복제 배아 등의 연구를 위해 필요한

10 시행령 제14조 제1항 제2호에서는 이에 대해 다음과 같이 정하고 있다. 가. 배아 생성을 위하여 동결 보존된 난자 중에 임신이 성공되는 등의 사유로 폐기할 예정인 난자. 나. 미성숙 난자 또는 비정상적인 난자로서 배아를 생성할 계획이 없어 폐기할 예정인 난자 다. 체외수정시술에 사용된 난자로서 수정이 되지 아니하거나 수정을 포기하여 폐기될 예정인 난자. 라. 난임(難姙) 치료를 목적으로 채취된 난자로서 적절한 수증자(受贈者)가 없어 폐기될 예정인 난자. 마. 적출된 난소에서 채취한 난자.

잔여배아 혹은 잔여난자는 배아생성의료기관으로부터 제공받아야 한다. 배아생성의료기관은 연구용으로 배아를 생성하지 못하며, 연구용으로 제공할 경우에도 임신 목적으로 이용하고 남은 잔여배아 혹은 잔여난자를 동의권자의 동의를 얻어 무상으로 제공해야 한다. 셋째, 이렇게 수립된 배아 줄기세포주는 배아 줄기세포주 연구기관에게 제공되어 배아 줄기세포주 연구를 진행하게 된다.

이 세 번째 단계의 배아 줄기세포주 연구에 대해서는 법 제33조 이하에서 규정하고 있다. 기본적으로 수립된 배아 줄기세포주에서 배아 줄기세포를 분양받아 연구하는 것은 배아 줄기세포주를 수립하기 위해 잔여배아나 체세포복제 배아 등을 파괴하는 것과는 성격을 달리한다. 따라서 줄기세포주 연구는 보건복지부 장관의 승인을 얻을 필요가 없는 등 배아 연구에 비해 규제가 완화되어 있다.

배아 줄기세포주를 수립하거나 수입한 자는 그 배아 줄기세포주를 보건복지가족부 장관에게 등록해야 한다(법 제33조 제1항). 배아 줄기세포주를 수립한 자가 그 배아 줄기세포주를 제공하려면 기관생명윤리위원회의 심의를 거쳐야 하며(법 제34조 제1항), 배아 줄기세포주를 제공한 자는 보건복지부 장관에게 배아 줄기세포주의 제공 현황을 보고하여야 한다(법 제34조 제2항). 배아 줄기세포주 제공은 무상으로 해야 한다. 다만, 배아 줄기세포주를 제공하는 자는 이를 제공받는 자로부터 보관 및 제공에 든 경비를 지급받을 수 있다(법 제34조 제3항). 제35조는 등록된 배아 줄기세포주를 이용할 수 있는 연구 목적을 1) 질병의 진단·예방 또는 치료를 위한 연구, 2) 줄기세포의 특성 및 분화에 관한 기초 연구, 3) 그 밖에 국가생명윤리심의위원회의 심의를 거쳐 대통령령으로 정하는 연구로 제한하고 있다. 배아 줄기세포주를 이용하려는 자는 해당 연구계획에 대해 기관생명윤리위원회의 심의를 거쳐 해당 기관의 장의 승인을 받아야 하며(법 제35조 제2항), 그 사실을 보건복지부 장관에게 보고해야 한다(법 제35조 제3항). 또한 배아 줄기세포주를 제공한 자에게 제공받은 줄기세포주의 이용계획서를 제출해야 한다(법 제35조 제4항).

생명윤리안전법에는 인간 성체 줄기세포에 관한 규정이나, 줄기 배아세포 연구의 임상 적용에 대한 규정은 따로 절을 마련하거나 하여 본격적으로 다루고 있지는 않다. 다만 인간 성체 줄기세포는 기본적으로 생명윤리안전법상 인체유래물에 해당하므로 법 제5장 인체유래물 연구 및 인체유래물은행에 관한 규정이 적용될 것이다. 그리고 법 제35조에서는 배아 줄기세포주는 '체외에서' 이용할 수 있다고 규정하고 있어, 생명윤리안전법에서 배아 줄기세포주의 임상 적용은 금지되어 있다.[11]

그런데 2019년 「첨단재생의료 및 첨단바이오의약품 안전 및 지원에 관한 법률」(이하 '첨단재생의료법'이라 한다)이 제정되었다. 이 법은 재생의료분야에 관하여 안전규제와 지원을 위하여 제정된 법안인데, 총 7개 장, 63개조로 구성되어 있으며, 첨단재생의료의 임상연구에 관한 규정과 첨단바이오의약품의 허가 등에 관한 규정을 하나의 법안에 담고 있다.

첨단재생의료법은 사람을 대상으로 하는 '첨단재생의료 임상연구'에 관하여 규정하고 있다. 여기서 첨단재생의료란 "사람의 신체 구조 또는 기능을 재생, 회복 또는 형성하거나 질병을 치료 또는 예방하기 위하여 인체세포등을 이용하여 실시하는 세포치료, 유전자치료, 조직공학치료 등 대통령령으로 정하는 것"[12]을 말하며, 인체세포등이란 "인체에서 유

11 다만 국가생명윤리심의위원회가 배아 줄기세포주로부터 일정한 분화가 진행된 세포에 대해서는 이 조항이 적용되지 않는다고 심의하여, 식품의약품안전처가 이 취지에 따라 배아 줄기세포주로부터 유래한 세포에 대한 임상시험을 허가한 경우가 있다.

12 첨단재생의료법 제2조 제1호 전단.

래한 줄기세포·조혈모세포·체세포·면역세포, 이종세포 등 대통령령으로 정하는 세포, 조직 및 장기"[13]를 말한다. 따라서 줄기세포를 이용한 세포치료, 유전자치료, 조직공학치료에 관한 임상연구는 이 법의 적용을 받는다. 그러므로 그동안 성체 줄기세포에 관한 임상연구는 적절한 규제가 없었는데, 이 법이 제정됨으로써 규제 사각지대가 해소되게 되었다. 또한 배아 줄기세포에 관한 임상연구도 이 법에 따라 가능하게 되었다. 앞에서 언급한 생명윤리안전법의 규정에 따르면 배아 줄기세포주 자체를 사람에게 적용하는 임상연구는 안 되지만, 배아 줄기세포주로부터 일정한 분화가 진행된 세포에 대한 임상연구는 첨단재생의료법에 규정된 방식에 따라 시행되어야 한다. 첨단재생의료법에 따르면, 이런 줄기세포 임상연구는 첨단재생의료실시기관에서 첨단재생의료 및 첨단바이오의약품 심의위원회의 심의를 거쳐 시행하게 된다. 특히 고위험의 임상연구일 경우에는 식품의약품안전처장의 승인을 추가로 얻어야 한다.

13 첨단재생의료법 제2조 제2호 전단.

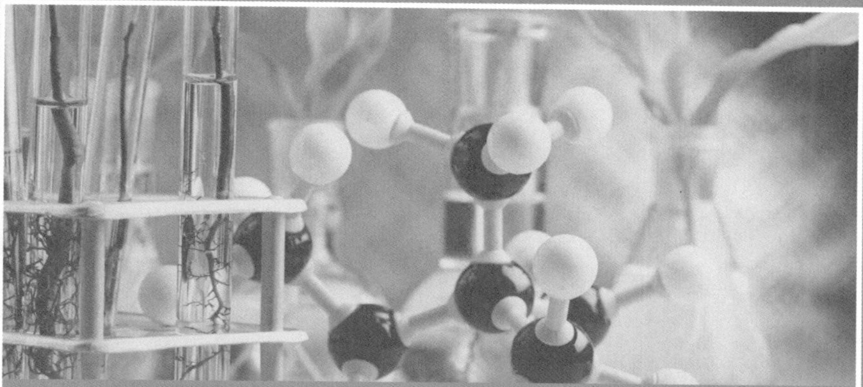

제8장

인간 대상 연구의 윤리

1. 인간 대상 연구의 개념

오늘날 의생명과학(biomedical sciences)의 발전을 위해 사람에 대한 연구는 필수적이다. 의생명과학뿐만 아니라 현대의 심리학, 사회학, 인류학, 교육학, 행동과학, 군사학 등 많은 분야에서 사람을 대상으로 하는 연구(researches on human subjects)를 필요로 하며, 그 숫자는 점점 더 늘어나고 있다. 하지만 사람에 대한 연구에는 언제나 윤리적인 문제가 수반되며, 이러한 문제들은 때로 치명적일 수도 있다. 우리나라의 「생명윤리 및 안전에 관한 법률(이하 생명윤리안전법)」은 "인간과 인체 유래물 등을 연구하거나, 배아나 유전자 등을 취급할 때 인간의 존엄과 가치를 침해하거나 인체에 위해를 끼치는 것을 방지함으로써 생명윤리 및 안전을 확보하고 국민의 건강과 삶의 질 향상에 이바지함으로 목적으로 한다"(제1조)고 하여 인간과 인체 유래물 등에 대한 연구의 부정적인 영향을 해소할 필요성을 명시하고 있다. 이 법에 따르면 '인간 대상 연구'란 "사람을 대상으로 물리적으로 개입하거나 의사소통, 대인 접촉 등의 상호작용을 통하여 수행하는 연구 또는 개인을 식별할 수 있는 정보를 이용할 수 있는 연구"를 말하며, 인체 유리물 연구는 인체로부터 수집하거나 채취한 조직·세포·혈액·체액 등 인체 구성물이나 이들로부터 분리된 혈청, 혈장, 염색체, DNA, 단백질 등을 직접 조사 분석하는 연구를 말한다(법 제2조). 인간 대상 연구의 윤리적 문제를 논하기에 앞서 이러한 인간 대상 연구를 방법에 따라 분류하면 다음과 같다.

1) 관찰 연구

관찰 연구(observational research)는 연구 대상자의 행동 등을 관찰, 기록, 분석하는 연구 방법으로 교육학과 인류학, 심리학, 경영학, 의학 등에서 흔히 사용된다. 관찰 연구에서는 교육 등 어떠한 처치나 중재(intervention)에 대한 전후 변화를 살펴볼 수도 있고, 아니면 인류학 연구에서처럼 해당 인구 집단에 들어가 구성원의 일부가 되어 참여 관찰을 할 수도 있다. 관찰 연구는 연구 대상자에게 직접적인 위해(危害)를 주는 일은 드물지만 때에 따라서는 연구 대상자 집단의 역동(dynamic)에 영향을 주거나 몇몇 인류학 연구에서처럼 집단의 문화적 성격에 변화를 일으키기도 한다. 그리고 연구 대상자의 습관이나 행태 등에 대한 관찰 연구에서는 연구 대상자의 프라이버시를 침해할 가능성이 있고 촬영이나 녹음 등을 통해 연구 대상자에 대한 기록이 남게 되므로 이러한 부분에 주의를 기울여야 한다.

2) 조사 연구

조사 연구(survey research)는 특정 연구 대상자, 혹은 연구 대상자 집단에 대해 설문조사, 인터뷰 등을 통해 연구자가 알고자 하는 특정한 정보를 이끌어내는 것으로 사회학, 교육학, 경영학, 의학 연구 등에서 많이 사용된다. 특히 의학 연구에서는 이미 발생한 의무 기록(medical record)을 사용하는 역학 연구(epidemiological study) 등이 이에 해당한다. 조사 연구에서도 연구 대상자의 프라이버시와 개인정보 보호 문제가 중요하며, 성적 취향, 정치 성향, 종교, 범죄 유무, 재산 정도 등 예민한 정보를 물을 경우에는 특히 주의해야 한다. 또한 특정 인구 집단과 다른 인구 집단을 비교하는 조사 연구 등에서는 연구 결과로 인해 특정 개인이나 집단에게 낙인찍기(stigmatization)가 일어날 수 있는 가능성을 염두에 두어야 한다.

3) 실험 연구

실험 연구(experimental research)는 연구 대상자를 대상으로 특정한 가설을 증명하거나 새로운 학술 정보를 얻을 목적으로 실험적 처치나 중재를 한 후 그 결과를 보는 것이다. 심리학이나 행동과학, 그리고 대부분의 의학 연구가 이에 해당된다. 의학 연구에 국한하면 연구 대상자는 개별 성인은 물론, 어린이, 태아, 수정란까지도 해당될 수 있으며, 때로는 인간 개체가 아니라 혈액, 세포나 조직 등의 인체 유래물 혹은 인간 검체(human specimen)를 사용한 연구도 인간을 대상으로 하는 실험 연구에 포함된다. 실험 연구는 연구의 성격에 따라 연구 대상자에게 가해지는 처치, 또는 중재와 관련된 위험(risk)이 문제가 된다. 연구 대상자에게 가해지는 처치가 심리적·신체적으로 심각한 영향을 미칠 수 있다면 이러한 연구를 쉽게 허용할 수는 없을 것이다. 한편 의학 목적의 실험 연구는 크게 치료적 연구(therapeutic study)와 비치료적 연구(non-therapeutic study)로 구분하기도 하는데, 치료적 연구는 새로운 치료법을 고안했을 때 이를 환자에게 적용해보는 연구를 의미하며, 비치료적 연구는 치료의 성격이 없이 학술적 목적을 위해 수행하는 연구를 의미한다.

2. 임상시험

1) 임상시험의 개념

치료적 연구 중에서 특히 새로 개발한 신약이나 의료기기의 안전성(safety)과 효능(efficacy)을 입증하기 위해 사람을 대상으로 적용해보는 연구를 임상시험(clinical trial)이라고 한다. 특히 신약 또는 신의료기기의 개발과 관련된 임상시험은 그 위험성과 윤리적 문제로 인해 오래전부터 많은 연구와 제도적인 정비가 이뤄졌기 때문에 인간을 대상으로 하는 연구의 대표적인 모델이 되고 있다. 또한 임상시험을 거쳐 안전성과 효능이 입증되지 않는 의약품이나 의료기기는 식품의약품안전처와 같은 규제 당국으로부터 판매 허가를 받지 못하기 때문에 임상시험에 대한 구체적인 규제가 인간 대상 연구의 표준적인 모델로 발전하게 되었다. 그러므로 이 책에서 인간 대상 연구 윤리에 관한 논의는 대개 임상시험, 그중에서도 신약 개발을 위한 임상시험을 기준으로 하게 될 것이다.

임상시험은 신약을 개발하거나 수입한 제약회사인 의뢰자(sponsor)가 대개 의료기관인 임상시험 실시기관(시험기관)과 계약을 해서 수행하게 된다. 시험기관은 해당 기관에 소속한 시험자(investigator)에게 임상시험의 실제적인 수행을 의뢰하게 된다. 시험자 중에서 특히 전반적인 책임을 맡은 사람을 시험 책임자(principal investigator)라고 하며, 그 감독 하에 실제 업무를 담당하는 사람을 시험 담당자(investigator)라고 한다. 최근에는 여러 기관이 한 임상시험에 공동으로 참여하는 '다기관 임상시험(multicenter trial)'이 늘어나고 있는 추세여서 참여하는 여러 기관의 업무를 조정하는 조정위원회(coordinating committee)를 설치하기도 한다. 시험기관에는 대개 '관리 약사(clinical trial pharmacist)'를 두어 임상시험 의약품의 인수, 보관, 조제, 관리 등을 맡기며 임상시험센터의 제반 행정 업무 등을 담당하는 임상시험 코디네이터라는 이름의 직제를 두기도 한다.

2) 임상시험의 단계

임상시험은 대략 네 단계로 구분되며, 임상시험을 하기 전에 동물을 대상으로 해당 의약품의 안전성 등을 알아보는 것을 전임상시험(pre-clinical trial)이라고도 한다. 제1상 임상시험은 건강한 자원자를 대상으로 약물의 체내 흡수와 대사, 배설 등의 약리 작용과 안전성 등을 알아보는 시험이다. 제2상 임상시험은 소수의 환자(100~200명)를 대상으로 효능 및 적정 용량 등을 결정하는 시험이며, 제3상 임상시험은 다수의 환자를 대상으로 적응 대상 질환에 대한 효능 및 확고한 임상 증거의 수집을 위한 시험이다. 제3상 임상시험까지 마치면 해당 약물은 시판이 가능하게 되며, 시판된 이후에도 약의 부작용 보고들을 모아 분석하고 사후 관리를 하는 것을 제4상 임상시험 혹은 시판 후 임상시험(post marketing surveillance: PMS)이라고 부르기도 한다. 대부분의 임상시험은 이 단계를 차례로 거쳐 수행되지만, 임상시험의 특성에 따라서는 부분적으로 전 단계를 생략할 수도 있는데, 예컨대 독성이 강한 항암제의 경우에는 건강한 자원자를 대상으로 하는 제1상 임상시험을 할 수 없으며, 바로 환자를 대상으로 하는 임상시험을 하게 된다.

3) 임상시험 계획서와 IRB 심의

임상시험은 언제나 명확한 '임상시험 계획서(clinical trial protocol)'에 따라 이뤄지며, 이 문서를 심사하여 임상시험 승인을 내리는 기구를

'임상시험심사위원회(Institutional Review Board: IRB)'라고 부른다. 그런데 2013년에 전면 개정된 생명윤리법이 인간 대상 연구 일반에 대해서도 IRB 심의를 요구하면서 '기관생명윤리위원회(이하 기관위원회)'라고 부르게 되었다. 즉 임상시험은 인간 대상 연구의 일부이기 때문에 인간 대상 연구를 수행하는 기관은 임상시험을 포함한 인간 대상 연구의 심의를 위한 기관위원회를 설치해야 한다. 임상시험 계획서를 변경할 때도 역시 IRB의 심의를 받아야 한다. IRB는 심의 외에도 인간 대상 연구가 계획서와 관련 지침에 따라 제대로 수행되고 있는지를 보장하는 역할을 하며, 그 업무 분야가 확장되면서 최근에는 연구 대상자 보호 프로그램(Human Research Protection Program)으로 확대되어 연구 대상자 보호센터(Human Research Protection Center) 등과 그 업무를 나눠 수행하기도 한다.

4) 임상시험의 수행

기존의 일반적인 약물과 비교한 신약의 효능을 알아보고자 하는 임상시험은 대개 연구 대상자를 두 그룹으로 나눠 이 두 종의 약물을 주고 그 효과를 비교하는데 이를 비교-대조군 연구(case-control study)라고 한다. 이 경우에 연구 대상자는 무작위로 배정(randomized allocation)되는데, 이는 두 그룹 간에 불필요한 교란 변수들을 제거하고, '임상적 동등성(clinical equipoise)'을 보장하기 위함이다. 임상적 동등성이란 비교군과 대조군 중에 어떤 치료(약물)가 더 효과가 있는지는 사전에 전혀 알 수가 없음을 의미한다. 그리고 위약 효과(placebo effect)와 선입견에 의한 왜곡(bias) 등을 제거하기 위해 연구 대상자에게 어떤 약이 투여되는지를 연구 대상자가 모르게 하는데 이를 '눈가림법(blind method)'이라 한다. 심지어 이를 관찰하는 의사 역시 무슨 약이 들어갔는지 모르는 경우도 있는데 이를 '이중 눈가림법(double blind method)'이라고 한다. 임상시험을 담당하는 시험 담당자가 원래 계획서에 따라 만들어진 '증례 보고서(Case Report Form: CRF)'를 작성하여 제출하면 시험 책임자 등이 이를 수합하여 통계 처리 등을 거쳐 결과를 산출하게 된다.

유효하고 타당한 결과를 생산하기 위해 필요한 연구 대상자의 숫자를 탈락률(drop out rate)까지 감안하여 미리 통계적으로 산출하는데, 이는 꼭 필요한 최소한의 숫자만큼만 연구 대상자를 참여시키기 위함이다. 임상시험 과정에서 임상시험이 계획서 및 각종 지침에 따라 제대로 진행되고 있는지를 감독하는 활동을 '임상시험 모니터링'이라고 하며, 의뢰자 등이 자료의 신뢰성 확보를 위해 임상시험의 수행이 제대로 되고 있는지를 조사하는 활동을 '점검(audit)'이라고 한다. 모니터링과 점검은 해당 기관의 IRB, 또는 연구 대상자 보호센터가 하거나 의뢰자나 정부의 감독 기구가 할 수도 있다. 이러한 모든 활동은 임상시험의 과학성과 윤리성을 확보하기 위한 일련의 노력이다. 임상시험이 완료되면 연구자는 의뢰자 및 소속 기관의 IRB에 최종 보고서를 제출해야 한다.

3. 인간 대상 연구의 규제 모델

의생명과학 연구는 역사적으로 종종 연구 대상자들에게 심각한 해악을 끼쳐왔다. 나치 독일과 일본 731부대의 인체 실험, 터스키기 매독 연구 등의 과정에서 수많은 사람이 건강을 해치거나 목숨을 잃기도 했다. 그뿐만 아니라 의생명과학 연구는 새로운 생물의 유전 형질을 변화시켜 과거에는 존재하지 않았던 세균이나 바이러스 등을 탄생시키거나 생태 환경을 변화시킬 위험성을 안고 있다. 또한 최근에는 정보 기술이 급속도로 발전하면서 예전에는 얻기가 쉽지 않았던 개인의 사적 정보를 연구의 목적으로 대규모로 수집, 이용, 보관할 수 있게 되었다. 그렇기 때문에 공동체는 윤리성과 안전성의 측면에서 인간 대상 연구를 규제해야 할 타당한 이유를 가지고 있다.

그렇다고 해서 이러한 규제가 우리 헌법이 보장하는 연구의 자유의 본질적 부분을 훼손해서는 안 된다. 왜냐하면 우리 헌법 제22조 제1항에서는 "모든 국민은 학문과 예술의 자유를 가진다."라고 규정하고 있고, 이 조항은 학자가 연구의 자유를 가진다는 것을 의미상 내포하고 있기 때문이다. 헌법 제22조 제1항의 학문의 자유는 대학에 재직하는 교수나 연구소의 연구원뿐만 아니라 모든 국민에게 보장되는 기본적 인권이며, 연구의 자유, 연구 결과 발표의 자유, 강학의 자유, 학문적 집회·결사의 자유 등의 내용으로 이뤄지는 것이다. 이 중에서 특히 연구의 자유는 신앙이나 양심의 자유에 준할 정도로 고도의 헌법적 보장을 받는다. 그러나 학문의 자유는 국가의 존립과 자유민주적 기본 질서에 위배된다면, 그리고 인간의 존엄에 반하거나 타인의 권리를 침해하는 것이라면 허용할 수 없는 것으로 파악된다.

특히 헌법 제37조 제2항은 "국민의 모든 자유와 권리는 국가 안전보장·질서 유지 또는 공공 복리를 위하여 필요한 경우에 한하여 법률로써 제한할 수 있으며, 제한하는 경우에도 자유와 권리의 본질적인 내용을 침해할 수 없다."고 하고 있는데, 이 규정에 따르면 연구의 자유를 제한하기 위해서는 반드시 '법률'상 근거가 필요하다는 것을 알 수 있다. 현재 우리나라에서 연구의 자유를 규율하는 대표적인 법률로는 「생명윤리 및 안전에 관한 법률」과 「약사법」, 「의료기기법」 등이 있다. 약사법과 의료기기법은 그중 임상시험 연구를 규율하는 근거법이 되며, 구체적인 규율 내용은 약사법과 의료기기법의 시행령, 시행규칙, 그리고 이에 따라 공포된 식품의약품안전처장의 고시에 의해 정하고 있다. 임상시험이 아닌 다른 인간 대상 연구는 배아 및 인체 유래물 연구 등을 포함하여 「생명윤리 및 안전에 관한 법률」이 규율하고 있다. 즉 이 법률은 배아와 인체 유래물 연구 등을 포함한 인간 대상 연구는 그 자체로 생명윤리 및 안전에 관한 사항임을 표방하고 있는 것이다.

이렇게 인간 대상 연구에 대해 법률이 연구의 자유를 제한하는 것을 인간 대상 연구에 대한 규제라고 할 수 있는데, 이 규제의 모델은 법령에 의한 규제, 행정적 규제, 자율적 규제의 세 가지로 나눠 볼 수 있다.

먼저 법령에 의한 규제는 법률이나 명령(대통령령 혹은 부령)의 형태로 규제 내용을 상세히 정하는 것이다. 법령에 의한 규제는 먼저 법률에 그 근거를 두고, 이에 의해 명령의 형태로 자세히 규율하는 것이 일반적이다. 특히 그 규제의 대상은 구체적인 연구 행위가 되는 경우가 많고, 규범을 위반했을 경우에는 형벌과 행정벌 등 제재가 부과된다. 법령에 의한 직접 규제 모델의 경우 금지되는 행위를 미리 법령에 표시해놓아서 무엇을 해도 되는지 아니면 해서는 안 되는지가 분명하기 때문에, 수범자들의 신뢰를 보호하고 예측 가능성을 확보할 수 있는 장점이 있다. 반면에 과학의 변화에 따른 새로운 쟁점에 대처하지 못할 수 있는데, 법령을 개정하기 위해서는 많은 시간과 노력이 들기 때문이다. 가장 강한 형태의 법령에 의한 규제 모델은 배아를 사용하는 모든 연구를 법률상 금지하는 독일의 「배아보호법」 등이 대표적인 예가 될 것이다. 우리나라도 생명윤리법에 의해 체세포복제 배아 및 단성 생식 배아 등을 인간이나 동물의 자궁에 착상시키는 연구 등은 엄격하게 금지되고 있다.

「생명윤리 및 안전에 관한 법률」의 경우, 이 법률을 상세히 규율하기 위해 법률에 위임된 사항에 대해 「생명윤리 및 안전에 관한 법률 시행령」과 「생명윤리 및 안전에 관한 법률 시행규칙」을 제정했는데, 이 경우 '시행령'은 대통령령, '시행규칙'은 보건복지부령의 형태를 취하고 있다. 법령에 의한 규제의 경우 궁극적으로 법률에 근거를 두는 이념적인 근거는 민주적 정당성을 가진 의회에서 직접 규제하는 것이 타당하다는 데 기인한다. 그 이유는 기본적 인권인 학문의 자유는 보장받아야 하기 때문에, 이에 대한 규제는 적어도 국민의 대표가 정한 법률에 의해야 하기 때문이다.

생명윤리안전법은 이러한 법령에 의한 규제 일반을 규율하는 일반법으로서의 성격을 가지고 있다. 즉 생명윤리안전법 제3조는 "생명윤리 및 안전에 관하여는 다른 법률에 특별한 규정이 있는 경우를 제외하고는 이 법에 의한다."고 규정하고 있다. 따라서 생명윤리 및 안전에 관해 이 법과 다른 내용을 규율하고 있던 하위 법규들이나 지침은 이 법의 내용에 따라야 한다. 그리고 이 법은 일반법이기 때문에 이 법의 내용 중 특정한 부분에 대해 같은 법률의 형식으로 다르게 규율한다면 그 법률이 우선적으로 적용된다(특별법 우선의 원칙).

생명윤리안전법은 9개 장과 70개의 조문으로 구성되어 있다. 생명윤리안전법의 내용을 보면 총칙에서 일반적인 사항을 기술하고, 국가생명윤리심의위원회·기관생명윤리위원회, 인간 대상 연구 및 연구 대상자 보호, 배아 등의 생성·연구, 인체 유래물 연구 및 인체 유래물은행, 유전자치료 및 검사, 감독, 벌칙, 부칙으로 구성되어 있다. 전반적으로 이 법은 인간 대상 연구, 배아의 생성과 연구, 유전자검사와 치료 등에서 생명윤리적 측면만을 강조하는 것이 아니라, 동시에 인간 대상 연구와 기타 의생명과학 기술의 여건을 마련한다는 측면을 동시에 가지고 있는데, 이런 면에서 다른 국가의 입법에 비해 규제의 폭이 제한되어 있으며 이에 대해서는 비판의 목소리가 있다.

행정적 규제는 근거 법령이 통일적으로 있는 경우와 아닌 경우로 나눌 수 있는데, 어느 경우라도 해당 전문 분야의 전문가가 국가의 이익을 감안하여 전문적으로 규제한다는 전문성에 그 근거가 있다. 식품의약품안전처와 같은 기구는 의약품과 의료기기, 식품과 같은 해당 분야의 전문가들로 구성된 대표적인 규제기관이다. 영국의 배아수정발생청(HFEA)은 배아 연구 및 줄기세포 연구에 대해 폭넓은 재량을 가지고 전문적으로 그 연구의 승인 여부를 판단하는 대표적인 기관으로 잘 알려져 있다. 행정적 규제는 전문성과 유연한 재량의 발휘가 장점인 반면에 행정기관이나 위원회 등이 많은 재량을 갖게 되어 재량 남용의 위험이 있다는 것은 단점으로 제기될 수 있다.

자율적 규제는 각 연구 주체나 연구기관, 학교 등에서 자체적인 기준을 만들어 규율하는 것을 말한다. 이는 연구의 자유를 확보한다는 측면에서 그 타당성의 근거가 있다. 즉 연구의 자유를 가지는 학자 집단이 스스로의 결의에 의해 규제하는 것으로 어떻게 보면 가장 바람직한 형태일 수 있다. 그러나 어느 집단이든 스스로 규제한다는 것은 대단히 어려운 일이며, 자율적 규제는 자칫 방임으로 이어질 수도 있기 때문에 항상 신중해야 한다. 그래서 세계 각국은 자율적 규제를 하기는 하지만 사실상 정부의 방침이나 지침에 따라 일정한 영역에서 자율적 규제를 허용하는 방식을 주로 채택한다. 특히 미국의 IRB 모델은 생명과학 연구에 대한 승인 여부를 민간 연구기관의 IRB에 맡기고, 그 IRB를 감독하는 것만 정부가 담당하게 함으로써 자율적 모델에 가까운 형태를 가지고 있다. 자율적 규제 모델은 전문성을 잘 확보할 수 있다는 장점을 가지고 있으나, 민간에서 심의하기 때문에 공익적인 판단을 하기 어렵다는 점, 그리고 심의 기구와 기관의 이해상충(conflict of interests, COI)에 대한 우려 등이 단점으로 지적된다. 우리나라에서도 자율적 규제는 생명윤리법 등 법령에 의한 규제와 행정적 규제의 제한을 받으며, 그 제한이 없는 부분에 한해서만 이뤄질 수 있다고 여겨지고 있다.

이러한 법령에 의한 규제와 행정적 규제와 자율적 규제는 상호 연계되어 전체적인 규제 모델을 구성하고 있다. 그런데 법령에 의한 규제

중 제재가 형벌의 형태로 되어 있는 조항은 형법에 해당되지 않더라도 실질적 형법 규정으로 해석되어야 한다. 왜냐하면 형벌은 인간의 자유를 공적으로 구속하는 것으로서, 엄격하게 다뤄 국가의 권력이 남용되지 않도록 할 필요성이 있기 때문이다. 따라서 이 경우 죄형법정주의에 따라 유추 적용 등은 금지된다.

그리고 법령에 의한 규제 중 제재가 형벌의 형태가 아니거나 제재 규정이 없는 경우에는 행정법의 일반 원칙이 적용되어 신뢰 보호나 비례의 원칙에 따른 제한을 받을 수 있다. 신뢰 보호는 국가가 이러저러한 행위를 할 것이라고 믿을 만한 여러 가지 국가의 선행 행위나 법령의 근거가 있을 경우에는 이를 통해 형성된 국민의 기대와 신뢰를 마땅히 보호해주어야 한다는 일반적인 원칙이며, 비례의 원칙은 규제하려는 목적과 규제의 수단이 균형을 이뤄야 하며 규제의 목적에 비해 너무 가혹한 규제를 하는 것은 허용되지 않는다는 일반 원칙을 의미한다.

행정적 규제는 헌법상의 기본권이나 행정적 규제의 근거가 되는 법령에서 정한 권한의 범위를 벗어날 수 없다. 따라서 행정적 규제에 의해 연구의 자유가 지나치게 침해되거나 행정적 규제의 근거가 되는 법령이 모호할 경우에는 이 규제에 대해 의문을 제기함으로써 행정심판 및 행정소송, 경우에 따라서는 헌법소원의 제기가 가능하다고 할 수 있다.

결국 이 세 가지 모델은 모두 장점과 단점을 가지고 있다. 그래서 현실적으로는 어떤 모델을 지향하면서 다른 모델의 장점을 취해 조화를 이루게 하는 방안이 중요하게 다뤄져야 한다. 궁극적으로는 자율적 규제를 지향할 수밖에 없는데, 인간 대상 연구와 의생명과학의 영역은 전문적인 영역이어서 연구자 스스로 규제해나갈 수 있는 의식과 문화의 변화를 추구하는 것이 필요하기 때문이다.

4. 인간 대상 연구의 기본 원칙

1) 뉘른베르크 강령과 헬싱키 선언

의학 연구와 관련된 여러 헌장과 규정 중에서 가장 오래된 것은 뉘른베르크 전범 재판의 결과 1947년에 만들어진 「뉘른베르크 강령」이다. 이 강령은 인간 대상 연구에서 '연구 대상자의 자발적인 동의'를 가장 중시했고 오늘날 의학 연구에서 사용되는 윤리 규정의 대부분의 틀을 만들었다. 그중에는 과학적인 목적을 위해서만 연구를 수행해야 하며, 연구 대상자의 건강과 복지가 절대적으로 보호받아야 하고, 적절한 시설을 갖춘 곳에서 적합한 자격이 있는 연구자만이 연구를 할 수 있으며, 연구 대상자는 언제라도 연구 참여를 그만둘 수 있다는 내용이 들어 있다.[1]

뉘른베르크 강령의 내용을 더욱 확대하고 상세하게 기술하여 오늘날 인체 대상 연구의 가장 대표적인 윤리 기준이 된 것이 1964년 세계의사협회에 의해 제정된 「헬싱키 선언」이다. 이 선언은 의학의 발전을 반영해서 1975년, 1983년, 1989년 1996년, 2000년, 2002년, 2004, 2008, 2013년에 개정되었다. 이 선언은 도입, 모든 의학 연구에 대한 원칙, 의료와 관련된 의학 연구를 위한 추가 원칙의 세 부분으로 되어 있다. 헬싱키 선언에서 명시한 의학 연구의 원칙은 다음과 같다.[2]

- 연구 대상자의 생명, 건강, 존엄성, 진실성(integrity). 자기결정권, 프라이버시, 개인정보의 기밀성을 보호해야 한다.

1 뉘른베르크 강령. 국가생명윤리정책연구원 홈페이지(www.nibp.kr/xe/info4_5/4780).

2 World Medical Association, Declaration of Helsinki, 2008년 10월 59차 WMA 총회 채택.

- 인간을 대상으로 하는 의학 연구(이하 의학 연구)는 일반적으로 받아들여지는 과학 원리와 과학 지식에 입각하여 충분한 실험실 연구 자료와 적절한 동물실험 자료에 기반해야 한다. 또한 실험동물의 복지에도 주의를 기울여야 한다.
- 환경에 위해를 입힐 가능성이 있는 의학 연구는 신중해야 한다.
- 모든 의학 연구는 잘 계획된 연구계획서에 의해 수행되어야 한다.
- 연구를 시작하기 전에 연구계획서는 윤리위원회의 심의를 받아야 하며, 윤리위원회는 연구 수행 과정을 모니터해야 한다.
- 의학 연구는 적절한 교육과 훈련을 받은 자격을 갖춘 사람에 의해 수행되어야 한다.
- 취약한 환경에 있는 연구 대상자(vulnerable subject)나 인구 집단에 대한 연구는 그 집단이 그 연구에 의해 이득을 얻을 가능성이 상당하거나 이들의 건강상의 필요에 부합할 때 수행 가능하다.
- 모든 의학 연구는 사전에 연구 대상자가 얻을 이득과 위험을 충분히 판단한 다음에 수행되어야 한다.
- 모든 임상시험은 연구 대상자 모집 이전에 공개 가능한 데이터베이스에 등록되어야 한다.
- 의사는 사전에 위험을 충분하게 평가하고 이를 관리할 수 없을 때 인간 대상 연구에 참여해서는 안 된다. 드러난 위험이 잠재적 위험을 능가하거나 확실하게 긍정적인 이득이 증명되었을 때는 즉시 연구를 중단해야 한다.
- 의학 연구는 그 객관적 중요성이 연구 대상자에게 미칠 위험과 부담을 능가할 때에만 수행되어야 한다.
- 의학 연구에 연구 대상자로 참여하는 것은 자발적이어야 한다.
- 연구 대상자의 프라이버시와 개인정보의 기밀을 보호하기 위한 모든 주의가 취해져야 하며, 연구가 연구 대상자의 신체적·정신적·사회적 기능에 미칠 영향은 최소화되어야 한다.
- 모든 잠재적인 연구 대상자는 연구의 목적, 방법, 연구비 출처, 잠재적인 이해 상충, 연구자의 소속, 예상되는 이득과 잠재적인 위험, 불편, 그 밖의 모든 측면에 대해 적절한 정보를 얻어야 한다. 연구 대상자는 연구 참여를 거부하거나 동의를 철회할 권리가 있음을 알아야 한다.
- 신원 확인이 가능한 인체 유래물이나 정보를 사용하는 연구에서 의사는 그 수집, 분석, 보관, 재사용에 대한 동의를 얻어야 한다.
- 연구 참여 동의를 획득하는 과정에서 의사는 잠재적 연구 대상자가 의사에게 의존하여 부적절한 동의가 이뤄지지 않도록 주의해야 한다. 이런 경우 동의는 독립된 자격 있는 자에 의해 획득되어야 한다.

- 의사 결정 능력이 없는 연구 대상자에 대해서는 합법적 대리인으로부터 동의를 얻어야 한다.
- 동의를 할 수 있는 의사 결정 능력은 없으나 연구 참여에 찬성(assent)할 수 있는 연구 대상자에 대해서는 합법적 대리인으로부터의 동의와 함께 이를 획득해야 한다.
- 저자와 편집자, 발행인은 연구 결과의 출판에 대한 윤리적 책임을 져야 한다.

이를 요약하면, 인간을 대상으로 하는 의학 연구는 연구 대상자의 건강과 복지를 최우선으로 하면서 과학적으로 타당한 목적을 가지고 예상되는 이익이 위험을 능가할 때 자격 있는 연구자에 의해 독립된 윤리위원회의 검토와 감독 하에 수행될 수 있다는 것이다. 이 과정에서 연구 대상자의 '충분한 정보에 의한 동의'가 필수적이며, 연구 대상자는 연구와 관련된 모든 측면에 대해 충분히 아는 상태에서 완전히 자발적으로 동의를 해야 하며, 취약한 연구 대상자들은 특별한 보호를 받아야 하고, 부득이한 경우 합법적 대리인에 의한 동의로 갈음할 수 있다는 것이 된다. 연구 대상자의 프라이버시와 개인정보의 기밀 보호를 위해 특별한 주의를 기울여야 하며, 또한 연구 결과를 발표할 때도 윤리적 기준을 준수해야 한다는 것이다. 대부분의 의학 연구 윤리 관련 지침들은 근본적으로 이 헬싱키 선언의 정신에 기반을 두고 있으며, 각각의 영역과 특수한 사정에 따라 이를 응용한 것이다. 그러므로 이 헬싱키 선언의 내용을 잘 아는 것은 윤리적인 인간 대상 연구를 수행하는 데 매우 중요하다.

2) 「벨몬트 보고서」

「벨몬트 보고서(The Belmont Report)」는 1970년 터스키기 매독 연구가 언론에 폭로된 이후에 미국 상원이 구성한 '의학과 행동과학에서 연구 대상자 보호를 위한 국가위원회(The National Commission for the Protection of Human Subjects of Biomedical and Behavioral Research)'가 오랜 논의 끝에 도출한 인간 대상 연구를 위한 윤리 원칙으로 1979년 4월 18일에 출간된 문서이다. 「벨몬트 보고서」는 이후 45CFR46 등 연구 대상자 보호를 위한 미국의 법령과 정책의 근간이 되었다. 이 보고서는 세 부분으로 나뉘는데, 첫 번째 파트에서는 의료(practice)와 연구(research)를 구분했으며, 두 번째 파트에서는 기본 윤리 원칙으로 '인간에 대한 존중(respect for persons)', '선행(beneficence)', 그리고 '정의(justice)'를 내세웠고, 마지막 파트는 응용 부분으로 충분한 정보에 의한 동의, 위험/이득 평가, 그리고 연구 대상자 선정에 대한 내용을 담고 있다.[3]

3) 기타

CIOMS(The Council for International Organizations of Medical Sciences)는 세계보건기구(WHO)와 유네스코(UNESCO)가 1949년 국제적 의과학 연구의 진흥과 협력을 위해 공동으로 설립한 국제기구로서 2014년 현재 15개의 국제 학술단체, 11개의 국가의 전문 단체, 그리고 20개의 관련 학술 단체로 구성되어 있다. CIOMS는 1993년 WHO와 함께 '인간 연구 대상자를 대상으로 하는 생의학 연구의 국제 지침(International Ethical Guidelines for Biomedical Research involving Human Subjects)'을 제정했는데 이것이 CIOMS 지침이다.[4] CIOMS 지침은 2002년 1월에 개정되었으며 IRB, 취약한 연구 대상자, 기밀 보호

3 The Belmont Report (www.hhs.gov/ohrp/humansubjects/guidance/belmont.html).

4 CIOMS guideline(www.cioms.ch/index.php/membership).

등 포괄적인 내용을 구성되어 있다. 한편 미국과 유럽, 일본의 의약품 규제 당국과 관련 기업들이 의약품 규제에서 국제적 조화를 꾀하고자 1990년 출범시킨 조직이 ICH(International Conference on Harmonization)인데 여기서 만든 지침(Guideline fcr Good Clinical Practice)이 ICH-GCP 지침이다.[5] 이 지침은 특히 인간을 대상으로 하는 임상시험에서 포괄적인 윤리적·과학적 표준을 제공하고 있다.

5. IRB와 연구계획서의 심의

1) IRB의 목적과 구성

인간 대상 연구의 윤리성과 안전성을 확보하기 위해 인간 대상 연구를 수행하는 연구기관이나 병원에 설치하는 심의 기구가 '기관생명윤리위원회(Institutional Review Board: IRB)'다. 임상시험의 맥락에서는 이를 '임상시험심사위원회'라고 부르기도 하며, 외국에서는 이와 비슷한 기능을 활동을 하는 기구를 '지역윤리위원회(Local Ethics Committee: LEC)', '독립적 윤리위원회(Independent Ethics Commi:tee: IEC)', '연구윤리위원회(Research Ethics Committee: REC)'라고 부르기도 한다. 이와 같이 명칭이 다양한 이유는 나라에 따라 의료 제도 및 임상시험 등 인간 대상 연구를 수행하는 기구와 제도가 각기 다르기 때문이다. 우리나라는 임상시험의 맥락에서는 미국의 예에 따라 'IRB'라는 명칭을 받아들여 이를 '임상시험심사위원회'라고 불렀는데, 엄밀히 말해 미국의 IRB

5 ICH guidelines: GUIDELINE FOR GOOD CLINICAL PRACTICE 6(R1), 10 June 1996 (www.ich.org/products/guidelines.html).

는 인간을 대상으로 하는 연구에서 연구 대상자 보호가 주된 목적인 위원회로서 의약품의 임상시험 심사에만 기능이 국한되지는 않는다. 생명윤리법이 인간 대상 연구를 포괄적으로 규제하면서 우리나라도 포괄적으로 기관생명윤리위원회라고 부르게 되었다. 이 책에서는 간단히 IRB로 표기하기로 한다.

IRB는 연구계획서가 과학적으로 타당하며 연구 대상자의 건강과 안전을 확보할 수 있게끔 구성되었는지, 연구계획서를 변경할 필요성이 있을 때는 그것이 타당한지, 연구 대상자에게 동의를 얻기 위해 사용되는 '동의서 양식(Informed Consent Form: ICF)'은 윤리적으로 타당하게 만들어져 있는지 등을 심사하여 연구를 승인하고, 이를 지속적으로 감시함으로써 연구 대상자의 인권 및 건강을 보호하고 연구의 윤리성과 과학성을 담보하기 위한 기구다. 생명윤리안전법에 따르면 인간 대상 연구를 수행하는 자, 또는 인체 유래물 연구를 수행하는 자가 소속된 교육·연구기관 또는 병원, 배아생성의료기관, 배아연구기관, 체세포복제 배아 등의 연구기관, 인체유래물은행, 기타 보건복지부령으로 정하는 기관은 IRB를 의무적으로 설치하게끔 되어 있다(법 제10조).

IRB는 위원장 1명을 포함하여 5명 이상의 위원으로 구성하는데 하나의 성별로만 구성할 수 없으며, 사회적·윤리적 타당성을 평가할 수 있는 경험과 지식을 갖춘 사람 1명 이상, 해당 기관에 종사하지 않는 사람 1명 이상이 포함되어야 한다. IRB 위원은 이를 설치한 기관의 장이 위촉하며 위원장은 위원 중에서 호선한다. IRB 심의 대상인 연구·개발·이용에 관여하는 위원은 해당 심의에는 참여해서는 안 된다. 둘 이상의 IRB를 설치한 기관은 이를 통합하여 운영할 수 있으며(법 제11조), 적정 인원 미달 등의 이유로 IRB를 설치할 수 없는 기관은 다른 기관의 IRB, 또는 보건복지부 장관이 지정한 공용 IRB 등에 업무 수행을 위탁하기로 협약을 맺으면 IRB를 설치한 것으로 본다(법 제10조).

2) IRB의 운영과 역할

IRB는 보건복지부 장관에게 등록해야 하고, 위원의 명단과 이들의 자격을 기재한 문서를 비치, 관리해야 하며, 문서화된 표준작업지침서(SOP)에 따라 모든 업무를 수행하고, 제반 활동과 회의에 대한 기록을 유지하며 관련 규정과 기준을 준수해야 한다. IRB의 모든 결정은 표준작업지침서에서 규정한 의결 정족수를 충족하는 사전 고지된 회의에서 이뤄져야 하며, 심의에 참여하거나 의견을 제시하는 것은 심의에 참여한 의원에 한한다. 연구책임자 등은 해당 연구의 제반 사항에 대해 정보를 제공할 수 있으나 심의위원에게 영향을 미치거나 해당 연구와 관련된 사항의 결정에 참여할 수는 없다. 필요한 경우 IRB는 통계 전문가 등 외부 전문가를 초빙하여 해당 연구에 대한 전문가적 자문을 받을 수 있다.

생명윤리안전법에서 요구하는 IRB의 업무는 다음과 같다(법 제10조).

1. 다음 각 목에 해당하는 사항의 심의
   가. 연구계획서의 윤리적·과학적 타당성
   나. 연구 대상자 등으로부터 적법한 절차에 따라 동의를 받았는지 여부
   다. 연구 대상자 등의 안전에 관한 사항
   라. 연구 대상자 등의 개인정보 보호 대책
   마. 그 밖에 기관에서의 생명윤리 및 안전에 관한 사항
2. 해당 기관에서 수행 중인 연구의 진행 과정 및 결과에 대한 조사·감독
3. 그 밖에 생명윤리 및 안전을 위한 다음 각 목의 활동
   가. 해당 기관의 연구자 및 종사자 교육
   나. 취약한 연구 대상자 등의 보호 대책 수립
   다. 연구자를 위한 윤리지침 마련

3) IRB의 한계와 개선 방향

IRB의 개념이 등장한 것은 1975년 헬싱키 선언이 처음 개정될 때였다. IRB는 애초 독립된 동료 감독(peer review)의 개념에서 출발했지만 이제는 그 자체로 많은 역할을 감당해야 하는 매우 전문적인 기구로 발전하고 있다. 특히 수행 중인 연구에 대한 조사와 감독, 연구자와 종사자의 교육, 취약한 연구 대상자 등의 보호 대책 수립, 정책 수립 등은 연구기관의 책임자가 관장하는 연구 대상자 보호 프로그램에서 주관하는 곳이 특히 임상시험의 사례가 많은 대형 병원들을 중심으로 늘어나고 있다.

하지만 IRB만으로 연구 전체의 윤리성을 담보하기에는 부족한 부분이 많다. 때로는 연구 내용이 매우 전문적이어서 동일 분야 전문가가 아니고는 그 과학성을 평가할 수 없는 경우도 있으며, '윤리성'에 대한 심의가 모호하고 견해가 엇갈릴 수 있는데다 해당 기관에 소속되지 않은 외부 인사 1인이 전체의 분위기에 맞서 중립성을 확보하기도 쉬운 일은 아니다. 우리나라의 경우에는 한 기관에 소속된 위원들이 연구자, 또는 임상시험 책임자와 어떤 식으로든 관련을 맺고 있기 때문에 친소관계에 의한 이해 상충을 피하기 어려울 때도 있다. 또 심의 자체가 연구 대상자를 구체적이고 실질적으로 보호하기보다는 수많은 서류 작업이 필요한 관료적 절차의 유지로 보일 수도 있다. 이러한 약점에도 불구하고 IRB는 현재로서는 인간 대상 연구의 과학적 타당성과 윤리성을 담보할 수 있는 거의 유일한 기구다. 그러므로 심의의 질을 올릴 필요가 있으며, 이를 위해 위원들에 대한 정기적인 교육과 IRB에 대한 인증 등 제도적 장치가 마련되어야 한다. 이런 업무를 책임 있게 할 수 있는 전문 인력의 양성도 반드시 필요하다.

6. 충분한 정보에 의한 동의

1) 충분한 정보에 의한 동의의 일반적 사항

인간을 대상으로 하는 연구의 윤리 문제의 핵심은 뉘른베르크 강령 이래로 "충분한 정보에 의한 동의"다. 「벨몬트 보고서」는 동의의 핵심 요소를 정보(information), 이해(comprehension), 그리고 자발성(voluntariness)으로 보고 있다. 즉 해당 연구와 관련하여 충분한 정보가 주어져야 하고, 대상자는 그 내용을 이해할 수 있어야 하며, 어떤 강요나 외압 없이 자신의 의사로 연구에 참여하기로 결정했을 때 비로소 충분한 정보에 의한 동의가 완성된다. 임상시험의 경우 「의약품 임상시험 관리기준」에 의하면 동의서 양식에 포함되어야 하는 '충분한 정보'에 해당하는 내용은 다음과 같다.

1. 임상시험이 연구를 목적으로 수행된다는 사실
2. 임상시험의 목적
3. 임상시험용 의약품에 관한 정보 및 시험군 또는 대조군에 무작위 배정될 확률
4. 침습적 시술(invasive procedure)을 포함하여 임상시험에서 연구 대상자가 받게 될 각종 검사나 절차
5. 연구 대상자가 준수해야 할 사항
6. 검증되지 않은 임상시험이라는 사실
7. 대상자(임부를 대상으로 한 경우에는 태아를 포함하며, 젖을 먹이는 여성을 대상으로 한 경우에는 영유아를 포함한다)에게 미칠 것으로 예견되는 위험이나 불편
8. 임상시험을 통하여 대상자에게 기대되는 이익이 있거나 대상자에게 기대되는 이익이 없을 경우에는 그 사실
9. 대상자가 선택할 수 있는 다른 치료 방법이나 종류 및 이러한 치료방법의 잠재적 위험과 이익
10. 임상시험과 관련한 손상이 발생하였을 경우 대상자에게 주어질 보상이나 치료 방법

11. 대상자가 임상시험에 참여함으로써 받게 될 금전적 보상이 있는 경우 예상 금액 및 이 금액이 임상시험 참여의 정도나 기간에 따라 조정될 것이라고 하는 것
12. 임상시험에 참여함으로써 대상자에게 예상되는 비용
13. 대상자의 임상시험 참여 여부 결정은 자발적이어야 하며, 대상자가 원래 받을 수 있는 이익에 대한 손실 없이 임상시험의 참여를 거부하거나 임상시험 도중 언제라도 참여를 포기할 수 있다는 사실
14. 모니터 요원, 점검을 실시하는 자, 심사위원회 및 식품의약품안전처장이 관계 법령에 따라 임상시험의 실시 절차와 자료의 품질을 검증하기 위하여 대상자의 신상에 관한 비밀이 보호되는 범위에서 대상자의 의무 기록을 열람할 수 있다는 사실과 대상자 또는 대상자의 대리인이 서명한 동의서에 의하여 이러한 자료의 열람이 허용된다는 사실
15. 대상자의 신상을 파악할 수 있는 기록은 비밀로 보호될 것이며, 임상시험의 결과가 출판될 경우 대상자의 신상은 비밀로 보호될 것이라는 사실
16. 대상자의 임상시험 계속 참여 여부에 영향을 줄 수 있는 새로운 정보를 취득하면 제때에 대상자 또는 대상자의 대리인에게 알릴 것이라는 사실
17. 임상시험과 대상자의 권익에 관하여 추가적인 정보가 필요한 경우 또는 임상시험과 관련된 손상이 발생한 경우에 연락해야 하는 사람
18. 임상시험 도중 대상자의 임상시험 참여가 중지되는 경우 및 그 사유
19. 대상자의 임상시험 예상 참여 기간
20. 임상시험에 참여하는 대략의 대상자 수

이상의 정보가 모두 주어지고 연구 대상자가 이를 충분히 이해했으며, 자발적으로 동의를 했다면 일단 충분한 정보에 의한 동의 요건은 충족된 것이다. 이와 같은 내용이 담긴 동의서에 연구자 혹은 설명한 사람이 날짜를 기입하고 서명하며, 연구 대상자 역시 서명하고 사본을 만들어 한 부는 연구 대상자 본인이, 다른 한 부는 연구자가 보관하게 된다. 연구 대상자는 물론 언제든지 동의를 철회하고 아무런 불이익을 받지 않고 연구 참여를 중단할 수 있는 권리가 있다.

2) 충분한 정보에 의한 동의의 예외

인간을 대상으로 하는 연구는 사전에 연구 대상자 본인으로부터 문서에 의한 동의서를 받아야 수행이 가능하다. 그러나 생명윤리안전법에 의하면 1) 연구 대상자의 동의를 받는 것이 연구 진행 과정에서 현실적으로 불가능하거나 연구의 타당성에 심각한 영향을 미친다고 판단되는 경우, 2) 연구 대상자의 동의 거부를 추정할 단한 사유가 없고, 동의를 면제하여도 연구 대상자에게 미치는 위험이 극히 낮은 경우에는 IRB의 승인을 받아 서면 동의를 면제할 수 있다(법 제16조 제3항). 첫 번째의 예는 연구 대상자 본인이 실험 세팅임을 알면 연구 결과에 영향을 미치는 심리학 실험과 같은 것이며, 두 번째의 예는 민감한 정보를 포함시키지 않는 익명의 단순 설문조사와 같은 것이다.

동의를 받아야 하지만 '사전에' 동의를 받기가 어려운 연구도 있다. 예컨대 응급 치료의 효과를 알아보려는 연구에서는 사전에 동의 절차를 밟게 되면 시간이 지체되어 연구 자체가 불가능해지는 것이 있다. 이럴 때는 IRB의 심의를 거쳐 엄격한 기준에 따라 연구를 수행하고 연구 대상자가 조치를 받은 후 사후 동의를 받을 수 있다. 이때 연구 대상자가 연구 참여를 거부하면 그로부터 얻은 자료를 쓸 수 없다.

마지막으로 미성년자, 정신지체인이나 치매 환자, 무의식 상태에 빠진 환자 등 적법한 동의를 받기 어려운 연구 대상이 있다. 생명윤리법에 따르면 이 경우에는 법정대리인으로부터 동의를 받아야 하며, 법정대리인이 없는 경우에는 배우자, 직계 존속, 직계 비속의 순으로 동의를 받을 수 있다(법 제16조 제2항). 생명윤리안전법이 정한 미성년자의 개념은 아동복지법을 따르는데 이는 만 18세 미만인 사람이다.[6] 즉 만

6 생명윤리 및 안전에 관한 법률 시행규칙 제14조.

18세 미만인 자에 대해서는 법정대리인의 동의를 받아야 연구를 할 수 있으며, 18세 이상은 본인이 동의를 할 수 있다. 일반적으로 초등학교 고학년 이상의 아동으로부터 만 18세 미만인 자에 대해서는 연구에 대한 설명을 해준 다음 동의(consent)가 아닌 '찬성(assent)'을 함께 받는다.

7. 취약한 연구 대상자

1) 취약한 연구 대상자의 종류

취약한 연구 대상자는 어떤 이유에서건 인간 대상 연구와 관련하여 본인의 자율성(autonomy)을 온전하게 행사할 수 없어 강압(coercion)이나 부당한 영향(undue influence), 착취(exploitation)에 보통 사람들보다 쉽게 노출될 수 있는 사람들을 말한다. 강압은 연구에 참여하게끔 연구 대상자를 협박하는 것을, 부당한 영향은 사례금 등으로 잠재적인 연구 대상자를 유혹하는 것을, 착취는 자신의 영향 하에 있는 사람들을 연구 대상자로 부당하게 이용하는 것을 뜻한다. 취약한 연구 대상자는 본질적인 취약성, 사회적 취약성, 경제적 취약성, 의학적 취약성 등으로 나눠볼 수 있는데, 본질적인 취약성은 미성년자, 정신지체인 등 아직까지 온전하게 자신의 자율성을 행사할 수 없는 경우를 의미하며, 사회적 취약성은 사회적 관계에서 타인의 강한 지배하에 있는 사람들, 즉 연구자에게 속한 학생이나 연구기관의 직원, 군인, 교정기관에 수감된 자 등의 경우를 의미한다. 경제적 취약성은 경제적으로 불우한 처지에 있어 연구 대상자에게 주는 소액의 사례금도 매우 큰 영향을 줄 수 있는 경우를, 의학적 취약성은 달리 치료 방법이 없는 등의 이유로 신약의 임상시험에 참여할 수밖에 없는 사람들 등을 의미한다. 개인뿐 아니라 때로는 여성이나 소수인종 등의 인구 집단도 여러 가지 이유로 취약한 집단에 포함될 수도 있으며 이 취약성은 서로 복합적으로 작용할 수도 있다.

우리나라의 생명윤리안전법은 제3조 기본 원칙에서 "취약한 환경에 있는 개인이나 집단은 특별히 보호되어야 한다"는 선언적 규정만을 가지고 있고 취약한 연구 대상자의 종류에 대해서는 따로 언급하지 않고 있다. 다만 「약사법」은 제34조의2 제3항 제1호에서 "사회복지시설 등 총리령으로 정하는 집단시설에 수용 중인 자를 임상시험 등의 대상자로 선정하지 아니할 것. 다만, 임상시험 등의 특성상 수용자를 그 대상자로 하는 것이 불가피한 경우로서 총리령으로 정하는 기준에 해당하는 경우에는 수용자를 임상시험 등의 대상자로 선정할 수 있다."고 하여 아동 복지시설, 장애인 거주시설, 노인 복지시설 등의 집단시설에 수용 중인 자를 특히 취약한 연구 대상자로 취급하고 있다.[7]

2) 취약한 연구 대상자의 보호

취약한 연구 대상자는 다른 대안이 있다면 연구에 참여시키지 않는 것이 원칙이지만 이것이 이들을 연구에 결코 참여시켜서는 안 된다는 것을 의미하지는 않는다. 아동이나 임신한 여성의 건강·질병 정보는 이들을 대상으로 연구하지 않으면 얻어낼 방법이 없다. 또한 교정시설에 수감된 범죄자가 자신의 죄책감을 덜고 사회에 기여하는 뜻에서 어떤 인간 대상 연구에 참여하겠다는 것을 금지할 만한 이유는 별로 없는 것 같다. 특히 그것이 감형이나 사면 등 어떤 부당한 영향의 가능성을

7 식품의약품안전처, 의약품 등의 안전에 관한 규칙 제27조.

전제하지 않는다면 더욱 그러하다. 군진의학과 같은 특수한 분야는 군인들을 대상으로 하지 않으면 연구를 할 수 있는 방법이 없다. 그러므로 취약한 연구 대상자의 보호는 항상 절대적인 것이 아니라 그 개인이나 그가 속한 집단에 어떤 이득이 되고 그 연구 과정에서 어떤 위험이 수반되느냐를 신중하게 판단하여 결정해야 할 필요가 있다. 우리나라 생명윤리안전법이 취약한 연구 대상자를 따로 열거하거나 이들에 대한 연구 가능 유무를 판단하지 않고 "취약한 연구 대상자 등의 보호 대책 수립"이라는 형태로 IRB의 업무로 넘긴 것(법 제10조)은 아마도 이러한 취지에 기인했으리라고 생각한다.

다만 다른 대안이 있다면 취약한 연구 대상자는 가급적 연구에 참여시키지 말아야 하며, 이들 또는 이들이 속한 집단에게 이득이 분명하거나 할 때에는 연구에 참여시킬 수 있지만 이럴 때에도 강압, 부당한 영향, 착취 등의 요소에 주의를 기울여 그러한 요소를 최소화시켜야 한다. 또한 관련된 위험을 최소화시켜야 하며, 연구 수행 도중 점검 및 모니터링을 강화함으로써 이들에게 갈지도 모를 위해를 사전에 예방하도록 노력해야 한다.

8. 이득/위험 균형

1) 이득/위험 균형

인간 대상 연구의 이득/위험(benifit/risk)은 IRB가 연구계획서를 심의하여 승인 여부를 결정할 때 반드시 따져보아야 할 중요한 요소다. 모든 인간 대상 연구는 나름대로 이득과 위험을 가지고 있으며, 그 이득과 위험은 연구 대상자 개인의 것일 수도, 혹은 학계와 사회 전체의 것일 수도 있다. 그러나 어떤 과학적으로 의미 있는 연구도 연구 대상자의 복지와 건강을 해쳐가면서 달성할 수는 없는 것이기 때문에 이득/위험 판단은 우선적으로 연구 대상자 개인을 지향한다.

이득(benifit)은 해당 연구에 참여함으로써 얻게 될 건강, 심리, 복지, 사회적인 측면의 긍정적 결과이며, 위험(risk)은 연구 대상자가 건강, 심리, 복지, 사회적인 측면의 부정적인 결과, 즉 해악(harm)이 발생할 확률이다. 일반적으로 위험이 높을수록 그에 따르는 이득 역시 높아야 연구가 정당화된다고 생각하며 이를 이득/위험 균형 잡기(benefit/risk balancing)라 하지만 늘 그런 것은 아니다. 즉 위험이 매우 높아 연구 대상자의 심각한 신체적 장애나 사망이 명백하게 예상된다면 이런 연구는 정당화되기 어렵다.

이득/위험 평가는 한 사람의 관점에 입각해서 할 수는 없으며 전문가뿐 아니라 일반인의 관점에서 파악할 필요도 있다. 그것이 IRB와 같이 집단적인 평가와 논의를 하는 한 가지 이유다. 연구와 관련된 모든 이득/위험은 사전에 철저하게 규명되어야 하며, 위험의 경우 그것을 가급적 감소시킬 수 있는 모든 가능한 대책을 마련해야 한다. 위험이 높을수록 연구 대상자에게 그 사실을 충분히 알리고 동의하기 전에 숙고할 수 있는 기회를 충분히 주어야 하며, 연구 대상자에 대한 비인도적이고 잔인한 취급은 어떤 경우에도 정당화되지 않는다.

2) 위험의 분류

인간 대상 연구에서 이득/위험 평가를 할 때는 이득보다는 위험이 주된 관심사가 된다. 위험은 신체적·정신적 위해의 정도에 따라 최소 위험(minimal risk), 낮은 위험(low risk), 중등도 위험(moderate risk), 고위험(high risk)으로 구분할 수 있는데 최소 위험은 해당 연구 과정에서 연구 대상자가 받을 수 있는 위험의 정도가 일상생활에서 만나는 정도의 위험에 해당하거나 그보다 작은 경우다. 소변이나 타액의 채취, 혈압 검사, 신장 측정 등이 이러한 최소 위험 기준에 해당할 것이며, 때로는 소량의 혈액 채취나 혈액형 등 예민하지 않은 개인정보의 수집 등도 이에 해당하기도 한다. 낮은 위험은 경미한 통증이나 피부 발적 등이 나타날 수 있는 실험, 또는 정치적 견해나 성적 취향과 같은 민감 정보의 수집 등이 해당하며, 중등도 위험은 기존에 가지고 있는 질병이 더욱 악화되거나 새로운 질병이 발생할 수 있는 수준의 위험이다. 고위험은 사망이나 후유 장애를 초래할 수 있는 수준의 위험이다.

최근에는 미량의 인체 유래물이나 검체로부터 DNA 검사 등 유전자 검사가 가능하게 되고, 많은 의생명과학 연구가 이런 방법을 채택하고 있다. 이러한 검사는 타액 등으로도 가능하므로 신체적 위해로는 최소 위험에 해당하지만 검사하고자 하는 유전자의 종류에 따라 해당 연구 대상자나 그 가족들에게 극히 민감한 사실이 폭로될 가능성도 있기 때문에 이러한 부분을 함께 고려해야 한다.

9. 연구 윤리

1) 연구 진실성의 개념

2005년 황우석 박사의 줄기세포 논문 조작 사건 이후 소위 '연구 윤리(research ethics)'는 우리나라에서 커다란 화두가 되었다. 광의의 연구 윤리는 인간 연구 대상자 및 실험동물 보호 등 생명윤리와 관련된 사항을 포함하지만, 협의의 연구 윤리는 연구 과정에서 흔히 일어나는 위조, 변조, 표절의 방지, 즉 연구 진실성(research integrity)의 확보와 관련이 있다. 연구 진실성이란 연구자가 연구 과정에서 일관되게 정직성과 책임감을 준수하면서 학문적으로 올바른 연구 결과를 내어놓는 것을 의미한다. 연구 진실성은 다음의 경우에 심각하게 훼손된다.

- 비과학적이고 실행 불가능한 연구 계획의 수립
- 타인의 아이디어를 표절한 연구 계획의 수립
- 실험 과정에서의 기록 변조나 위조
- 실험 과정에 대한 거짓말
- 실험 결과의 변조 혹은 위조
- 실험 결과의 과장
- 연구 논문 작성 시의 저자 등재 권한(authorship) 변조
- 연구비의 잘못된 사용
- 실험 과정에 대한 거짓말
- 실험 과정에서의 연구 대상자 혹은 실험동물에 대한 비인도적 취급

'위조'는 없는 데이터를 거짓으로 만들어내는 것이며, '변조'는 데이터의 내용을 임의로 바꾸는 것이다. 또한 타인의 아이디어나 실험 결과를 본인의 허락을 받지 않고 베끼는 것은 '표절'에 해당한다. 연구 진실성에 어긋난 과학 연구를 '과학 부정행위(scientific misconduct)'라고 부르며, 이는 학계에서 엄격하게 처벌한다. 왜냐하면 과학 부정행위는 과학이 존립하기 위한 가장 근본적인 약속, 즉 자연에 대한 진실만을 탐구하고 이를 보고하는 것을 어긴 행위이기 때문이다.

2) 연구 진실성의 보장

학문 연구에서 국제적인 경쟁이 치열하고, 학위를 취득하거나 교수직 등의 자리를 얻고 승진을 하는 데 연구 업적이 점점 더 중요해지고 있으며, 특히 우리나라에서는 대부분의 연구비를 정부에서 지원받기

때문에 어떻게든 연구 성과를 내서 발표해야 한다는 압박이 심해지고 있다. 과학 부정행위 혹은 연구 부정행위는 이런 토양 속에서 연구자들이 빠지기 쉬운 유혹이 되고 있다. 황우석 박사 사건 이후로도 우리나라에서는 여러 건의 연구 부정행위가 더 적발되었으며, 적발되지 않고 남아 있는 것도 상당히 많을 것으로 생각된다. 이를 예방하기 위해 연구자에 대한 교육과 함께 지나치게 경쟁적이고 양적 평가 중심인 학문 연구 풍토를 개선할 필요가 있다.

10. 이해 상충

1) 이해 상충

인간을 대상으로 하는 연구에서 연구자의 이해 상충(conflict of interests)은 커다란 윤리적 문제가 되는데, 이로 인해 연구 대상자들이 불필요한 위험에 노출되거나 피해를 받게 되며, 연구 자체가 연구 대상자에 대한 착취가 될 수 있기 때문이다. 이해 상충이란 신뢰를 받고 있는 어떤 자가 자신의 이익을 위해 불공정하게 행동하는 것으로, 흔히 볼 수 있는 연구에서의 이해 상충은 다음과 같다.

- 의뢰자로부터 연구에 대해 소요되는 실비 외의 금전적인 보상 등을 약속받고 하는 연구
- 자신이 개발하거나 자신이 소유한 기업이 개발한 제품(의약품 등)의 효능을 알아보기 위한 연구
- 자신, 혹은 자신이 속한 기관의 명성을 높이거나 홍보 효과를 위해 수행하는 연구 등

이해 상충에 대처하는 데는 연구자가 해당 연구와 그러한 이해관계가 있음을 관련자 전원에게 알리는 공지(disclosure)나, 해당 연구자가 연구 참여진에서 빠지는 회피(evasion) 등의 방법이 있을 수 있다. 이해 상충과는 좀 다르지만, 우리나라에서는 자신이 수행한 연구나 개발한 의료기술의 적용 결과를 학회 등 학계보다 먼저 언론에 알려 커다란 주목을 받는 일이 종종 있다. 대부분이 시간이 지난 뒤에는 별것 아닌 것으로 판명되지만 일단 언론의 주목을 받았다는 점에서는 상당한 광고 효과를 거둘 수 있기 때문에 이러한 일을 한다. 이는 사실 과학자의 전문직 윤리 관점에서 볼 때 바람직하지 못한 것이며, 이를 방지하기 위한 언론계와 사회의 각성이 필요하다.

2) 연구 참여에 대한 보상

연구에 참여한 연구 대상자에 대해 일정한 액수의 보상을 하는 경우가 있다. 흔히 연구에 참여하느라 소요된 시간에 대한 실비 보상, 교통비와 식대 정도를 지급하는데, 경제적으로 취약한 계층에게는 이것도 큰 액수일 수 있기 때문에 착취의 문제가 대두될 수 있다. 이 금액이 적당한지 여부는 사회의 통념과 관례에 따라 IRB에서 정하게 되어 있다.

또 하나 문제는 연구 대상자에게 더 커다란 위험(risk)이나 부담(burden)이 가는 경우 그에 대한 보상은 더 커져야 하는 것인가다. 연구 목적의 난자 기증과 같은 경우에서 이는 실제로 문제가 되고 있는데, 과배란 및 난자 채취 시술 과정에서 연구 대상자는 몸에 상당한 무리를 겪게 되고 다른 연구에 비해 위험도 높기 때문이다. 이러한 위험과 부담을 고려할 때 충분한 보상이 있어야 한다는 주장 한편에, 그렇게 할 경우 취약한 여성들에 대한 착취를 조장할 것이라는 우려도 있어 결정이 쉽지 않다.

마지막으로 연구 결과에서 비롯된 어떤 경제적인 이득이 있다 해도 연구 대상자는 그에 대해 자기 몫의 주장을 할 수 없다는 것이 일반적으로 받아들여지는 원칙이다. 연구 참여는 어디까지나 사회 공동체의 선익을 위한 자발적인 기부 행위이며, 어떤 잠재적인 동기가 있을 경우 참여의 의도가 불순한 것이 되고 그 대상자에 대한 부당한 영향이 생길 수 있기 때문이다.

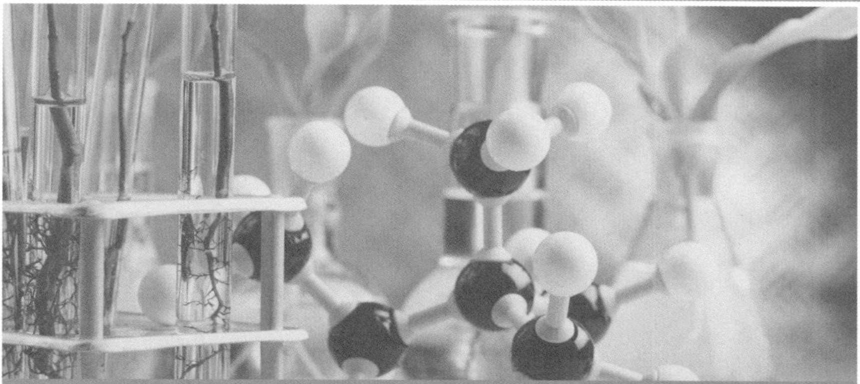

제9장

유전자검사와 유전자치료

1. 유전자검사와 유전자치료

1) 유전자검사의 개념

유전자검사(genetic test)는 질병의 진단 및 치료, 예후의 판정, 의학 연구 및 신원 확인 등의 목적으로 사람의 유전자를 검사하는 것을 의미한다. 우리나라의 「생명윤리 및 안전에 관한 법률」은 유전자검사를 "인체 유래물로부터 유전 정보를 얻는 행위로서 개인의 식별 또는 질병의 예방·진단·치료 등을 위하여 하는 검사"라고 정의하고 있다. 예전에는 유전자의 이상이나 결손 여부를 알기 위해서는 염색체 검사를 해야 했지만, 요즘은 DNA(Deoxyribonucleic Acid) 염기서열 분석 방법이 발달하여 적은 비용으로 손쉽게 유전자검사를 할 수 있게 되었다. 유전자검사는 검체(혈액이나 모발, 타액)의 세포로부터 물리, 화학적인 방법으로 유전자를 추출한 다음 이를 전기 영동시켜 이미 서열을 알고 있는 프로브(probe)를 달라붙게 하여 그 염기서열을 알아낸다. 만약 DNA의 양이 모자라면 PCR(polymerase chain reaction)이라는 방법으로 같은 종류의 DNA를 증폭시켜 양을 늘일 수 있다. 유전자란 특정 단백질 혹은 RNA(Ribonucleic acid)에 대한 정보를 담고 있거나 생리적인 기능을 할 수 있는 DNA 조각(segment)으로서 부모에서 자녀로 유전되는 것을 뜻한다. 한 개체에 있는 유전자의 총체를 유전체(genome)라고 부른다.

특정 유전자 한 개에 결함이 있거나 돌연변이가 일어나면 단일유전자질환(monogenic disorder, single gene disorder)이라고 불리는 병이 일어나게 된다. 헌팅턴병, 고셔병, 낭포성 섬유증, 혈우병, 근위축증 등과 같은 희귀병이 이에 해당된다. 단일유전자질환은 7천 종 정도가 알려져 있는데 대개 소아기에 발현하며, 가임연령 이후에 발병하는 것은 1%에 불과하다.

단일유전자질환과 달리 여러 개의 유전자가 함께 작용하여 발병하는 질병을 다인성 유전자 질환(polygenic disorder, multifactorial disorder)이라고 하며 구개열, 내반족 등의 선천성 기형과 암, 우울증, 당뇨병, 고혈압 등의 성인성 질병이 이에 해당된다. 하지만 다인성 유전자질환은 대부분 그 발생이 환경에 따라 크게 좌우되며, 가계(家系)로 유전되는 확률 역시 개체와 해당 질병에 따라 매우 다르기 때문에 일괄적으로 이야기하기 어렵다. 여기서 문제가 되는 것이 유전자 다형성(genetic polymorphism)이다. 같은 유전자에서 사람마다 각기 다른 모습을 보이는 것이 유전자 다형성인데, 그 종류로는 STR(short tandem repeat), SNP(single nucleotide polymorphism) 등이 있다. STR은 2~5개의 짧은 염기 서열이 반복적으로 나타나는 것이며, SNP는 유전자에서 1.0kb마다 염기 서열이 하나 정도씩 다른 것을 의미한다. STR은 친자감별에 사용되고, SNP는 개인식별부터 질병의 발병 가능성이나 예후 판단, 특정 약물에 대한 반응에 이르기까지 폭넓게 사용 및 연구되고 있다. 유전자 다형성 중 집단 내에 1% 이내로 존재하는 것을 '돌연변이(mutation)'라고 부르는데, 최근에는 암, 당뇨병, 알츠하이머 병 등 주요 질환에서 유전자 다형성 및 돌연변이에 대한 연구가 활발하다. 예를 들면, 2008년 8월 일본 이화학연구소는 KCNQ1 유전자의 6개 SNP가 2형 당뇨병과 관련이 있다는 연구 결과를 발표했는데, 당뇨 환자와 정상인의 대조 연구에서 이 SNP를 가진 사람들이 당뇨병에 걸릴 위험이 1.3~1.4배가량 높아진다는 것이다. 일본 2형 당뇨병 환자의 20%가량

이 이로 인해 당뇨병에 걸리게 되었다고 예측된다.[1]

유전자검사에는 단일 유전자 질환에서처럼 특정 질환을 진단하는 '유전자진단(genetic diagnosis)', 문제가 있는 특정 유전자를 가진 사람을 감별해내는 '유전자선별검사(genetic screening)', 유전자 다형성을 검사하는 등의 일반적인 '유전자검사(genetic test)', 그리고 SNP 등을 이용해 개인의 신원을 확인하는 '유전자감식(genetic fingerprinting 또는 DNA fingerprinting)' 등이 있다. 그리고 체외수정술에서 자궁에 착상하기 전에 원하지 않는 유전형질을 가진 배아를 제외하기 위해 시행하는 착상전 유전자검사(preimplantation genetic diagnosis: PIGD)와 양수천자 등을 사용해서 자궁에 있는 태아의 유전자검사를 하는 산전 유전자검사(prenatal genetic diagnosis: PNGD)도 있다.

2) 유전자검사의 의미와 한계

많은 사람이 유전자검사를 하게 되면 그 사람의 모든 것, 즉 질병 유무 등 신체적인 특징뿐만 아니라 지능, 성격, 심지어 적성까지 알 수 있다고 생각하고 있지만, 이는 근본적으로 크게 잘못된 것이다. 특정 염색체 이상이나 유전자 돌연변이가 질병을 일으키는 소수의—가짓수는 많으나 실제로 살아서 태어난 신생아에게 발병하는 경우는 매우 드물다—유전질환들을 제외하면 유전자검사가 정확하게 질병을 '예언'하는 경우도 매우 드물다. 물론 최근에 SNP 등 유전자 다형성에 대한 연구가 활발해지면서 특정 유전자, 혹은 특정 유전자의 유전자 다형성이 특정 질환과 관련이 깊다는 식의 이야기가 언론에 자주 등장하고 있

1 Hiroyuki Unoki et al., "SNPs KCNQ1 are associated with susceptibility to type 2 diabetes in East Asian and European populations", *Nature Genetics*, 40(9), 2008, p.1098.

다. 극히 일부만 예를 들어도 L-myc, CYP2E1, GSTM1, GSTT1, NAT2 등의 유전자와 위암, COX2 유전자 다형성과 난소암, CYP2E1 유전자 다형성과 대장암, 심지어 인터넷 중독과 유전자 다형성과의 상관 관계를 보는 논문까지 등장했다.[2] 그러나 이런 연구들은 대부분 특정 질병이 있는 군과 정상군을 대조해서 어느 편에서 특정 유전자나 유전자형이 더 자주 발견되는지를 보는 연구로서, 실제 질병의 발병 메커니즘에서 그 유전자들이 어떤 역할을 하는지 확실하게 알려진 것은 별로 없다. 암의 경우만 해도 해당 유전자가 특정 발암물질에 더 취약하게 하는 것인지, 파괴된 유전자를 복구하는 기능을 떨어뜨리는 것인지, 암 예방에 관여하는 면역 기능을 취약하게 하는 것인지, 이 모든 것을 복합적으로 가능하게 하는 것인지 등에 대해 알기가 매우 어렵다. 그러므로 하나의 유전자가 여러 질환에 동시에 관여하기도 하며, 여러 유전자가 하나의 질환과 관련이 있기도 하다. 또 다인성 유전자 질환의 경우 그 유전자가 있다고 해서 반드시 질병이 발생하는 것도 아니다. 예컨대 가장 잘 알려진 암 유전자는 유방암과 관련이 있는 BRCA1 돌연변이 유전자인데, 이 유전자가 있는 여성은 65세까지 60%가 유방암에 걸릴 수 있다. 반면 일반 여성은 12% 정도가 이 암에 걸린다. 이는 유방암이 매우 흔한 서구의 예이며 우리나라는 식생활 등 환경의 차이가 있어 꼭 그렇지만은 않다. 그러나 이 유전자는 전체 유방암 중 3%밖에 설명하지 않으며, 이 밖에도 알려져 있지 않은 인자가 너무나 많다. 그리고 이 유전자의 보인자 60%가 유방암에 걸린다는 것이 보인자라면 반드시 이 병에 걸린다는 것을 의미하지도 않는다. 하지만 이 유전자는 유방암 진단과 치료에 상당히 의미가 있는 것임에는 틀림없으며, 다른 질병들

2 김은영 외, 「인터넷 중도 현상을 보이는 남자 청소년들의 기질 특성과 유전자 다형성」, 『신경정신의학』, 45(5), 2006, pp.468-475.

에서 이렇게 높은 상관관계가 나타나는 유전자들은 그리 많지 않다.

최근에는 유전자검사 기법의 효율성이 높아지게 되어 질병 치료와는 관계없이 상업적으로 유전자검사를 하는 기업들이 늘어나게 되었다. 이를 DTC(Direct to Consumer, 소비자 의뢰) 유전자검사라고 부른다. 그런데 질병이 아닌 일반적인 형질, 즉 체력이나 지능, 성격, 적성 등은 한마디로 규정하기 어려운 것들이다. 체력은 근지구력, 심혈관계 능력, 호흡기계, 그리고 운동에 대한 관심과 정신적인 인내력까지 많은 요소의 조합일 뿐만 아니라 본인이 원할 경우 정기적인 훈련과 연습에 의해 크게 변화될 수 있다. 물론 직업 운동선수와 같은 경우에는 타고난 체력과 적성이 어느 정도는 중요하겠지만, 그렇지 않은 사람들은 일정한 범위 내에서는 노력에 따라 얼마든지 바뀔 수 있다. 그런데 이러한 특징을 예컨대 특정 유전자, 즉 심혈관계에 미치는 안지오텐신 전환효소(ACE)의 다형성을 가지고 판별한다는 것은 과학적으로 입증하기 어렵다. 지능이나 성격과 같은 것은 더 말할 나위도 없다. 일부 유전자가 이것을 전적으로 결정한다는 것은 본인이 타고난 생년월일이 운명을 좌우한다는 것과 다를 바 없는 이야기이다.

간단히 말해서, 특정 유전자의 유무 혹은 특정 유전자 다형성이 유전자와 환경이 복합적으로 작용해서 만들어지는 인간의 다양한 형질을 일방적으로 결정한다는 주장은 받아들이기 어렵다. 하지만 그럼에도 불구하고 질병의 예측과 치료에 유전자검사는 매우 유용하게 사용될 가능성이 있으며, 유전자 다형성에 따른 약물반응의 차이에 대한 연구는 나아가 소위 '맞춤의학(personalized medicine)'을 가능하게 할 것이라는 기대도 있다. 현 시점에서도 이미 언급한 BRCA1 변이 유전자를 가진 여성의 경우에 주기적인 유방암 검진과 호르몬 치료 등은 유방암에 걸릴 확률을 낮추고 조기 발견과 치료의 가능성을 높일 것이기 때문에 의미가 있다. 그러므로 유전자검사 결과는 매우 신중하게 해석되어야 하며, 전문적인 훈련을 받은 자격 있는 전문가에 의해 관리되어야 한다.

3) 배아 및 태아의 유전자검사

배아 및 태아에 대한 유전자검사는 습관성 유산, 기형아, 가족 내 유전질환자가 있을 때 건강한 아기를 낳기 위해 시도하는 방법으로, 체외 수정술(IVF) 과정에서 배아에게 시행하는 착상전 유전자검사(PIGD)와 자궁 내에 있는 태아에 대한 검사를 하는 산전 유전자검사(PNGD)로 나누어볼 수 있다. 착상전 유전자검사는 염색체 이상이 있거나 단일 유전자질환이 있는 배아를 가려내기 위한 방법으로, 수정 후 3일이 지나 6~10 세포기에 분할된 세포 중 1~2개를 채취하여 이를 대상으로 유전자검사를 실시한다. 이때 검사의 구체적인 목적에 따라서 직접 특정한 유전자 자리를 알아보는 방법인 중합 연쇄반응(polymerase chain reaction: PCR), 또는 형광물질을 이용하여 염색체의 이상 여부를 확인하는 방법인 형광제자리 부합법(fluorescence in situ hybridization: FISH)을 사용한다. 그 밖에 모체로부터 유래할지 모르는 유전적 이상을 검사하기 위해 난자의 극체를 채취하여 하는 검사도 있다. 검사를 한 뒤 이상이 없는 배아만을 골라 자궁에 착상을 시도하게 된다. 때로는 부모가 원하는 특정 유전형질을 가진 배아만을 선택해서 착상하기도 하는데, 그 대표적인 예가 2000년 8월 신장병의 일종인 판코니 증후군을 앓고 있는 누나에게 골수를 이식하기 위해 선별적으로 태어난 '아담'이라는 남자 아기이다. 이러한 아기를 소위 '맞춤 아기(designer baby)'라고 부르기도 하는데, 이러한 시술은 윤리적 논란을 많이 일으켰다.[3]

3 장영민 외, "「생명윤리 및 안전에 관한 법률」의 유전자치료 및 배아·태아의 유전자검사에 대한

산전 유전자검사는 삼중 표지자 검사(triple marker study)라고 하는 선별 검사와 양수 천자 등으로 태아의 세포를 직접 채취해서 하는 유전자검사로 구분된다. 최근에는 임부의 혈액 중에 있는 태아의 DNA를 대상으로 하는 검사도 개발되었다. 삼중 표지자 검사는 직접적인 유전자검사는 아니지만, 기형이 있을 경우 임부의 혈액에 존재하는 단백질이나 호르몬 등을 측정하여 다운증후군이나 이분 척추 등의 염색체 이상이나 기형을 알아내는 방법으로 우리나라에서는 다수의 임부가 이 검사를 받고 있다. 그 결과 이상이 발견되면 양수 천자 등의 침습적 검사로 이어진다. 산전 유전자검사는 특히 우리나라에서는 태아에 어떤 이상이 발견되거나 하면 대개 임신중절로 이어지기 때문에 문제가 된다.

4) 인체유래물은행

유전자검사, 특히 유전자감식을 통해 아주 적은 양의 혈흔이나 타액 등 검체에서도 개인의 신원을 확인할 수 있고, 이는 범죄 수사 및 법원의 판결에 중요한 자료가 된다. 그렇기 때문에 개인의 신원과 신원 식별 유전 정보를 함께 수록한 '유전자 정보은행'을 만들어 수사에 활용하자는 목소리가 높다. 이와 같은 유전자 정보은행은 길을 잃어버린 미아나 치매 노인에게 집을 찾아주는 데에도 유용하게 사용될 수 있다. 하지만 이와 같은 유전자 정보은행이 국가 권력의 남용이며 국민의 사생활을 국가가 온전히 감시할 수 있어 인권 침해의 우려가 있다는 반대의 목소리도 높다.

최근에는 의학연구에 사용할 목적으로 개인의 혈액이나 조직, 그리고 유전 정보와 의무기록 등을 함께 등록하여 보관하는 기관을 '유전자

개선 방안 연구", 『생명윤리정책연구』, 이화여자대학교 생명윤리법정책연구소, 2006.

은행' 또는 '바이오뱅크(biobank)'라는 이름으로 설립하기도 한다. 우리나라의 「생명윤리 및 안전에 관한 법률」은 이를 '인체유래물은행'이라 부르며 "인체유래물 또는 유전 정보와 그에 관련된 역학 정보, 임상 정보 등을 수집·보존하여 이를 직접 이용하거나 타인에게 제공하는 기관"으로 정의하고 있다. 이러한 기관은 질병의 이해에 유전자 다형성이 점점 더 중요한 의미를 갖는 오늘날 연구자들이 매우 효율적으로 질병 자료에 접근하도록 해줌으로써 의학연구를 발전시킬 수 있지만, 반면 개인의 의무기록은 물론 유전 정보까지 함께 노출될 수 있기 때문에 익명화(匿名化) 등의 충분한 조치를 취하지 않으면 개인의 사생활을 크게 침해할 우려도 있다.

5) 유전자치료

만약 어떤 질병이 유전자의 변이로 인해 일어난다면 문제가 되는 유전자를 바꿔줌으로써 치료할 수도 있을 것이다. 실제로 1990년 미국에서는 아데노신 디아미네이즈(adenosine deaminase: ADA)라는 효소를 만드는 유전자의 결핍으로 심한 선천성 면역결핍증에 걸린 소녀로부터 T림프구를 추출한 후, ADA 유전자를 이 림프구에 넣어 환자의 혈액 속에 다시 주입한 결과 면역 기능을 회복시킬 수 있었다. 이와 같이 질병의 예방이나 치료를 위해 유전적인 변이를 일으키는 행위를 유전자치료(gene therapy)라고 한다.

유전자치료에는 앞의 예와 같이 목표가 되는 세포를 추출해서 특정 유전자를 집어넣은 다음 다시 주입하는 '체외(ex-vivo)' 유전자치료와 목표가 되는 조직에 특정 유전자를 바로 주입해서 치료 효과를 노리는 '체내(in-vivo)' 유전자치료가 있다. 최근의 유전자치료는 주로 암을 치료할 목적으로 시도되는 것이 대부분인데, 여기에는 암세포에 직접 암세포를 죽이는 항암 유전자나 항암제에 민감하게 만드는 유전자를 주입하는 방법과 여러 항암 사이토킨(cytokin)을 분비하는 유전자를 백혈구에 넣어 암세포에 침투하게 하거나 암세포 자체가 사이토킨을 분비하게 함으로써 면역 반응을 촉발하게 하는 방법 등이 있다. 암이나 후천성면역결핍증(AIDS), 그리고 단일 유전자질환 등이 현재 유전자치료의 주된 목표이다.

최근에는 동식물 DNA부위를 자르는 데 사용하는 인공 효소로 유전자의 잘못된 부분을 제거해 문제를 해결하는 유전자 편집(Genome Editing) 기술을 이용한 유전자치료법이 개발되고 있다. 유전자 가위라고도 불리는 이 기술은 손상된 DNA를 잘라내고 정상 DNA로 갈아 끼우는 기술을 말한다. 최근 3세대 유전자가위인 크리스퍼(CRISPER)가 개발되었다. 크리스퍼 유전자 가위 기술은 유전자 편집의 대상이 되는 DNA의 상보적 염기를 지니는 RNA를 지닌 크리스퍼가 표적 유전자를 찾아가서 '카스9'라는 효소를 이용하여 DNA 염기서열을 잘라내는 방식으로 작동한다.

2. 유전자검사의 윤리적 문제

1) 유전자 결정론

앞서 설명했듯이 유전자가 인간 존재를 전적으로 결정하지는 않는다. 설사 몇몇 유전자가 인간의 어떤 특성과 관련성이 있다 해도 유전자만으로 그러한 특성을 모두 설명할 수는 없으며, 성격이나 지능은 말할 것도 없고 인간 신체의 표현형(phenotype)도 일부를 제외하고는 여러 유전자가 함께 관여하며 이 또한 환경과의 상호작용의 산물이다. 인간을 유전자로 환원시키려는 시도는 생물학적 혹은 유전적 환원론(biological, genetic reductionism)이라고 부르는데, 이는 그 자체로 많은 결함을 가진 이론이다. 물론 모든 것을 환경 탓으로 돌리는 환경결정론 역시 한계가 있으며, 인간이 나타내는 여러 현상은 유전자와 환경의 상호작용의 결과로 보아야 할 것이다.

그 때문에 유전자검사를 통해 인간의 미래를 예측하려는 시도는 현재로서는 받아들일 수 없는 가짜 과학(pseudoscience)이다. 몇몇 질병들에 대해 특정 유전자형을 가진 사람이 그 병에 걸릴 확률이 그렇지 않은 사람에 비해 일정한 비율로 더 높다는 정도가 우리가 예측할 수 있는 한계이다. 헌팅턴병과 같은 일부 유전질환에 대해서는 그러한 예측이 거의 정확하기도 하나 그러한 질병은 매우 소수에 불과하며, 암이나 당뇨병과 같이 흔히 걸리는 질병에 대해서는 특정인에 대한 예측이 여전히 확률적인 판단에 머물고 있다.

질병 외의 소인, 즉 지능이나 성격까지도 유전자가 결정한다는 주장은 과학적 주장이 아니라 일종의 사회적 가치 판단일 수 있다. '지능'과 같은 개념은 상당히 모호한 것으로, 이를 측정한다고 주장하는 도구들은 대개 특정 학파의 입장을 따르고 있다. 예컨대 문자 해독을 하는 지능과 수학 문제를 푸는 지능은 어쩌면 전혀 다른 능력일 수 있기 때문에 이들을 함께 뒤섞어 일반 지능을 측정한다는 것은 엄밀하게 과학적이지 못하다. 따라서 이러한 모호한 특성을 특정 유전자와 연결시키는 것은 엄밀한 의미에서 과학이라 말하기 어렵다.

2) 차별과 우생학

유전자가 인간의 전(全) 존재를 설명하지는 못하지만, 그럼에도 불구하고 많은 실용적이고 사회적인 함의를 가진다. 예컨대 앞서 언급한 대로 BRCA1 변이 유전자를 가진 여성은 그렇지 않은 여성에 비해 유방암에 걸릴 확률이 높다. 그렇다면 이 여성의 약혼자가 그 사실을 알았다면 그는 어떻게 해야 할까? 적어도 그렇지 않은 여성에 비해 결혼을 주저하게 될 것은 사실이다. 다른 암 유전자나 질병 관련 유전자들 역시 그러하다. '확률'은 '결정'과는 전혀 다르지만, 그렇게 될 확률이 다른 사람보다 높다면 그러한 확률 때문에 차별을 받을 가능성이 있다.

만약 보험회사가 이 사실을 알게 된다면 이러한 사람들에 대해서는 당연히 보험료를 인상하기를 바랄 것이다. 지금도 사적인 건강보험에 가입하기 전에는 건강 검진을 거쳐서 문제가 없음이 판명되어야 보험료가 저렴해지며, 노령이거나 질병에 걸릴 위험이 높을 때에는 그렇지 않은 사람보다 많은 보험료를 물게 된다. 그런데 흡연이나 음주, 난폭운전과 달리 유전적 소인은 자신의 존재 그 자체이며 어떻게 바꿀 도리가 없는 것인데, 그 유전적 소인으로 인해 그러한 불이익을 당하는 것이 정당하다고 볼 수 있을까?

하지만 차별에 반드시 부정적인 부분만 있는 것은 아니다. 어떤 사람이 특정 발암물질에 취약한 유전형을 가지고 있다면 그 사람은 그 발암물질을 접하게 될 작업 환경에서 다른 곳으로 옮겨주는 것이 바람직한 일이 될 것이다. 또한 대장암에 쉽게 걸릴 수 있는 유전적 소인이 있는 사람이 그 사실을 알았다면 정기검진, 식생활 개선 등을 통해 질병을 예방하려 할 것이며, 주위 사람들도 이를 도와주고 격려해줄 수 있을 것이다.

그런데 유전적으로 질병에 걸릴 확률이 높다는 이유로 취직이나 결혼에 불이익을 받는다면 이는 '우생학(eugenics)'으로 연결될 수 있다. 나아가 어떤 단일 유전자질환에 걸린 배아를 선별해서 착상시키거나 그러한 태아를 임신중절을 시킨다면 우리 사회는 그러한 특징들을 받아들일 수 없다는 가치 판단을 내린 것과 마찬가지이며, 이는 우리 사회에 존재하는 희귀질환자나 장애인에 대한 차별로 이어질 가능성이 있다.

이러한 가치 판단이 확장되면 소위 비질병성 소인, 즉 키나 외모에 대한 부분까지도 부모가 선택적으로 판단해서 원하는 소질을 가진 자녀를 낳고자 할지도 모른다. 물론 아직까지 이러한 소인에 대한 우리의 이해는 초보적인 단계이며 기껏해야 확률적인 수준에 머물고 있지만, 남보다 '우수한' 자녀를 원하는 오늘날의 추세를 생각해볼 때 그것이 아무리 과학적 근거가 희박하다 해도 이를 시도하려는 사람은 있을 것이다.

또한 이른바 '집단유전학(population genetics)' 연구를 통해 특정 인구 집단이나 인종의 유전자 다형성과 차이에 대한 연구들도 활발하게 이루어지고 있다. 그런데 만약 어느 특정 인종 집단이 '광우병에 취약'하다거나 '정신분열증에 취약'하다는 식의 연구 결과가 나온다면 이는 그 집단에 대해 어떤 영향을 줄 것인가? 연구 결과는 과학적 사실일 수 있지만, 실제로는 사회에서 그런 인종 집단에 속한 이들에 대한 차별이나 무시로 이어질 가능성도 있다.

3) 유전자 프라이버시

유전 정보는 한 인간 존재와 떨어질 수 없는 근원적인 정보이다. 일란성 쌍둥이를 제외하고, 물질적 존재로서의 인간의 고유성은 대개 그 유전자의 유일무이함에서 찾을 수 있다. 그런데 유전자는 매우 소량의 검체, 즉 피 한 방울이나 머리카락 한 올로도 검사가 가능하며, 검사 비용은 컴퓨터와 DNA 칩 등의 발전으로 인해 기하급수적으로 떨어지고 있다. 또한 유전 정보는 나 자신뿐만 아니라 혈연으로 맺어진 부모, 형제와 같은 가족과도 깊은 관련이 있기 때문에 더욱 중요하다. 앞서 언급된 바와 같이 BRCA1 유방암 변이 유전자가 있으면 어머니나 자매, 딸들도 같은 유전자를 가지고 있을 확률이 높다. 일부 유전질환은 나에게 소인이 있다는 사실이 밝혀지면 내 형제자매에게도 존재할 것이라는 사실이 당연히 드러난다.

게다가 유전 정보에는 차별 가능성이 따라다닌다. 그러므로 유전 정보는 개인의 가장 내밀한 영역에 속해 있는 정보이며, 의무기록에 준해서 취급될 필요가 있다. 그렇지만 현대 사회는 여러 가지 이유로 유전 정보를 요청하고 이를 검사한다. 국가는 신원 확인과 범죄 예방의 필요성 때문에, 병원은 질병의 진단 및 치료를 목적으로, 의생명과학 연구자들은 연구 목적으로 개인의 유전 정보를 필요로 한다. 앞으로는 개인의 유전 정보에 특화된 마케팅을 하는 기업의 등장도 예상해볼 수 있는데, 예컨대 당뇨병 소인을 가진 사람들에게만 새로 나온 당뇨병 예방약을 광고하는 것이 훨씬 더 효과가 크기 때문이다.

최근 해외에는 개인이 침 등의 시료를 채취하여 보내면 유전자를 분석해서 알려주는 상업적 회사들이 등장하고 있으며, 유전자검사 가격은 갈수록 저렴해져서 누구나 쉽게 기술적으로 자신의 유전 정보를 알 수 있게 되어가고 있다. 이와 같은 흐름은 개인의 유전자 프라이버시를 심각하게 침해할 수 있기 때문에 주의가 필요하다.

4) 유전 정보의 보호와 익명화

개인의 유전 정보를 보호하고 유전자 프라이버시를 지키기 위한 원칙은 다음 몇 가지로 요약될 수 있다.

첫째, 유전자검사를 할 때는 충분한 정보에 의한 동의를 받아야 한다. 질병의 치료와 진단 등을 위해 부득이하게 유전자검사를 해야 할 때가 있는데, 그런 경우도 그 목적과 필요성, 유전 정보의 취급 방법에 대해 대상자에게 충분히 설명하고 동의를 구한 후 검사를 시행해야 한다. 여기서 유전 정보의 취급은 동의를 받은 목적 범위를 벗어날 수 없고, 의료진이나 연구자는 유전 정보를 자의적으로 취급해서는 안 된다.

둘째, 유전 정보의 취급은 이에 대해 알 필요가 있는 사람에게 국한되어야 한다. 유전 정보는 DNA 염기서열이 찍혀 있는 전기 영동 필름부터 컴퓨터에서 출력되거나 컴퓨터에 저장된 정보까지 여러 가지 형태가 있을 수 있다. 정보의 특징은 매체(media)를 달리해도 살아남는다는 것이다. 모든 것이 전산화 되는 시대인 만큼 정보의 내용이 중요하지 정보를 수록한 매체의 성격은 그리 중요하지 않게 되었다. 개인의 유전 정보를 연구 목적 등으로 다른 사람이 이용하고자 할 때는 특히 그것이 환자의 신원과 관련될 경우에는 별도의 동의를 얻고 적절한 절차를 거쳐야 한다.

셋째, 정보의 보안을 위한 적절한 조치를 취해야 한다. 정보화 사회에서 개인의 정보는 바로 경제적 가치와 직결되며 인간의 유전 정보 역시 잠재적으로 막대한 가치를 가지고 있다. 정보는 주의하지 않으면 쉽게 유출될 수 있는데, 일단 유출된 정보를 되돌리기란 사실상 불가능하다. 유전 정보의 취급과 관련된 사람들에 대한 교육, 각종 안전 및 도난방지 시설의 구비, 전산망을 통한 접근의 제한과 컴퓨터의 보안 등 보안 조치를 취해야 한다.

마지막으로, 인체유래물은행 등에 혈액이나 조직 등의 검사대상물을 보관할 때에는 공여자의 신원과 개인식별정보(personally identifiable information)를 삭제하는 '익명화(匿名化, anonymization)' 조치를 취해야 한다. 익명화란 검사대상물이나 유전 정보가 누구의 것인지 모르게끔 공여자의 신원과 관련된 개인식별정보, 즉 이름, 주소, 전화번호, 주민등록번호, 사진 등을 모두 삭제하고 특별한 코드를 부여하여 관리하는 것을 의미한다. 일단 이렇게 익명화된 유전 정보나 검사대상물은 누구의 것인지 알지 못하기 때문에 혹시 문제가 생긴다 해도 원래의 공여자에게 갈 수 있는 피해를 예방할 수 있다.

3. 유전자치료의 문제

동식물에 대한 유전자 조작이 가능해지면서 인간에 대한 유전자치료에 대해서도 많은 우려가 있었다. 동식물의 유전형질을 마음대로 조작하는 것처럼 인간에게도 그런 일을 자행하면 무슨 일이 벌어질까가 우려의 핵심이었다. 그러나 현실적으로 인간을 동물처럼 마음대로 교배시키거나, 배아나 태아에 대한 갖가지 조작을 하거나, 문제가 생기면 안락사시키거나 하는 일들을 할 수 없기 때문에 인간에 대한 유전자 조작은 다른 방법으로는 치료할 희망이 없는 중증 환자들에 대해 유전자치료라는 형태로 행해졌다. 그러나 아직까지 완전히 입증된 유전자치료법은 거의 없으며 대부분 임상시험 단계에 머물러있다. 하지만 만약 나노기술 등의 발전으로 인해 우리가 원하는 대로 인간의 유전자를 바꿀 수 있는 시대가 온다면 유전자 조작을 통한 인간 능력의 증강(enhancement) 등이 가능해질 수 있으며, 이는 사회적 불평등의 공고화 등 심각한 문제를 발생시킬 수 있다.

1) 유전자치료와 인간 정체성

유전자치료는 체세포 유전자치료와 생식세포 유전자치료로 구분할 수 있다. 체세포 유전자치료는 유전자의 변이를 일으킨다는 사실을 제외하고는 다른 치료 기술과 거의 유사하지만, 생식세포에 대한 유전자 조작 혹은 치료는 인간의 유전적 유산(genetic legacy)을 변화시킬 수 있다는 점에서 많은 논란이 되고 있다. 이 때문에 생식세포를 대상으로 하는 유전자치료에 대해서는 그 결과가 예측 불가능하고 후손들의 삶에 영향을 줄 수 있기 때문에 현재로서는 금지하자는 주장이 대세를 이루고 있다.

유전자치료는 어떤 식으로든 인간의 생물학적 정체성의 변화를 가져온다. 물론 대개의 경우 이 변화는 긍정적인 영향—질병의 치료—을 줄 것이라 기대되나 역시 변화가 수반된다는 점에는 변함이 없다. 이러한 사실에 대해 환자 본인이 어떻게 느끼고 평가할지에 대해서는 객관적인 판단을 하기 어렵다. 정체성은 사실 인간 개인이 세계와 상호작용하는 준거가 되는 것이기 때문에 자신의 유전자 풀(genetic pool)이 일시적으로든 영구적으로든 일부 변했다는 사실에 대해 어떻게 느낄지는 일률적으로 평가할 수 없다.

2) 유전자치료의 안전성

유전자치료는 아직은 임상시험 중인 단계에 있기 때문에 안전성 확보가 무엇보다도 중요하다. 1999년 미국 펜실베이니아 의과대학에서는 OTC결핍증에 걸린 18세 남자 환자가 유전자치료를 받다가 사망한 일이 있고, 2002년에는 X연쇄중증면역결핍증에 걸린 환자가 역시 유전자치료 중 백혈병에 걸려 사망한 사례가 있다. 전자는 유전자를 환자의 세포에 전달하는 벡터(vector)인 아데노바이러스(adenovirus)에 의한 면역 독성으로, 후자는 역시 벡터인 레트로바이러스(retrovirus)에 의한 것으로 추정되면서 안전성에 대한 의구심이 높아졌다. 유전자치료는 엄격한 전임상시험을 통해 안전성이 어느 정도 확보된 이후에 사람에게 적용해야 하며, 이득과 위험(benefit/risk)에 대한 균형 잡힌 평가가 전제되어야 한다. 연구 대상자에게는 충분한 정보에 의한 동의를 받아야 하며 대안적인 치료법에 대한 설명도 빼놓지 말아야 한다.

3) 유전자치료와 우생학

장차 인간에 대한 유전자 조작을 통해 바람직한 특질을 얻거나 유전형질을 개선하려는 시도가 등장할 수 있다. 그러나 인간의 유전형질 중에서 무엇이 적절한지 혹은 부적절한지를 어떻게 평가할 수 있을 것인가? 이는 절대적이고 객관적인 것이 아니라 한 사회의 전통, 문화, 가치의 영향을 받기 마련이다.

비질병성 소인일 경우에 이는 매우 분명한데, 예컨대 하얀 피부, 큰 키, 높은 지능 등은 선호되는 유전적 소인이기는 하나 이미 여기에는 특정한 가치 판단이 개입되어 있는 것이다. 따라서 이러한 비질병성 소인을 조작하는 데 활용될 가능성이 있는 유전자치료 기술은 사회적으로 매우 위험하며 윤리적인 측면에서 받아들이기 어렵다. 심지어 유전자치료 기술을 사용하여 장차 현재 인류의 능력을 넘어서는 '슈퍼 인류'의 출현을 예견하는 이들도 있다. 그런데 체력, 신장, 지능, 수명 면에서 현재의 인류보다 우월한 인류가 출현하는 것은 과연 바람직한 일일까? 만약 모든 인간이 이 기술의 혜택을 받아 더 우월한 인류가 된다면 몰라도 그렇지 않을 경우에는 사회 정의의 문제가 발생할 것이다. 또 모든 인간이 기술의 혜택으로 더 '우월한' 인류가 된다면 그 인류는 현생 인류와 더 이상 같은 종족이 아닐 수도 있다.

4. 유전자연구, 유전자검사, 유전자치료, 인체유래물은행에 대한 법적 규제

유전자연구, 유전자검사, 유전자치료 및 유전 정보의 활용에 대한 법적 규제에 대해서는 다양한 쟁점이 존재한다. 유전자연구 등은 기본적으로 인간 유전자에 대한 연구인 한, 인간을 대상으로 하는 연구가 가져야 할 여러 가지 법적 요건을 갖추어야 한다. 과거에는 이러한 쟁점에 대해 어떻게 법적 규율을 할 것인가에 대해 논란의 여지가 있었으나, 현행 「생명윤리 및 안전에 관한 법률」은 이러한 유전자연구 등에 관해 규정하고 있어서 법적 근거에 대한 논란의 상당수가 해소되었다.

1) 법적 쟁점

개인의 유전 정보와 관련된 법적 쟁점으로는 우선 자기 유전 정보에 대한 불가양의 기본권 개념을 들 수 있다. 자기 유전 정보에 대한 불가양의 기본권이라는 쟁점은 예를 들어 형사 소추를 위한 DNA 분석을 하기 위해서는 피검사자 개인의 동의로 충분한가, 아니면 그 이외에 법원의 명령을 요하는가에 대한 논쟁 등에서 볼 수 있는데, 헌법적 차원에서 자기 유전 정보에 대한 기본권을 인정하여 이의 활용에 개인의 동의 이외에 법적인 절차를 부가해야만 하는가 등의 문제이다. 자기 유전 정보에 대한 불가양의 기본권은 자기 유전자 코드에 대한 처분권은 개인의 자율 영역에 속하지 않는 권리라는 것이다. 즉 동의라는 형식으로 이 권리를 마음대로 처분하거나 포기해서는 안 되는데, 이는 비단 개인의 문제일 뿐만 아니라 사회 전체의 문제이기 때문이다. 게다가 '자유 의사에 의한' 유전 정보의 공개라고 하더라도 이것이 사실상 강제되거나 또는 강제의 가능성이 높은 경우도 상정해볼 수 있다. 즉 형사 소추를 위한 DNA 분석에 동의하지 않으면 범죄인으로 의심을 받거나 시민의 의무를 다하지 않는다는 사회적 압력에 부딪칠 수 있는 것이다. 따라서 이런 경우에는 유전 정보의 공개나 처분이 단순히 외형적으로 자유 의사에 의한 것이라는 것만으로 정당화되지는 않는다고 보아야 한다. 따라서 어떠한 경우에 어떠한 헌법적 혹은 법률적 요건 아래에서 유전 정보의 공개가 허용되고, 나아가 어떠한 경우에 유전 정보에 대한 침습이 허용되는지 규정될 필요가 있다.

이에는 기본적으로 인간의 존엄성이라는 헌법상의 기본 원리나 칸트 윤리학의 인간을 수단이 아니라 목적으로 대우해야 한다는 원리 등을 인간의 유전 정보에도 적용해야 한다는 문제의식이 깔려 있다. 이런 문제의식에 따르면 구체적인 인간이 한낱 대상으로, 즉 단순한 수단인 대체 가능한 존재로 전락하면 인간의 존엄성이 침해되는 것이며, 나아가 인간 유전자 조작으로 인해 일어날지도 모를 자유의 상실로 인한 인간의 대상화도 금지되어야 한다. 또 유전 정보의 취득 및 유통으로 인해 발생하게 될 여러 가지 문제는 그 사람의 인격의 중요한 일부분과 직접적이면서도 중대한 연관성을 가지므로 단순한 정보에 대한 자기결정권으로 해결할 수 없으며, 인간의 유전 정보와 관련된 사항들은 헌법적 차원에서 보호되어야 한다. 이러한 자기 유전 정보 기본권은 유전적 차별의 금지라는 유전자 평등권과 유전자 사생활의 보호라는 프라이버시권으로 구성된다.

또한 유전자검사는 개인의 건강과 가족계획에 도움을 준다는 본래의 기능을 벗어나 사회적으로 유전적 낙인을 찍거나 우생학적 목적에 쓰일 수 있다는 문제점이 제기될 수 있다. 이를 방지하기 위해서는 국가나 공공기관의 적극적 개입 금지, 개인의 자기결정권 존중, 충분한 설명에 근거한 명시적이고 자발적인 동의 획득, 적절한 상담의 필요성, 미성년자, 정신질환자, 한정치산자 등에 대한 특별한 보호 등의 원칙이 논의될 수 있다.

산전 유전자검사와 관련해서는 '잘못된 출생(wrongful birth)'과 '잘못된 삶(wrongful life)'의 문제가 있다. 즉 의사가 태아의 유전적 장애를 제 때에 진단해 부모에게 알리지 않음으로써 낙태 등으로 대처할 기회를 놓치고 장애아를 낳은 경우 이에 대한 책임을 그 부모에게 지도록 하는 것이 '잘못된 출생'의 개념이다. 한편 태어난 당사자를 대상으로 하는 것이 '잘못된 삶'의 개념이다. 미국 등지에서는 잘못된 출생은 불법행위의 일종으로 이에 대한 손해배상을 폭넓게 인정하고 있으며, 우리나라에서도 이와 관련하여 그러한 취지의 법원 판결이 있었다.[4] 그러나 다운증후군에 걸려 태어난 당사자가 제기한 잘못된 삶과 관련한 판례에서는 다운증후군이 「모자보건법」에 의해 허용되는 인공임신중절 사유에 해당하지 않기 때문에 태아가 다운증후군에 걸려 있음을 부모가 알았다고 하더라도 태아를 적법하게 낙태할 결정권을 가지고 있었다고 보기 어렵다는 점을 이유로 하여, 의사가 기형아 판별 확률이 높은 검사 방법에 관해 설명하지 아니하여 다운증후군에 걸린 아이를 출산한 것이 부모의 낙태 결정권을 침해한 것이라고 할 수 없다고 보았다. 그리고 인간 또는 인간이 되려고 하는 존재가 타인에 대하여 자신의 출생을 막아 줄 것을 요구할 권리를 가진다고 보기 어렵고, 장애를 갖고 출생한 것 자체를 출생하지 않은 것과 비교해서 법률적으로 손해라고 단정할 수도 없으며, 장애를 갖고 출생했기 때문에 치료비 등의 비용이 정상인에 비해 더 소요되더라도 그 장애 자체가 의사를 포함한 어느 누구의 과실에 기인한 것이 아닐 경우 이 비용을 선천적으로 장애를 갖고 태어난 아이 자신이 청구할 수는 없다고 판시한 바 있다.[5]

이 밖에 출생 후 여러 해 동안 발현되지 않는 잠재적 유전질환에 대

4 서울서부지방법원 2006.12.6. 선고 2005가합4819 판결. '원치 않은 출산'에 대해 병원의 책임을 인정한 판결로서, 척추성근위축증을 앓고 있는 2명의 자녀를 두고 있는 부부가 정상아를 출산하기 위한 산전검사를 실시하여 정상아로 예측되었으나, 정황을 모두 알고 있는 의사가 정확성이 높은 산전검사 방법에 대해 설명하지 않아 비교 선택이 어려웠고, 재검사나 추가검사를 하지 않았고, 양수천자 등 다른 검사 방법이 있다는 설명을 하지 않은 과실이 있었기에 결국 동일한 질병을 앓는 아이를 원치 않게 출산한 것이라고 보았다. 이에 법원은 유전적 질환을 갖고 있는 태아에 대해 임신중절수술을 선택할 부모의 권리를 인정하고 이에 대한 위자료는 물론 재산상 손해를 인정했다.

5 대법원 1999.6.11. 선고 98다22857 판결.

해서도 산전 유전자검사를 해야 하는지, 또 그렇게 하지 않았을 경우 법적 책임의 문제, 아이슬란드의 전 국민 유전자은행과 같이 유전자검사의 대상이 전 사회적으로 확대되는 경우 유전자검사에 수반되는 사회적 비용의 문제, 유전적으로 잠재적인 문제를 안고 있는 개인의 결혼 혹은 출산을 금지해야 하는지의 문제 등 다양한 법적 쟁점이 있다.

2) 유전자검사

「생명윤리 및 안전에 관한 법률」에 따르면 유전자검사는 "인체유래물로부터 유전 정보를 얻는 행위로서 개인의 식별 또는 질병의 예방·진단·치료 등을 위하여 하는 검사"를 말한다(제2조 제15호). 유전자검사를 하려는 자는 유전자검사목록에 따라 보건복지부령이 정하는 시설 및 인력 등을 갖추고 보건복지부장관에게 신고하여야 한다(제49조 제1항). 그러나 국가기관은 신고를 하지 않고도 유전자검사를 할 수가 있다(제49조 제1항 단서). 이렇게 시설 및 인력 등을 갖추고 신고를 한 기관을 '유전자검사기관'이라고 한다. 보건복지부장관은 이렇게 신고한 유전자검사기관에 대해 유전자검사의 숙련도 평가를 받게 할 수 있고, 그 결과를 공개할 수 있다(제49조의2 제1항).

어떤 기관이라도 적절한 시설 및 인력 등을 갖추고 유전자검사기관으로 신고하고 유전자검사를 할 수 있지만 질병의 예방, 진단, 치료와 관련된 유전자검사는 유전자검사기관으로 신고한 의료기관만이 할 수 있다(제50조 제3항). 의료기관이 아닌 유전자검사기관은 의료기관의 의뢰를 받은 경우이거나 질병의 예방과 관련된 유전자검사로 보건복지부장관이 필요하다고 인정하는 경우에만 질병의 예방, 진단 및 치료와 관련한 유전자검사를 할 수 있다(제50조 제3항 제1호 및 제2호). 그러나 "누구든지 과학적 증명이 불확실하여 검사 대상자를 오도(誤導)할 우려가 있는 신체 외관이나 성격에 관한 유전자검사 또는 그 밖에 국가위원회의 심의를 거쳐 대통령령으로 정하는 유전자검사”를 하는 것은 금지되어 있으며(제50조 제1항), 배아 또는 태아를 대상으로 유전자검사를 할 때는 근이영양증이나 그 밖에 대통령령으로 정하는 유전질환을 진단하기 위한 목적으로만 할 수 있다(제50조 제2항). 또한 누구든지 유전자검사에 관하여 거짓표시 또는 과대광고를 하는 것은 금지되어 있다(제50조 제4항).

연구 목적의 유전자검사, 즉 유전자연구는 이 법에 따르면 ‘인체유래물연구’에 해당된다. 그러므로 인체유래물연구에 해당하는 유전자연구는 연구자가 인체유래물기증자로부터 다음과 같은 사항이 포함된 서면동의를 받으면 할 수 있고(제37조 제1항), 그 목적에는 제한이 따로 없다.

1. 인체유래물연구의 목적
2. 개인정보의 보호 및 처리에 관한 사항
3. 인체유래물의 보존 및 폐기 등에 관한 사항
4. 인체유래물과 그로부터 얻은 유전 정보(이하 “인체유래물등”이라 한다)의 제공에 관한 사항
5. 동의의 철회, 동의 철회 시 인체 유래물 등의 처리
6. 인체유래물 기증자의 권리, 연구 목적의 변경, 그 밖에 보건복지부령으로 정하는 사항(인체유래물연구를 비정상적으로 종료할 경우 인체유래물등의 폐기 또는 이관에 관한 사항, 인체유래물연구 결과의 보존기간 및 정보 공개에 관한 사항)

유전자검사기관이 유전자검사에 쓰일 검사대상물을 직접 채취하거나 채취를 의뢰할 때는 검사대상물을 채취하기 전에 검사대상자로부터 1) 유전자검사의 목적, 2) 검사대상물의 관리에 관한 사항, 3) 동의의 철회, 검사대상자의 권리 및 정보보호, 그 밖에 보건복지부령으로

정하는 사항(유전자검사기관의 휴업·폐업 시 검사대상물의 폐기 또는이관에 관한 사항, 유전자검사 결과기록의 보존기간 및 관리에 관한 사항)에 대하여 서면동의를 받아야 한다(제51조 제1항). 그리고 유전자검사기관은 검사대상자로부터 별도의 서면동의를 받으면 검사대상물을 인체유래물연구자에게 제공해주어 연구 목적으로 사용하도록 할 수 있는데, 이러한 서면동의에는 1) 개인정보의 보호 및 처리에 대한 사항, 2) 검사대상물의 보존, 관리 및 폐기에 관한 사항, 3) 검사대상물의 제공에 관한 사항, 4) 동의의 철회, 동의 철회 시 검사대상물의 처리, 검사대상자의 권리, 그 밖에 보건복지부령으로 정하는 사항(유전자검사기관의 휴업·폐업 시 검사대상물의 폐기 또는 이관에 관한 사항, 유전자검사 결과기록의 보존기간 및 관리에 관한 사항)이 포함되어야 한다(제50조 제2항). 그리고 서면동의를 받고자 하는 자는 미리 검사대상자 또는 법정대리인에게 유전자검사의 목적과 방법, 예측되는 유전자검사의 결과와 의미 등에 대하여 충분히 설명하여야 한다(제51조 제6항).

인체유래물연구에 대한 서면동의는 인체유래물 기증자에게서 그리고 유전자검사에 대한 서면동의는 검사대상자에게서 직접 받는 것이 원칙이지만, 이들에게 동의 능력이 없거나 이들의 동의 능력이 불완전한 경우에는 대리인[6]으로부터 동의를 받을 수 있다(제51조 제4항). 그러나 시체 또는 의식불명인 사람이 누구인지 식별하여야 할 긴급한 필요가 있거나 특별한 사유가 있는 경우, 그리고 다른 법률에 규정이 있는 경우에는 본인 및 대리인의 동의 없이 유전자검사가 가능하다(제51조 제5항).

6 여기에서 말하는 대리인은 법정대리인이 우선된다. 그러나 법정대리인이 없는 경우에는 배우자, 직계존속, 직계비속의 순으로 대리인이 될 수 있다. 만약 직계존속 또는 직계비속이 여러 사람일 경우에는 협의하여 정하면 되는데, 만약 협의가 되지 않으면 연장자가 대리인이 된다.

3) 유전자치료

「생명윤리 및 안전에 관한 법률」에 따르면 유전자치료는 “질병의 예방 또는 치료를 목적으로 인체 내에서 유전적 변이를 일으키거나, 유전물질 또는 유전물질이 도입된 세포를 인체로 전달하는 일련의 행위”를 말한다(제2조 제16호). 유전자치료의 문제점으로는 예상하지 못한 유전형질 변화의 초래, 유전공학을 이용한 우생학의 가능성, 충분히 검증되지 않은 단계에서의 위험 및 안전 문제 등이 논의된다. 유전자치료는 체세포 유전자치료와 생식세포 유전자치료로 구분할 수 있다. 체세포 유전자치료는 병적인 인간의 체세포에 건강한 유전자를 가지고 있는 바이러스 벡터를 사용하여 정상 유전자를 옮겨주는 치료로서, 체세포의 유전적 변화는 다음 세대까지 전달되지 않는다. 따라서 인간 성향의 개선을 위해 체세포 유전자가 사용되는 것이 아니라면 법적으로 수혈이나 장기 이식과 유사하게 취급할 수 있다.

이에 비해 생식세포 유전자치료는 심각한 유전적 결함을 가지고 있는 경우 발달 초기의 배아 단계에서 유전자를 변화시키는 것으로 이 유전적 변화는 다음 세대까지 전달될 수 있다. 이에 찬성하는 사람들은 의학적 유용성, 결과론적 효용성, 부모의 자율성, 미래 세대의 개선, 과학자의 자유 등을 논거로 들고 있다. 그러나 이에 반대하는 사람들은 과학적 불확실성과 임상적인 위험성, 종의 개선과 관련된 미끄러운 경사길(slippery slope) 논리, 미래 세대 동의의 불확실성, 유전적 유산의 총체성 저해, 이 치료법 자체의 불필요성 등을 논거로 들고 있다. 이와 같은 문제를 감안하여 우리나라에서는 유전자치료와 이에 관한 연구가 허용되는 경우와 금지되는 경우를 법으로 정해두고 있다.

「생명윤리 및 안전에 관한 법률」에 따르면 인체 내에서 유전적 변이를 일으키는 일련의 행위에 해당하는 유전자치료에 관한 연구는 “유전질환, 암, 후천성면역결핍증, 그 밖에 생명을 위협하거나 심각한 장애를 불러일으키는 질병의 치료를 위한 연구"이면서 "현재 이용 가능한 치료법이 없거나 유전자치료의 효과가 다른 치료법과 비교하여 현저히 우수할 것으로 예측되는 치료를 위한 연구"인 경우 중 어느 하나에 해당할 때에만 허용된다(제47조 제1항).

이 법에 따르면 유전자치료를 하고자 하는 의료기관은 보건복지부장관에게 신고하여야 하고(제48조 제1항), 유전자치료를 하고자 하는 환자에게 1) 치료의 목적, 2) 예측되는 치료 결과 및 그 부작용, 3) 그 밖에 보건복지부령으로 정하는 사항(환자의 안전을 확보하기 위하여 조치하는 사항, 환자의 개인정보 보호를 위하여 조치하는 사항)에 관하여 미리 설명한 후 서면동의를 받아야 한다(제48조 제3항). 그러나 배아, 난자, 정자 및 태아에 대한 유전자치료는 금지되어 있으므로(제47조 제5항) 이는 서면동의를 받는다고 해도 할 수 없다.

그런데 2009년 제정된 「첨단재생의료 및 첨단바이오의약품 안전 및 지원에 관한 법률」(이하 '첨단재생의료법')에서 규율하는 '첨단재생의료 임상연구'에는 인체세포 등을 이용하여 실시하는 유전자치료를 규율 범위에 포함하고 있다. 이 법률이 제정됨으로써, 인체세포 등을 이용한 유전자치료 임상연구는 이 법률이 생명윤리안전법보다 우선 적용되게 되었다. 즉 인체세포 등을 이용한 유전자치료 임상연구는 첨단재생의료실시기관에서 첨단재생의료 및 첨단바이오의약품 심의위원회의 심의를 거쳐 시행하게 된다. 특히 고위험의 임상연구일 경우에는 식품의약품안전처장의 승인을 추가로 얻어야 한다. 따라서 생명윤리안전법의 유전자치료에 관한 규정은 첨단재생의료법의 규율 범위가 아닌 영역에만 적용되게 된다.

4) 유전 정보의 활용

유전 정보의 활용을 규율할 경우에는 몇 가지 기본 원칙을 상기할 필요가 있다. 첫째, 우리의 삶의 대부분은 유전자가 아니라 환경에 의해 결정된다는 것, 둘째, 완전히 '정상적'인 인간 게놈은 존재하지 않으며, '정상'이라는 개념은 추상적이고 상대적일 수 있다는 것, 셋째, 일반 국민이 유전학의 언어를 이해할 수 있어야 하며, 유전 정보의 적절한 활용 가능성과 이용에 관해 논의하는 공동체의 실질적인 토론에 참여할 수 있어야 한다는 것이다. 이러한 원칙에 따라 유전 정보의 활용에 관련된 문제들이 숙고되고 규율되어야 할 것이다.

유전 정보의 활용에 대해 여러 가지 쟁점이 논의되고 있다. 먼저 건강한 피고용자를 채용하려고 유전 정보를 이용하는 경우인데, 이때 유전 정보를 미리 알게 되면 질환에 걸릴 확률이 높은 사람을 아예 채용조차 하지 않거나 채용을 한다고 해도 각종 불이익을 줄 가능성이 있다는 것이 문제점으로 지적된다. 또한 민간 건강보험에서 가입자의 유전 정보를 확인하려는 경우가 있을 수 있는데, 이는 특정 질병에 걸리기 쉬운 유전인자를 가지고 있는 사람은 보험 가입을 거부당하거나 많은 보험료를 지불할 수 있다는 것이 문제점으로 지적된다. 나아가 '좋은' 유전인자와 '나쁜' 유전인자가 가려지면서 우생학적인 사회 계급이 생성될 가능성도 있다. 형법에서는 범죄 현장이나 사체에서 발견된 유전자 증거를 어디까지 인정할 것인가의 문제, 잠재적인 범죄 소인이 있는 사람의 처리 문제, 피의자나 범죄자의 유전 정보를 강제로 수집하여 등록하는 문제 등이 논의되고 있다. 그뿐만 아니라 유전 정보를 통한 이민의 거부나 부모 찾기, 후견인 결정 혹은 정보가 국민의 유전 정보를 총괄적으로 관리할 때의 문제 등도 쟁점이 된다.

「생명윤리 및 안전에 관한 법률」에 따라 유전 정보에 의한 차별과 강제적인 유전자검사는 금지되어 있다(제46조 제1항 및 제2항). "누구든지 유전 정보를 이유로 교육·고용·승진·보험 등 사회활동에서 다른 사람을 차별하여서는 아니 된다."라고 규정되어 있고, "누구든지 타인에게 유전자검사를 받도록 강요하거나 유전자검사의 결과를 제출하도록 강요하여서는 아니 된다."라고 규정되어 있다. 그리고 의료기관은 「의료법」 제21조 제3항에 따라 환자 외의 자에게 제공하는 의무기록 및 진료기록 등에 유전 정보를 포함시켜서는 안 된다(제46조 제3항). 다만, 해당 환자와 동일한 질병의 진단 및 치료를 목적으로 다른 의료기관의 요청이 있고 개인정보 보호에 관한 조치를 한 경우에는 유전 정보를 포함시킬 수 있다(제46조 제3항 단서조항).

5) 인체유래물은행

「생명윤리 및 안전에 관한 법률」에 인체유래물은행은 "인체유래물 또는 유전 정보와 그에 관련된 역학정보, 임상정보 등을 수집·보존하여 이를 직접 이용하거나 타인에게 제공하는 기관"으로 정의되어 있다(제2조 제13호). 의학연구에서 인체유래물을 이용한 유전 정보 분석이 점점 더 늘어나고 있고, 미래 맞춤의학(personalized medicine) 및 신약개발에 있어 이러한 정보들이 매우 중요하기 때문에 인체유래물은행의 중요성 또한 커지고 있다.

이 법에 따르면 인체유래물은행을 개설하려는 자는 대통령령으로 정하는 바에 따라 보건복지부장관의 허가를 받아야 한다(제41조 제1항). 그러나 국가기관이 직접 인체유래물은행을 개설하고자 하는 경우에는 허가를 받지 않아도 된다(제41조 제1항 단서조항). 그리고 허가를 받아 개설된 인체유래물은행이 대통령령으로 정하는 중요한 사항을 변경하거나 휴업 또는 폐업하려는 경우에는 보건복지부장관에게 신고하여야 한다(제41조 제3항). 인체유래물은행은 인체유래물연구에 쓰일 인체유래물을 직접 채취하거나 채취를 의뢰할 때에는 인체유래물을 채취하기 전에 인체유래물 기증자에게 다음과 같은 사항에 대하여 충분히 설명해주고 서면동의를 받아야 한다(제42조 제1항 및 제2항).

1. 인체유래물 연구의 목적(인체유래물은행이 인체 유래물 연구를 직접 수행하는 경우만 해당한다)
2. 개인정보의 보호 및 처리에 관한 사항
3. 인체유래물등이 제공되는 연구자 및 기관의 범위에 관한 사항
4. 인체유래물 등의 보존, 관리 및 폐기에 관한 사항
5. 동의의 철회, 동의의 철회 시 인체유래물 등의 처리, 인체유래물 기증자의 권리나 그 밖에 보건복지부령으로 정하는 사항(인체유래물은행의 휴업·폐업 시 인체유래물등의 폐기 또는 이관에 관한 사항)

인체유래물은행이 인체유래물등을 제공할 때에는 이를 제공받으려는 자로부터 이용계획서를 제출받아 그 내용을 검토한 후 해당 은행의 지침에 따라 제공 여부를 결정하여야 한다(제43조 제1항). 인체유래물은행이 인체유래물등을 제공할 때에는 인체유래물 기증자를 익명화하여 제공해야 하는 것이 원칙이지만, 인체유래물 기증자가 개인식별정보를 포함하는 것에 동의한 경우에는 익명화를 하지 않고 제공할 수 있다(제43조 제2항). 인체유래물이 인체유래물등을 제공할 때에는 무상으로 하여야 하는데(제43조 제3항), 인체유래물등의 보존 및 제공에 든 경비(인체유래물등의 수집·분석 및 보관을 위한 시설 및 장비의 감가상각비와 유지·보수 비용, 인체유래물등의 수집·분석 및 보관을 위해 사용된 소모품비·인건비, 인체유래물등의 운반에 드는 운송비)는 인체유래물등을 제공받는 자에게 요구할 수 있다(제43조 제3항 단서조항).

인체유래물은행은 자체적으로 기관생명윤리위원회를 설치하여야

하고(제10조 제1항 제6조), 이 기관생명윤리위원회는 인체유래물등의 제공에 필요한 지침을 마련하고 인체유래물등이 이 지침에 따라 적정하게 제공되고 있는지 정기적으로 심의하여야 한다(제43조 제4항). 그리고 인체유래물은행의 장 또는 그 종사자는 보존 중인 인체유래물등을 타당한 사유 없이 사용, 폐기, 손상하여서는 안 되고(제44조 제1항), 인체유래물은행의 장은 인체유래물등의 익명화 방안이 포함된 개인정보 보호 지침을 마련하고 개인정보 관리 및 보안을 담당하는 책임자를 지정하여야 한다(제44조 제4항). 인체유래물은행은 공적인 가치를 실현하고자 하는 기관이기 때문에 국가나 지방자치단체는 예산의 범위에서 인체유래물은행의 운영에 필요한 비용을 지원할 수 있다(제45조).

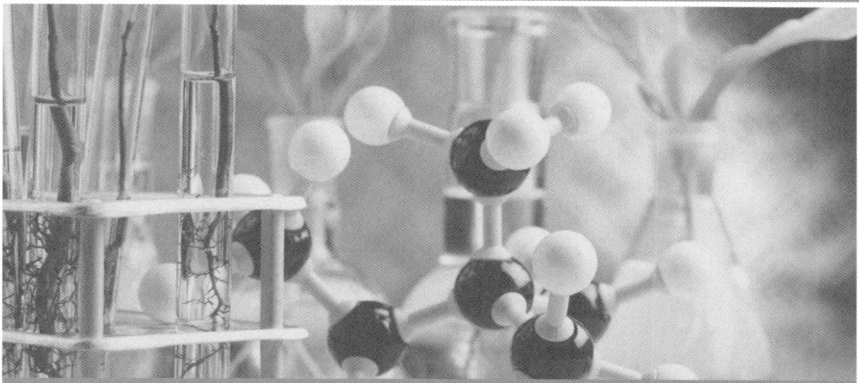

제10장

동물실험과 이종 이식

1. 동물실험 개관

1) 동물실험의 역사

동물실험의 역사는 고대 그리스의 아리스토텔레스까지 거슬러 올라간다. 기원전 3세기 알렉산드리아 뮤제이온의 에라시스트라토스(Erasistratos)는 돼지를 해부하여 기관과 폐가 호흡 기능을 한다는 것을 밝혔으며, 기원 2세기 갈레노스(Claudios Galenos, 129-199)는 돼지와 원숭이를 해부했다. 그 후 17세기에 하비(William Harvey, 1578-1657)는 뱀과 양을 사용하여 혈액 순환의 원리를 발견했으며, 18세기 이후 생물학자들에게 생체 해부를 비롯한 동물실험은 생물학 연구를 위한 필수적인 도구가 되었다. 19세기 마장디(François Magendie, 1783-1855)와 베르나르(Claude Bernard, 1813-1878)와 같은 실험생리학자들은 동물을 생체 해부(vivisection)해서 각 기관의 생리적 기능을 밝히는 연구를 했는데, 이와 같은 실험은 당시에도 동물 애호가들의 상당한 반발을 불러일으켰다. 그러나 20세기에 소위 '과학적 의학' 혹은 '생의학(biomedicine)'이 견고하게 자리를 잡으면서 동물 연구는 의학과 떨어질 수 없는 것이 되었다. 수의학이나 약학, 생물학 등 인접 학문에서의 연구는 말할 나위도 없다. 쥐, 생쥐, 토끼, 개, 닭 등이 흔히 사용되는 동물이었으며 필요에 따라서 소나 말과 같은 대형 동물, 원숭이나 침팬지와 같은 비인간 영장류(nonhuman primate) 혹은 개구리나 오징어, 어류 등이 사용되기도 했다. 현대에 등장한 거대 제약 산업과 화장품 산업은 신약이나 화장품의 허가를 받기 위해 제품의 '안전성(safety)'을 입증해야 했으며, 이로 인해 소위 독성 시험에 쓰이는 동물의 양도 어마어마하게 늘어났다. 세계에서 한 해 동안 동물실험에 사용되는 동물의 수는 약 1억 1천 5백만~1억 2700만 마리[1]이며, 우리나라에서도 2019년 6월말 현재 454개의 동물실험시설과 64개의 실험동물공급자가 있으며, 2017년 한 해 308만 마리의 실험동물을 사용하고 있다.[2] 연구 외에 학생 교육과 실습용으로 사용되는 동물의 수도 상당한 수에 이른다.

2) 동물실험 개관

동물실험의 종류는 연구 목적에 따라 매우 다양하나 가장 흔한 것은 세균 감염이나 약제 투여 등 실험적 처치를 한 후 결과를 분석하는 실험, 동물의 생리나 대사 과정을 알아보는 실험, 발생과 성장 과정을 알아보는 실험, 행동과 사회성 등을 알아보는 실험, 유전자를 변형하는 실험 등이다. 이 과정에서 동물은 물과 사료 등의 제한을 받거나, 약물을 투여당하거나, 병원균에 의한 감염이나 암세포의 주입 등을 당하거나, 생체 해부를 당하거나 즉각 안락사되기도 한다. 인간을 대상으로 이와 같은 연구를 할 수 없기 때문에 동물 모델(animal model)을 가지고 실험한 후 이를 인간에게 '외삽(extrapolation)'하는 것이다. 물론 동물과 인간 사이에는 종(種) 간의 차이가 있기 때문에 동물에서 얻은 결과가 항상 인간에게 유효한 것은 아니지만 그럼에도 불구하고 많은 경우에 상당한 시사점과 관련 지식을 얻을 수 있기 때문에 동물실험을 지

1 2019년 '동물생명윤리를 반영한 4차 산업혁명을 위한 법안' 토론회 자료.

2 농림축산검역본부, 「2017년도 동물실험 및 실험동물 사용실태 조사 결과」.

속하는 것이다. 이와 같이 연구 과정에서 많은 동물이 고통을 당할 수 밖에 없기 때문에 동물 애호가나 동물의 권리를 주장하는 사람들은 동물실험을 부정적으로 보고 있다. 최근에는 이들의 주장을 일부 받아들여 대규모로 동물을 희생시키는 독성 실험이나 그 용도가 절박하지 않다고 생각하는 화장품 제조와 관련된 동물실험 등은 가급적 제한하고 있으며, '동물실험윤리위원회(Institutional Animal Care and Use Committee: IACUC)' 등의 기구가 동물실험을 관리, 감독하고 이를 허가하는 기능을 하고 있다.

2. 동물실험의 윤리적 문제

1) 동물의 지위

동물의 지위를 바라보는 데는 다음 세 가지 입장이 있다.

첫째는 인간중심주의로서 자연계에서 인간은 유일하고 독보적인 존재이며, 만물의 영장으로서 다른 동물을 지배할 권리가 있기 때문에 동물을 어떻게 사용하든 그것은 인간의 자유라는 것이다. 구약성서 창세기(제1장 28절)에 "자식을 낳고 번성하여 온 땅에 퍼져서 땅을 정복하여라. 바다의 물고기와 하늘의 새와 땅에 움직이는 모든 짐승을 다스리라."라는 하느님의 말씀이 이를 단적으로 표현하고 있다고 하겠다. 전통 유교 사상에서 볼 때도 인간은 하늘의 성품과 땅의 형태를 받은 만물의 영장으로 도덕적 질서를 체현한 만물의 영장이기 때문에 자연의 일부에 불과한 동물과 비할 것이 아니다. 다만 전통 불교는 인간을 비롯한 모든 중생(衆生)에 대한 자비를 이야기하고 있으며 그 결과 살생을 꺼린다는 점에서 독특하다.

두 번째는 연속성 관점이다. 이는 생물계에 어떤 위계적 연속성이 존재한다는 것으로 인간을 정점으로 하여 그 아래 고등 영장류가 있고, 포유류→설치류→파충류→양서류→어류 등의 순으로 위계적 차이가 있다는 관점이다. 이 관점은 직관적으로 자연의 질서를 잘 반영하고 있는 것처럼 보이며, 진화론의 관점에서도 타당한 것같이 여겨진다. 그러나 최근의 진화론은 진화가 무목적적인 방향성을 가지고 있으며, 인간을 진화의 최종 산물로 하여 단세포 동물로부터 진화한 것은 아니라는 시각을 가지고 있다. 게다가 이런 진화가 사실이라 해도 그로 인해 종 간의 지위에 차이가 있다는 결론이 바로 도출되는 것도 아니다.

마지막으로 인간과 동물은 근원적으로 평등하다는 평등주의적 관점이 있다. 철학자 톰 리건(Tom Regan)은 인간과 동물은 모두 자신이 삶의 주체임을 경험하는 존재들이 가지는 특별한 권리인 '내재적 가치'를 지녔다고 한다. 그러므로 우리는 내재적 가치를 지닌 동물을 도덕적으로 배려하고 존중할 윤리적 의무를 지닌다.[3] 그의 입장에 동의한다면 우리는 모든 동물실험을 중단해야 할 것이다.

2) 동물권과 종차별주의

리건의 내재적 가치에 수반되는 권리는 생명을 가진 존재는 누구나 자신의 삶을 자유롭게 향유할 권리로서 이를 '동물권(animal right)'이라고 부를 수 있을 것이다. 과연 동물이 권리를 가질 수 있는가에 대해서는 여러 논의가 분분하나 윤리학자 피터 싱어는 이를 한 걸음 더 확장해 즐거움과 고통을 느낄 수 있고, 의식이 있는 존재인 동물을 인간이 마음대로 사용하고 학대하는 것은 성차별이나 인종 차별과 같은 일종

3 추정완 외, "동물권 옹호론과 영장류 실험에 대한 윤리적 검토," 『생명윤리』, 8(1), 2007, pp.43-44.

의 종차별주의(specism)라 부르며 비판한다.[4] 싱어의 입장에서 보면 즐거움과 고통을 느끼고, 의식 특히 자의식이 있는 존재는 도덕적 지위를 가진 존재다. 대부분의 동물은 쾌감과 고통을 느낄 수 있고, 포유류는 대개 의식을 가지고 있으며, 특히 침팬지나 오랑우탄과 같은 고등 영장류는 일부 자의식과 사회성, 나름의 가치 체계와 언어 역시 가진 것처럼 보인다. 그러나 우리는 이들을 사육하거나 실험에 사용하며 때로 목숨을 빼앗지만, 이들보다 감수성과 자의식이 훨씬 더 모자란 것 같은 인간 태아에 대해 그런 행동을 하는 것은 심각한 문제로 여기고 있다. 그 근거는 인간의 태아는 우리 인간 종에 속하고, 다른 고등 영장류는 그렇지 않다는 이유밖에 무엇이겠냐는 것이다. 이는 권력을 가진 종(인간)의 횡포이며, 보편성을 띠지 못하는 차별적인 주장이다. 이러한 입장은 매우 논리적으로 보이나, 인간과 개 혹은 원숭이가 동등한 가치를 지닌다고는 보지 않는 많은 이의 직관에는 반한다.

3) 실험동물 사용의 정당성

동물보호론자와 동물권 옹호론자의 주장에 대해 의학 연구 목적으로 동물실험을 하는 것을 정당화하는 논거들도 다양하게 존재한다.

첫째는 생물학적이고 역사적인 근거로서 인류는 태초부터 동물을 식량, 운반 수단, 애완 목적 등으로 다양하게 사용했고, 목축과 품종 개량 등을 통해 자신이 원하는 대로 동물을 변형시키려는 시도를 해왔다는 사실이다. 그리고 인간을 제외한 자연 상태의 어느 동물도 다른 동물을 배려한다든지, 도덕적으로 존중한다든지 하는 행동을 하지는 않는다. 다른 동물을 자신의 목적—예컨대 생존—을 위해 잡아먹거나

4 피터 싱어, 『동물해방』, 김성한 옮김, 서울: 인간사랑, 1999, p.117.

이용하는 것은 자연생태계의 근원적인 원리인 것처럼 보인다. 그렇다면 인간의 건강과 질병 치료를 위해 동물을 실험에 사용하는 것이 왜 불가능한가라는 주장이다.

두 번째는 사회문화적 근거다. 모든 문명사회는 일종의 도덕규범의 존재를 전제로 하여 성립하지만 동물과 인간을 동등하게 취급하는 문화는 거의 없다. 동서양을 막론한 대부분의 인간 문화는 인간을 동물보다 우월한 존재로 본다. 심지어 살생을 금하는 불교에서도 인간과 축생을 구분하는 일종의 존재론적 위계에 대한 개념을 가지고 있다.

마지막으로 학문적인 근거가 있다. 의학 발전을 위해서는 동물을 이용한 생체(invivo) 연구는 필수불가결한 것이다. 물론 최근에 일부 학자들은 동물과 인간의 생리와 구조가 전혀 다르기 때문에 특히 랫(rat)이나 마우스(mouse)와 같은 설치류를 가지고 한 연구의 결과를 인간에게 그대로 적용할 수 없으며, 따라서 동물실험은 불필요하다는 주장을 하기도 하지만, 이런 주장이 모든 경우에 대해 옳은 것은 아니다. 불필요하거나 무분별하거나 인간에게 적용이 어려운 동물실험도 분명히 존재하며, 이런 실험을 해서는 안 될 것이다. 그러나 생명 현상의 기본적인 메커니즘을 이해하기 위해 생체 연구는 필요하며, 이를 인간에게 시도할 수는 없기 때문에 동물에게 시도하게 되는 것이다. 즉 이 지점에서 인간의 생명을 보호하고 삶의 질을 증진하려는 목적은 이 과정에서 희생되는 동물의 권리를 능가한다.

우리나라에서는 전통적으로 인간과 동물을 전혀 별개의 존재로 보고 인간에게 특수한 지위를 인정했다. 그러나 그러한 인간의 의무는 동물과 식물을 비롯한 자연계의 모든 사물을 아끼고 사랑하는 것이며, 무분별한 동물의 학대와 같은 짓은 큰 죄를 저지르는 것으로 보았다. 흥부전을 비롯한 많은 민간 설화는 약한 동물을 잘 돌보는 사람은 그 어짊(仁)으로 인해 결국 복을 받는다는 것을 보여주고 있다. 게다가 우리

조상들은 건축용으로 소나무 한 그루를 베어야 할 때도 미리 제사를 지내어 그 혼을 달래기도 했다. 뭇 생명을 너그러이 사랑하는 이와 같은 태도는 오늘날에도 계승해야 할 아름다운 정신이다.

3. 동물실험의 윤리 지침

1) 3R 원칙

동물실험의 수행을 위해 많은 지침이 만들어지고 있으며, 이들을 준수할 때 윤리적일 뿐 아니라 과학적으로 타당한 동물실험도 가능하다. 이들은 대부분 1959년 러셀(William Russel)과 버치(Rex Burch)가 제안한 3R 원칙을 기본으로 하고 있다. 이는 첫째, 고등 동물은 그보다는 하급인 동물로 대체해야 하며, 가급적이면 살아 있는 동물을 사용하지 말고 세포나 조직, 또는 컴퓨터 시뮬레이션 등의 실험 모델로 대체(replace)해야 한다. 둘째, 실험에 사용되는 실험동물의 숫자를 최대한 줄여야(reduce) 한다. 셋째, 실험 방법을 정교화(refine)하여 동물이 겪게 되는 불필요한 고통이나 불편을 없애야 한다는 것이다. 이 3R 원칙을 기본으로 하여 대부분의 동물실험에 관한 윤리 지침은 사육과 관리의 과정에서 동물들이 불편함을 겪지 않도록 해야 하며, 실험 시에는 적절한 마취법을 사용하여 고통을 줄여주고, 실험이 끝난 후에는 해당 동물에 적합한 방법으로 안락사를 시킬 것 등의 내용이 포함되어 있다.

2) 동물실험의 윤리 지침

동물실험에 대한 여러 종류의 윤리 지침 중 공통적인 내용을 요약하면 다음과 같다.

1. 모든 실험동물에게 적절한 주거, 이동 공간, 사료, 물, 기타 그들의 복지와 건강을 위해 필요한 보살핌을 제공해야 한다.
2. 실험의 필요에 의해 실험동물이 필요로 하는 자원의 일부를 제한할 경우에는 그 정도를 최소화해야 한다.
3. 실험동물의 상태는 자격 있는 사람에 의해 매일, 혹은 수시로 검사를 받아야 한다.
4. 실험동물을 사용한 실험은 적절한 자격과 훈련을 갖춘 사람에 의해서만 수행되어야 한다.
5. 실험동물을 사용한 실험은 그 외의 다른 방법으로는 원하는 과학적 결과를 얻을 수 없을 때만 수행되어야 한다.
6. 실험동물을 사용한 실험은 분명한 과학적인 근거 위에서, 학문적인 목적을 위해서만 수행되어야 한다.
7. 실험동물을 사용할 때는 불필요한 고통이나 스트레스를 주지 말아야 하며, 이를 위해 실험을 적절히 구성해야 한다.
8. 실험동물을 사용한 모든 실험은 국소 혹은 전신 마취 하에서 수행되는 것이 원칙이다.
9. 실험의 필요에 의해 마취를 할 수 없을 때는 적절한 진통 약물을 투여해야 하며, 그것도 불가능할 때는 꼭 필요한 만큼으로 실험의 수를 제한해야 한다.
10. 실험에 사용되는 동물의 종과 숫자는 실험의 목적에 합당하게끔 신중하게 고려되어야 한다.
11. 실험이 끝난 동물은 동물 종별로 적절하고 윤리적인 방법으로 신속하게 안락사시켜야 하며, 필요에 의해 생명을 유지시켜야 할 때는 자격 있는 사람에 의한 적절한 보살핌을 제공하고 통증을 경감시키도록 해야 한다.

이와 같은 지침을 준수할 때, 즉 실험동물을 잘 보살피고 적절하게 취급할 때 연구 결과도 기대한 만큼 얻을 수 있는 가능성이 높다. 실험동물이 지나친 고통과 스트레스를 받으면 연구자에게 위험할 뿐 아니라 실험 결과도 왜곡되어 나올 가능성이 높기 때문이다. 이러한 지침에 덧붙여 최근 동물실험은 그 필요성에 대해 미리 해당 연구의 과학성과 타당성, 동물 사용의 필요성을 검토하는 특별한 위원회의 승인을 얻어 하도록 하고 있다. 이러한 위원회를 실험동물운영위원회 혹은 동물실험윤리위원회(IACUC)라고 부르며, 전문 수의사 등이 참여하여 해당 동물의 복지 등에 대해 점검하도록 한다. 또한 몇몇 나라에서는 멸종 위기 동물이나 고등 영장류를 대상으로 하는 실험을 금지하고 있으며, 동물실험의 대안으로 컴퓨터 시뮬레이션, 시험관 내 동물 모델, 무척추동물 등 하등 동물의 사용 등이 활발히 연구되고 있다.[5]

3) 동물실험의 윤리적인 수행 절차

동물실험을 하려고 할 때는 우선 해당 동물실험이 연구 목적 달성을 위해 꼭 필요한지, 다른 대안은 없는지, 좀 더 하등인 동물로 대체할 수는 없는지, 동물실험에 꼭 필요한 최소한의 숫자는 얼마인지, 실험 방법은 어떻게 할지, 인체나 동물에게 해로운 물질을 꼭 사용할지, 시술 후 관리 및 안락사 방법은 무엇인지 등에 대해 충분한 생각을 하여 '동물실험계획서'를 작성해야 한다. 또한 해당 실험동물을 어디서 구할지도 생각해야 하는데 소속 기관의 실험동물실에 요구하여 받는 방법과 상업적 실험동물 공급업자로부터 구매하는 방법이 있다. 이와 같이 작성한 동물실험계획서는 소속 기관의 동물실험윤리위원회에 제출하여 승인을 받는다. 통상 동물실험윤리위원회의 승인 유효 기간은 1년이며, 실험이 종료하면 종료 보고서를 동물실험윤리위원회에 제출해야 한다. 실험 도중에도 실험 방법이나 필요한 동물의 숫자가 애초 계획과 크게 바뀐다면 사전에 변경승인요청서를 동물실험윤리위원회에 제출

5 박재학, "동물실험의 대안은?", *Journal of Alternatives to Animal Experiments*, 1(1), 2007, pp.5-8.

하여 다시 승인을 받아야 한다.

실험을 하는 동안에는 동물의 건강 상태와 사육 환경에 주의를 기울여야 한다. 먹이와 음수의 종류와 양, 깔짚, 배설물 처리, 채광, 온도, 습도 등에 유념해야 하며, 이상 행동이나 반응을 보이지 않는지 주기적으로 살펴야 한다. 실험 목적으로 동물을 보정하거나 구속할 때는 동물 종에 맞는 장치와 방법을 사용해야 하며, 그 기간은 최소로 그쳐야 한다. 어떤 연구 목적으로 동물에게 먹이와 음수의 공급을 중단할 때는 필요한 최소한의 기간에 그쳐야 하며, 역시 사전에 동물실험윤리위원회의 승인을 얻어야 한다. 동물을 대상으로 수술을 할 때는 반드시 동물의 종에 맞는 마취 방법을 사용해야 하며, 매우 특수한 이유로 마취를 하지 못할 때는 사전에 동물실험계획서에 그 사실을 명시하여 동물실험윤리위원회의 승인을 받아야 한다. 수술 등의 침습적 처치를 한 다음에는 적절한 방법으로 치료 및 진통 처치를 해주어야 하며, 부득이하게 그럴 수 없다면 해당 종에 적절한 방식으로 신속하게 안락사를 시켜야 한다. 실험동물의 사체는 의료용 폐기물로서 적법하게 처리해야 하며 다른 용도로 사용할 수 없다.

해당 동물 종의 다른 개체가 보는 앞에서 안락사를 시키거나 침습적인 시술을 하는 것은 가급적 삼가야 하며, 영장류나 개와 같이 사회성이 발달한 척추동물을 대상으로 실험할 때는 지나친 스트레스를 받지 않도록 그들의 사육 환경에 더욱 주의를 기울여야 한다. 유전자 변형동물이나 질병 모델 동물처럼 특수하게 만들어진 동물의 경우에는 그들의 상태에 따라 적절한 사육 및 관리 방법을 택해야 한다.

동물실험의 과정에서 동물들로부터 유행성 출혈열 등 질병이 전염되거나 동물들에 의해 물리거나 할퀴는 등 상해를 입을 수 있기 때문에 연구자는 이러한 점에도 주의해야 한다. 특히 영장류는 인간과 유사한 병원체들을 보유하고 있을 가능성이 높으므로 이러한 동물을 취급하는 사람은 주기적인 신체검사를 받아야 한다. 드물게 동물에서 동물 간의 이종 감염이 일어나는 경우가 있으므로 이러한 점도 유의해야 한다.

그러므로 동물실험을 하는 연구자들은 실험동물의 취급과 관리, 마취와 안락사, 동물실험의 절차, 관련 법규와 제도 등에 관해 사전에 충분한 교육을 받아야만 동물실험을 할 수 있으며, 각 동물실험 시행기관은 이를 보장해야 한다.

4. 동물실험의 법적 규제

1) 해외의 법적 규제

세계 각국은 실험동물에 대해 동물 복지의 차원에서 동물실험에 대한 법률적 규제를 하고 있다. 미국은 1966년 「실험실 동물복지법(Laboratory Animal Welfare Act)」을 제정하여 실험동물에 대한 보호를 시행하기 시작했으며, 독일은 1972년 동물보호법에서 실험동물의 보호를 규정하고 있다. 현재 미국의 실험동물 보호는 「실험실 동물복지법」을 확대 개편한 1970년의 「동물복지법(Animal Welfare Act)」에 의해 이뤄지고 있다. 주된 내용으로는 동물실험윤리위원회(IACUC)가 6개월에 한 번씩 「동물복지법」에 합당한 대우가 실험동물에게 부여되고 있는지를 검사하는 것, 실험동물의 처우에 관한 사항, 국가(연방 농무부)의 감독 및 제재를 규정하고 있다. 특히 실험동물에 대한 처우에서는 동물의 고통을 최소화할 것을 보장하기 위해 마취제, 무통약, 진정제 등을 적절히 사용하거나 안락사를 통해 적절한 수의학적 치료를 할 것 등이 포함된다.

독일의 「동물보호법」은 우선 동물실험을 할 수 있는 경우를 상당히 제한하고 있으며, 동물실험이 가능한 경우라도 척추동물에게는 그 실험에서 기대되는 고통, 질환 또는 상해가 실험의 목적에 비춰볼 때 윤리적으로 수용될 경우만 가능하며 실험을 할 경우에도 마취 상태에서 행해져야 한다. 또 동물실험은 반드시 전문 지식을 가진 자에 의해 수행되어야 하며, 3R 원칙이 잘 지켜지도록 하고 있으며, 특히 척추동물실험을 위해서는 행정기관에서 실험 계획에 대해 허가를 얻어야만 한다.

이 밖에도 영국과 호주는 동물실험에 대한 별도의 법규를 가지고 있으며, EU 집행위원회는 '과학적 목적으로 사용되는 동물 보호에 관한 디렉티브(Directive 2010/63, On the protection of animals used for scientific purposes)'를 2010년에 채택했다.

2) 동물보호법

우리나라의 「동물보호법」은 1991년 제정되었고, 그 목적은 "동물에 대한 학대 행위의 방지 등 동물을 적정하게 보호·관리하기 위하여 필요한 사항을 규정함으로써 동물의 생명 보호, 안전 보장 및 복지 증진을 꾀하고, 건전하고 책임 있는 사육문화를 조성하여, 동물의 생명 존중 등 국민의 정서를 기르고 사람과 동물의 조화로운 공존에 이바지"(법 제1조)하는 것이다. 실험동물을 포함하여 동물을 사육·관리 또는 보호할 때 지켜야 할 원칙으로 동물보호법은 다음의 사항을 제시하고 있다(법 제3조).

1. 동물이 본래의 습성과 신체의 원형을 유지하면서 정상적으로 살 수 있도록 할 것
2. 동물이 갈증 및 굶주림을 겪거나 영양이 결핍되지 아니하도록 할 것
3. 동물이 정상적인 행동을 표현할 수 있고 불편함을 겪지 아니하도록 할 것
4. 동물이 고통·상해 및 질병으로부터 자유롭도록 할 것
5. 동물이 공포와 스트레스를 받지 아니하도록 할 것

동물실험에 관한 규정은 이 법 제3장 제23조(동물실험의 원칙)으로부터 제28조(윤리위원회의 구성 등에 대한 지도·감독)으로 구성되어 있다. 동물보호법이 정한 동물실험의 원칙은 다음과 같다(법 제23조).

> ① 동물실험은 인류의 복지 증진과 동물 생명의 존엄성을 고려하여 실시하여야 한다.
> ② 동물실험을 하려는 경우에는 이를 대체할 수 있는 방법을 우선적으로 고려하여야 한다.
> ③ 동물실험은 실험에 사용하는 동물(이하 "실험동물"이라 한다)의 윤리적 취급과 과학적 사용에 관한 지식과 경험을 보유한 자가 시행하여야 하며 필요한 최소한의 동물을 사용하여야 한다.
> ④ 실험동물의 고통이 수반되는 실험은 감각 능력이 낮은 동물을 사용하고 진통·진정·마취제의 사용 등 수의학적 방법에 따라 고통을 덜어주기 위한 적절한 조치를 하여야 한다.
> ⑤ 동물실험을 한 자는 그 실험이 끝난 후 지체 없이 해당 동물을 검사하여야 하며, 검사 결과 정상적으로 회복한 동물은 분양하거나 기증할 수 있다.
> ⑥ 위 검사 결과 해당 동물이 회복할 수 없거나 지속적으로 고통을 받으며 살아야 할 것으로 인정되는 경우에는 신속하게 고통을 주지 아니하는 방법으로 처리하여야 한다.

유실 또는 유기 동물이나 장애인 보조견 등 사람이나 국가를 위해 사역하거나 사역한 동물을 대상으로 하는 실험은 원칙적으로 금지된다. 다만, 해당 동물종의 건강, 질병관리 연구 등 불가피한 사유로 농림축산식품부령으로 정하는 바에 따라 승인을 받으면 가능하다(법 제24조). 동물보호법 제25조는 동물실험 시행기관의 장으로 하여금 실험동물의 보호와 윤리적인 취급을 위해 동물실험윤리위원회의 설치 의무를 규정하고 있다. 여기서 동물실험 시행기관이란 동물실험을 실시하는 법인·단체 또는 기관으로서 대통령령이 정하는 법인·단체 또는 기관으로 연구기관, 학교, 의료기관 등을 포함하여 상당히 광범위하게 규정되어 있어 사실상 대부분의 동물실험시설에는 동물실험윤리위원회를 설치해야 한다. 동물실험 시행기관에 「실험동물에 관한 법률」 제7조에 따른 실험동물운영위원회가 설치되어 있고 그 구성이 동물보호법 제27조에서 규정한 윤리위원회의 구성 요건을 만족할 때에는 동물실험윤리위원회가 설치된 것으로 본다(법 제25조 제1항). 일정 규모 이하의 동물실험 시행기관은 다른 동물실험 시행기관과 공동으로 동물실험윤리위원회를 설치 운영할 수 있다(법 제25조 제2항). 동물실험윤리위원회의 기능은 동물실험에 대한 심의, 동물실험이 원칙에 맞게 시행되도록 지도·감독, 동물실험 시행기관의 장에게 실험동물의 보호와 윤리적인 취급을 위하여 필요한 조치 요구 등이다(법 제26조 제1항). 이를 위해 동물실험윤리위원회는 위원장 1명을 포함하여 3명 이상 15명 이하의 위원으로 구성하며, 위원은 동물실험 시행기관의 장이 위촉하고 위원장은 위원 중에서 호선하도록 되어 있다. 다만 수의사, 민간 단체가 추천하는 동물 보호에 관한 학식과 경험이 풍부한 사람, 그 밖에 실험동물의 보호와 윤리적 취급을 도모하기 위해 필요한 사람 각각 1명 이상씩이 포함되어야 한다. 이들의 구체적인 자격은 농림축산식품부령으로 정한다(법 제27조).

3) 실험동물에 관한 법률

2008년 3월 23일에 「실험동물에 관한 법률」(이하 실험동물법)이 통과되어 2009년 3월 29일부터 발효되어 시행되었다. 실험동물법의 목적은 "실험동물 및 동물실험의 적절한 관리를 통하여 동물실험에 대한 윤리성 및 신뢰성을 높여 생명과학 발전과 국민 보건 향상에 이바지함"(법 제1조)에 있다. 그러므로 이 법은 동물의 생명 보호와 복지 증진을 목적으로 하는 동물보호법과는 약간의 차이가 있다. 동물보호법이 동물 보호 일반을 다루고 있다면 실험동물법은 동물보호법의 특별법으로서 실험동물의 사용 또는 관리에 관해 이 법에서 규정한 것을 제외하고는 「동물보호법」으로 정하는 것에 따른다(법 제4조). 또한 이 법은 "식품, 건강기능식품, 의약품, 의약외품, 생물의약품, 의료기기, 화장품의 개발, 안전관리 및 품질관리 및 마약의 안전관리와 품질관리"에 필요한 동물실험에 대해 적용된다"(법 제3조)고 하여 그 적용 범위가 좁다. 하지만 이 범주 안에 들어가는 동물실험과 실험동물에 대해서는 실험동물법이 좀 더 포괄적인 내용을 규율하고 있다. 실험동물법이 규정한 실험동물의 정의는 "동물실험을 목적으로 사용 또는 사육되는 척추동물"로 무척추동물은 실험동물에 포함되지 않는다(법 제2조 제2호). 실험동물법에 따르면 동물실험시설 운영자의 책무는 다음과 같다(법 제6조).

> 1. 실험동물의 과학적 사용 및 관리에 관한 지침 수립
> 2. 동물실험을 수행하는 자 및 종사자에 대한 교육
> 3. 동물실험을 대체할 수 있는 방법의 우선적 고려
> 4. 동물실험의 폐기물 등의 적절한 처리 및 작업자의 안전에 관한 계획 수립

동물실험시설을 설치하고자 하는 자는 식품의약품안전처장에게 등록하여야 하며, 이 시설에는 대통령령으로 정하는 자격 요건을 갖춘 관리자를 두어야 한다(법 제8조). 이렇게 등록한 동물실험시설은 식품의약품안전처장의 지도 감독을 받아야 한다(법 제11조).

동물실험시설에는 실험동물운영위원회를 설치해야 하는데(법 제7조), 이 법에 의해 실험동물운영위원회가 설치되어 있고, 그 위원회 구성이 동물보호법에 규정된 요건을 충족할 경우에는 해당 위원회를 동물실험윤리위원회로 본다. 실험동물운영위원회의 심의를 거쳐야 하는

사항은 다음과 같다(법 제7조 제4항).

1. 동물실험의 계획 및 실행에 관한 사항
2. 동물실험시설의 운영과 그에 관한 평가
3. 유해물질을 이용한 동물실험의 적정성에 관한 사항
4. 실험동물의 사육 및 관리에 관한 사항
5. 그 밖에 동물실험의 윤리성, 안전성 및 신뢰성 등을 확보하기 위하여 위원회의 위원장이 필요하다고 인정하는 사항

즉 실험동물운영위원회는 동물실험윤리위원회보다는 좀 더 포괄적인 사항을 규율하고 있으며, 전체 동물실험시설의 운영과 평가, 유해물질을 사용한 실험의 적정성 등 다양한 내용을 포함하고 있다.

5. 이종 이식

1) 이종 이식의 의미와 현황

질병으로 장기가 못쓰게 되어 장기 이식을 기다리는 사람의 수는 점점 늘어나고 있지만, 장기 기증자의 수는 생체나 사체 기증자를 막론하고 이에 비해 언제나 크게 부족하다. 그러므로 이러한 문제를 해결하기 위해 생명공학 기술을 사용, 동물의 장기를 변형시켜 인간에게 거부 반응을 일으키지 않는 장기를 만들어 이식하려는 연구가 진행 중인데 인간의 장기를 이식하는 '동종 이식(allotransplantation)'과 대비하여 이를 '이종 이식(xenotransplantation)'이라 부른다. 최근에는 이종 이식의 개념이 확산되어 심장, 간장, 신장과 같은 동물의 장기를 이식하는 것은 물론, 피부나 췌도 세포(pancreatic islet cell)와 같이 살아 있는 동물의

조직을 이식하는 것, 인공 간과 같이 동물의 간에 사람의 혈액을 통과시켜 노폐물을 제거하는 의료기기, 인간 배아 줄기세포를 동물의 영양세포(feeder cell) 위에서 배양하여 인간에게 이식하려고 하는 것 등을 모두 이종 이식의 범위에 넣기도 한다. 그 이유는 살아 있는 동물의 세포와 사람의 몸이 직접적으로 접촉하게 된다는 점에서 여러 가지 안전 문제와 윤리적 문제가 유사하기 때문이다.

1960년대에 이미 바분 원숭이의 심장을 사람에게 이식하려는 실험이 있었고, 1990년대에는 스웨덴의 그로스(Karl Groth)가 돼지의 췌도 세포를 췌장의 기능이 떨어진 당뇨병 환자에게 이식하는 시도를 했다. 그러나 1990년대 중엽 이후 조류독감이나 사스(SARS)와 같은 인수 공통 감염병의 발생에 대한 우려가 등장하면서 인간을 대상으로 하는 직접적인 실험은 중단되었고, 동물을 대상으로 하는 전(前) 임상 연구가 이뤄지다가 2009년 뉴질랜드에서 돼지의 췌도를 당뇨병 환자에게 이식하는 임상시험이 시도되었다.[6] 이종 이식의 원료 동물(source animal)로는 주로 돼지가 고려되고 있는데, 그 이유는 돼지의 장기 크기가 인간과 비슷하고, 번식과 사육이 용이하며 그 생리가 잘 알려져 있기 때문이다. 오랜 사육 과정에서 돼지에게 어떤 병원균이 있는지도 잘 알려져 있다는 것 역시 돼지를 유력한 후보 동물로 만든 한 가지 이유다.

그러나 돼지 등 다른 종의 장기나 조직을 인간에게 이식하려면 넘어야 할 장애물이 많다. 가장 큰 문제는 이종 이식에서는 특히 면역학적인 거부 반응 때문에 이식된 장기가 몇 분 이상 살아 있지 못한다는 점이다. 다른 종의 장기를 이식하면 초급성 거부 반응이 이식 후 몇 분에서 몇십 분 안에 일어나며, 급성 거부 반응이 며칠 안에, 그 이상의 시간

6 O. Garkavenko, K. Durbin, P. Tan, & R. Elliott, "Islets transplantation: New Zealand experience", *Xenotransplantation*, 18, 2011, p.60.

이 흐른 뒤에는 만성 거부 반응이 나타난다. 초급성 거부 반응은 장기 이식을 받은 사람의 피 속에 있는 항체(antibody)와 보체(complement) 등이 낯선 이물질(동물의 장기나 조직)에 곧바로 반응하여 일어나는 거부 반응으로, 이식된 장기의 세포 표면에 붙은 당단백질 등이 거부 반응을 일으키는 항원으로 작용한다. 현재까지는 유전자 조작을 통해 α-GAL이라 불리는 항원을 없애서 이 항원이 세포의 표면에 발현되지 않는 돼지(α-GAL 녹아웃 돼지)를 만드는 방법과, 보체 활동을 조절하는 사람 인자인 hDAF를 표면에 발현한 돼지(hDAF 돼지)를 만드는 방법이 제시되었다. α-GAL 녹아웃 돼지는 미국 하버드 의과대학 이식생물학 연구센터에서 연구 중이며, hDAF 돼지는 스페인, 독일, 캐나다 등에 구성된 팀이 연구를 하고 있다. 우리나라는 2004년 이래 '바이오이종장기개발사업단'을 중심으로 이종 이식 관련 연구를 활발하게 하고 있으며, 현재 췌도 이식과 각막 이식 분야에서는 세계에서 가장 성공적인 영장류 전임상시험 결과를 보이고 있다.[7]

2019년 제정된 「첨단재생의료 및 첨단바이오의약품 안전 및 지원에 관한 법률」(이하 '첨단재생의료법')에서는 '첨단재생의료 임상연구'에 이종 이식 임상연구를 일부 포함시키고 있다. 첨단재생의료법 제2조 제2호에서 '인체세포등'의 범위에 이종세포를 포함함으로써, 이종세포를 이용한 세포치료, 유전자치료, 조직공학치료 등의 임상연구가 가능하게 되었다. 이는 우리나라에서 최초로 이종 이식 임상연구에 대한 법적 규율이라고 할 수 있다. 향후 이 법에서 정하는 절차에 따라 이종 이식 임상연구가 진행될 것으로 전망된다.

7 바이오이종장기개발사업단 홈페이지(www.xenokorea.org/index.htm).

2) 이종 이식의 안전성과 인권

이종 이식은 동종 장기 이식과는 또 다른 여러 윤리적이고 사회적인 문제를 제기한다. 대표적인 문제로는 동물의 장기나 살아 있는 조직을 인간에게 이식하는 데 따르는 인수 공통 감염병(zoonosis)의 유행 가능성이 있다. 인수 공통 감염병이란 동물에 존재하는 병원균이 낯선 환경인 사람의 몸으로 들어와 돌연변이를 일으켜 격렬한 질병 증상을 일으키는 것으로 후천성 면역결핍증(AIDS), 조류독감, 사스(SARS)와 같은 것들은 대개 원숭이, 새 등 동물로부터 기원한 인수 공통 감염병이다. 이런 병은 한 사람의 질병에 그치지 않고 다른 사람에게 전파되어 세계적으로도 커다란 보건 문제가 될 수 있기 때문에 주의가 필요하다. 이종 이식은 가뜩이나 몸이 약한 환자에게 동물의 살아 있는 장기나 조직을 주입하며, 이후에도 면역 억제를 써야 하는 등 인수 공통 감염병이 발생하기에 적합한 환경을 만들 수 있다. 이를 예방하기 위해 소위 '무균 돼지'라고 하는 SPF(specific pathogen free) 돼지를 만드는데, 이 돼지는 태어날 때부터 격리된 환경에서 무균 사료를 먹고 자라 성장을 위해 일부러 주입한 비병원성 상재균(normal flora) 말고는 알려진 세균을 가지고 있지 않다. 하지만 우리가 모르거나 검사 방법이 없는 세균이 있을지도 모르며, 특히 돼지 내인성 리트로바이러스(porcine endogenous retrovirus: PERV)는 돼지의 유전자 안에 들어 있는 바이러스로 이를 제거할 수 있는 방법이 없기 때문에 우려의 대상이 되고 있다.

스웨덴, 중국, 멕시코, 우크라이나 등지에서 췌도 이식과 같은 조직 이식을 받은 사람들이 이미 여럿 있지만 인수 공통 감염병이 일어나지는 않았으며, 인간과 돼지는 1만 년 가까이 접촉해오면서 이미 수많은 사람이 도살이나 사육 과정에서 상처를 입거나 했지만 큰 문제가 없었다는 근거를 들어 그 가능성을 희박하게 보는 사람들도 있다. 최근

PERV에 대한 연구 결과들도 이런 주장을 뒷받침하고 있다.[8] 하지만 이종 이식 과정에서 실제로 인수 공통 감염병이 일어날 가능성은 사실 아무도 예측하기 어렵기 때문에 이런 가능성에 대해서는 항상 염두에 두어야 한다.

이종 이식 임상시험 과정에서 인수 공통 감염병을 예방하기 위해 장기 수혜자에 대한 평생 추적 관찰(life long surveillance)이 제안되고 있다. 이는 연구 대상자는 물론 일상생활을 같이하는 가족들도 주기적인 건강 검진을 받을 것을 의무화하는 것이다. 아울러 이식을 받은 사람이 사망한 뒤에는 추후 문제가 발생했을 경우를 대비한 연구 및 추적용으로 사체를 부검하여 일부 조직은 30~50년간 보관하도록 하고 있기도 하다. 이와 같은 내용은 인권 침해의 소지가 크기 때문에 법률로써 강제하지 않으면 실제로 행할 수 있는 방법이 없다. 아울러 원료 동물에게 어떤 병원균도 없음을 보장하기 위해 사육 및 도살, 이송, 이식 등의 과정에서 철저한 품질 관리 및 안전 대책이 마련되어야 하며, 일단 인수 공통 감염병이 발생하면 사회 전체적인 문제가 되기 때문에 이종 이식에는 책임 있는 국가 당국의 개입과 감독이 필수적이다.

이와 같은 난제들을 고려했을 때 소위 '이득/위험(benefit/risk)' 평가를 어떻게 해야 하는지는 어려운 문제가 아닐 수 없다. 이는 이종 이식에 참여하기 원하는 환자(연구 대상자)에게도 문제가 되지만, 그 여파가 공중 보건상의 문제로 사회 전체에 미친다는 점에서 사회 전반의 관심사가 되기도 한다. 그러므로 이와 같은 연구를 수행해야 하는가에 대해

8 G. Di Nicuolo, A. D'Alessandro, B. Andria, V. Scuderi, M. Scognamiglio, A. Tammaro, A. Mancini, S. Cozzolino, E. DiFlorio, A. Bracco, F. Calise, & RAFM Chamuleau, "Long-term absence of porcine endogenous retrovirus infection in chronically immunosuppressed patients after treatment with the porcine cell-based Academic Medical Center bioartificial liver", *Xenotransplantation*, 17, 2010, pp.431-439.

서는 사회의 의견을 물어볼 것(public consultation)이 권장된다.

3) 동물의 고통

이종 이식의 다른 쟁점은 이종 이식 연구 과정에서 많은 동물이 희생되고 고통을 겪는다는 것이다. 특히 이종 이식용 돼지는 유전적으로 변형되어 태어나고 무균 상태에서 사육되기 때문에 다른 동물의 사육 조건과는 매우 다른 특수한 환경 속에 있게 된다. 이러한 격리와 감시의 상황은 동물에게 커다란 스트레스를 줄 수 있다. 게다가 유전적으로 변형되고, 체세포 복제를 통해 태어난 동물은 정상적인 다른 동물에 비해 선천성 기형을 가질 확률이 훨씬 높기 때문에 그러한 고통이 가중될 것이다. 또 인간을 대상으로 하는 임상시험에 들어가기 전에 원숭이 등 영장류를 대상으로 전임상시험을 반드시 해보아야 한다는 것도 문제가 된다. 고등 영장류는 인간과 유전자가 1% 내외밖에 차이가 나지 않으며 사회성과 감성, 지성이 풍부한 동물이기 때문에 이식 실험의 대상이 된다면 심한 고통을 겪을 것이다. 더군다나 영장류는 세계적으로 멸종 위기에 처한 보호 동물이며 인공적으로 번식시키기가 쉽지 않기 때문에 실험동물로 사용하기가 용이하지 않아서 영국 등 일부 국가에서는 고등 영장류를 대상으로 하는 실험은 금지하고 있기도 하다.

4) 인간의 정체성 혼란과 여타 문제들

안전성 문제를 제외하고도 이종 이식에는 여러 가지 윤리적 문제가 따라다닌다. 첫째는 만약 이종 이식이 기술적으로 가능하게 되었을 경우 동물의 장기를 이식받은 환자가 스스로의 정체성을 어떻게 생각할 것인가, 또 가족과 이웃에게는 어떤 존재로 비칠 것인가 하는 문제다.

이식된 동물의 장기는 의치(義齒)나 의안(義眼)과 같은 단순한 보철물(prosthesis)로 취급될 수 있을까? 인간의 전체적인 존재 양식에 어떤 영향을 주지는 않을까? 심장과 같은 심리적·문화적으로 중요한 의미가 부여되는 장기를 대치했을 때도 문제가 되지 않을까? 이런 문제에 대해 동종 이식을 받은 환자들의 경험이 일부 시사점을 던져 주기는 하지만 아직까지 충분하지 않다. 동물 장기를 가지고 있다는 이유 때문에 사회적으로 차별을 당할 가능성까지를 포함해서 환자의 정체성과 인권에 대한 더 많은 논의가 필요하다.

5) 의료비 상승과 정의

마지막으로 이종 이식에 뒤따르는 의료 비용 상승의 문제가 있다. 이종 이식이 기술적으로 성공을 거두어 임상 현장에서 사용이 가능하게 되더라도 그 비용은 원칙적으로 '무상'인 동종 이식에 비해 높을 것이다. 유전자를 변형한 돼지를 무균 상태에서 키우고 관리해야 하며, 이식 과정에서도 의사를 비롯해 수의사, 감염 전문가 등이 함께 참여해야 할 것이기 때문이다. 공급이 한정된 동종 장기는 누구에게 우선적으로 장기를 배분해야 할 것인가가 문제가 되지만, 이종 이식이 성공하여 필요한 장기를 '무제한으로' 생산할 수 있게 된다면 환자들에 대한 전체적인 의료 비용의 상승이 문제가 될 것이다. 이는 다른 첨단 의료 기술의 개발에서도 마찬가지다. 현재 우리나라는 출산율 저하로 인해 급격한 노령화 사회에 접어들고 있는데 이와 같은 최신 의료 기술을 필요로 하는 사람들이 대개 노인들이라는 것을 고려하면, 앞으로 사회가 의료비 부담을 어느 정도까지 해야 하는가는 커다란 문제가 아닐 수 없다. 이를 본인의 부담으로 해결하도록 한다면, 결국 장기를 구매할 만큼 돈이 있는 환자들은 그렇지 못한 환자들보다 더 오래 살 것이기 때문에 역시 문제가 된다. 이와 같은 모든 문제는 이종 이식 기술을 연구하는 과정에서 충분하게 논의되어야 할 것이다.

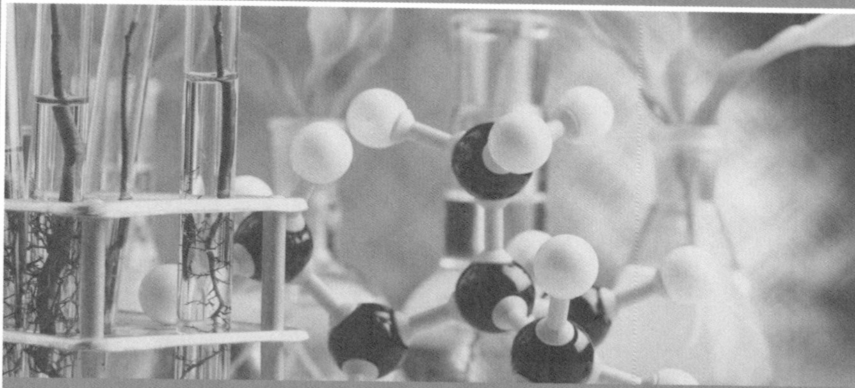

부록

생명윤리와 인권에 관한 보편 선언

Universal Declaration on Bioethics and Human Rights

총칙(General Provisions)

제1조 적용 범위(Scope)

a) 이 선언은 인간에게 적용되는 의학, 생명과학, 관련 기술들에 관련된 윤리적 쟁점들을 사회적, 법적, 환경적 차원을 고려하여 다룬다.

b) 이 선언은 국가들에 제시된다. 이 선언이 개인, 집단, 공동체, 기관 및 기업의 결정이나 행위에, 즉 공적·사적 결정이나 행위에 부합하고 관련이 있을 때에는, 그에 대한 지침도 제공한다.

제2조 목적(Aims)

이 선언의 목적은 다음과 같다:

(1) 생명윤리 분야의 규정, 정책 혹은 여타의 기제들을 국가가 공식화할 때, 지침이 되는 원칙과 절차의 보편적인 틀을 제공.

(2) 개인, 집단, 공동체, 기관 및 기업의 행위에 대한 지침을 제공.

(3) 국제인권법에 따라, 인간 생명과 기본적 자유에 대한 존중을 보장함으로써 인간 존엄에 대한 존중을 촉진하고 인권을 보호.

(4) 과학 연구 자유의 중요성 그리고 과학 및 기술의 발전에서 산출되는 이득을 인정하는 한편, 연구 및 개발이 이 선언문에 명시된 윤리적 원칙의 틀 안에서 이루어져야 할 필요와 인간 존엄, 인권 및 기본적 자유를 존중할 필요를 강조.

(5) 모든 이해당사자 사이에서 그리고 사회 전체 내에서, 생명윤리 문제에 관한 다학제간, 다원론적인 대화를 촉진.

(6) 특히 개발도상국의 요구에 관심을 기울이면서, 중요한 가능성이 있는 경향 및 의료, 과학, 기술의 발전에 대한 공평한 접근, 의료, 과학, 기술의 발전에 관한 지식의 신속한 공유 및 이익 분배를 증진.

(7) 현재 세대와 미래 세대의 이익을 보호하고 증진.

(8) 인류 공동의 관심사인 생물다양성의 중요성 및 그에 대한 논의를 강조.

원칙(Principles)

이 선언의 적용 범위 내에서 그리고 이 선언이 제시되는 주체들이 행하는 결정이나 행위들에서, 다음 원칙들은 존중되어야 한다.

제3조 인간 존엄 및 인권(Human Dignity and Human Rights)

a) 인간 존엄, 인권 및 기본적 자유를 전적으로 존중한다.

b) 개인의 이익과 복지가 과학이나 사회의 독점적 이익에 대해 우선권을 가진다.

제4조 이득 및 해악(Benefit and Harm)

과학 지식, 의료 및 관련 기술들을 적용하고 발전시킬 때, 환자, 연구진 및 그것들의 영향을 받는 여타의 개인들이 받는 직·간접적인 이득은 최대화해야 하고, 이들이 받을 수 있는 해악은 어떠한 것일지라도 최소화해야 한다.

제5조 자율 및 개인의 책임(Autonomy and Individual Responsibility)

자신의 결정에 책임을 지고 다른 이들의 책임을 존중하는 한, 결정을 내리는 이의 자율은 존중되어야 한다. 자율을 행사할 수 없는 이들과 관련해서, 그들의 권익을 보호하기 위해 특별한 조치가 취해져야 한다.

제6조 동의(Consent)

a) 관련 개인의 적절하고 충분한 정보에 근거한 자유로운 동의가 선행할 때에만, 예방상의, 진단상의, 치료상의 의료 시술을 행할 수 있다. 동의는 적절한 곳에서 명시되어야 하고, 어떠한 이유에서건 불이익이나 손해 없이 어느 때고 관련 개인에 의해 철회될 수 있다.

b) 관련 개인의 적절하고 충분한 정보에 근거한 자유로운 동의가 선행할 때에만, 과학 연구를 행할 수 있다. 정보는 적절해야 하고 이해하기 쉬운 형식으로 제공되어야 하며 동의 철회를 위한 양식을 포함해야 한다. 동의는 어떠한 이유에서건 불이익이나 손해 없이 어느 때고 관련 개인에 의해 철회될 수 있다. 이 선언문에 명시된 원칙들과 조항들(특히 제27조), 그리고 국제인권법에 부합되는, 국가들이 채택한 윤리적·법적 기준들에 부합되는 예외만이 이 원칙에서 인정될 수 있다.

c) 한 집단의 사람들 혹은 공동체에 행해지는 연구와 같은 특별한 경우에, 관련 집단 혹은 공동체의 법적 대표의 추가 동의가 요구될 수 있다.

d) 어떤 경우라도 공동체의 공동 동의 혹은 공동체 지도자나 다른 권위자의 동의가 한 개인의 충분한 정보에 의한 동의를 대체해서는 안 된다.

제7조 동의 능력이 없는 사람들(Persons without the capacity to ccnsent)

동의 능력이 없는 사람들은 국내법에 의해 특별한 법의 보호를 받는다.

a) 연구와 의료 행위에 대한 허가는 관련 개인의 최선의 이익에 부합하게 그리고 국내법에 따라서 획득되어야 한다. 그러나 관련 개인이 동의 취소 과정에서뿐만 아니라 동의 결정 과정에서 가능한 최대로 영향력을 행사할 수 있어야 한다.

b) 법에 명시된 보호 조항과 허가에 따라, 그녀 혹은 그의 직접적인 건강상의 이득을 위해서만 그리고 동의할 능력이 있는 연구 참여자에 대한 효능에서 필적할 만한 연구 대안이 없는 경우에만 연구가 행해져야 한다. 직접적인 건강상의 이득이라는 가능성을 가지고 있지 않은 연구는 최대한 억제되지만, 연구가 참가자를 최소한의 위험과 최소한의 부담에 노출시키고, 같은 부류의 다른 사람들의 건강상의 이득에 공헌한다고 예상될 때에만, 법에 명시되어 있는 조건들과 개인 인권 보호에 합당한 범위 내에서, 예외적으로 착수될 수 있다. 실험 참여를 거부하는 것은 존중되어야 한다.

제8조 인간의 취약성과 완전성에 대한 존중(Respect for Human Vulnerability and Personal Integrity)

과학 지식, 의료 및 관련 기술들을 적용하고 발전시킬 때, 인간의 취약성이 고려되어야 한다. 특별한 취약성을 가진 개인들과 단체들은 보호되어야 하고, 동시에 이들의 완전성은 존중되어야 한다.

제9조 프라이버시 및 기밀성(Privacy and Confidentiality)

관련 개인들의 프라이버시와 그들의 개인 정보의 기밀성은 존중되어야 한다. 국제법, 특히 국제인권법에 따라, 가능한 한 이러한 정보들이 수집된 목적과 합의된 목적 이외의 목적으로 이용되거나 유출되어서는 안 된다.

제10조 평등, 정의, 공정(Equality, Justice and Equity)

모든 인간이 공정하고 평등하게 대우받을 수 있도록 존엄과 권리에서의 모든 인간의 기본적 평등이 존중되어야 한다.

제11조 차별 금지와 낙인찍기 금지(Non-Discrimination and Non-Stigmatization)

어떤 이유이든지 간에, 어떤 개인이나 집단을 차별하거나 비난해서 인간 존엄, 인권과 기본적 자유를 침범해서는 안 된다.

제12조 문화 다양성과 다원주의에 대한 존중(Respect for Cultural Diversity and Pluralism)

문화 다양성과 다원주의의 중요성에는 합당한 관심을 기울여야 한다. 그러나 인간 존엄, 인권 및 기본적 자유를 침해하거나, 이 선언문에 명시된 원칙들을 침해하거나, 그 원칙들의 적용 범위를 제한하기 위해 위와 같은 고려 사항들에 호소해서는 안 된다.

제13조 연대와 협력(Solidarity and Cooperation)

인간들 간에 연대와 연대라는 목적을 위한 국제적 협력은 장려되어야 한다.

제14조 사회적 책무와 보건(Social Responsibility and Health)

a) 국민을 위해 보건 및 사회 발전을 증진하는 것은 사회의 모든 분야가 공유하고 있는 정부의 중심 목적이다.

b) 획득할 수 있는 최고의 건강 수준을 향유하는 것은 인종, 종교, 정치적 신념, 경제적 조건 혹은 사회적 조건에 의한 차별이 없는 모든 인간의 기본적 권리 중의 하나임을 고려하면서, 과학 및 기술에서의 진보는 다음과 같은 것들을 진척시켜야 한다:

(i) 양질의 의료 및 필수적인 약품으로의 접근, 그중에서도 특히 여성과 아이를 위한 접근. 이는 건강이 삶 그 자체에 필수적이며 사회적·인간적 행복으로 간주되고 있는 것이 틀림없기 때문이다.

(ii) 적절한 영양 및 물로의 접근

(iii) 생활 조건 및 환경 개선

(iv) 어떤 배경 하에서도 사람들의 소외되거나 제외됨을 배제

(v) 가난과 문맹의 감소.

제15조 이득 분배(Sharing of Benefits)

a) 과학 연구 및 과학 연구의 적용으로부터 도출된 이득은 사회 전체와 공유해야 하고 국제 공동체 내에서, 특히 개발도상국과 공유해야 한다. 이 분배의 원칙을 실행할 때, 이득은 아래 형태들 중 어떤 것으로든 나타날 수 있다:

(i) 연구에 참여했던 사람들과 집단들에 대한 특별하고 지속적인 원조 및 그들에 대한 감사

(ii) 양질의 보건 관리로의 접근

(iii) 연구에서 비롯된 새로운 진단 기법이나 제품 및 새로운 치료 기법이나 제품의 제공

(iv) 보건 사업 지원

(v) 과학 및 기술상의 지식으로의 접근

(vi) 연구 목적을 위한 능력을 형성시켜주는 시설

(vii) 이 선언문에 명시된 원칙들과 일치하는 다른 형태의 이득.

b) 이득이 연구에 참여하도록 부적절하게 유도하는 데 사용되어서는 안 된다.

제16조 미래 세대 보호(Protecting Future Generations)

미래 세대의 유전자 구성에 대한 영향을 비롯한 미래 세대에 대한 생명과학의 영향에는 합당한 관심을 기울여야 한다.

제17조 환경 보호 및 생물권과 생물 다양성 보호(Protection of the Environment, the Biosphere and the Biodiversity)

인간과 다른 형태의 생명들 간의 상호 관계, 생물학적·유전학적 자원에 적절하게 접근하고 그들을 적절하게 활용하는 것의 중요성, 전통적 지식에 대한 존중, 환경 및 생물권과 생물 다양성을 보호하는 것에서의 인간의 역할에 합당한 관심을 기울여야 한다.

원칙 적용(Application of the Principles)

제18조 의사 결정 및 생명윤리 문제들에 대한 검토(Decision-Making and Addressing Bioethical Issues)

a) 의사 결정에서의, 특히 제반 이해 갈등 관계에 대한 발표 및 지식의 적절한 공유에 대한 의사 결정에서의 전문가 의식, 정직함, 청렴함, 투명성은 증진되어야 한다. 생명윤리 문제들을 다루고 정기적으로 검토할 때 이용할 수 있는 과학 지식과 방법 중에서 최고의 것을 이용하도록 모든 노력을 경주해야 한다.

b) 관련 인사와 전문가들 및 사회 전체는 균형 잡힌 근거를 바탕으로 논의에 참여해야 한다.

c) 충분한 정보에 입각한 다원적 공공 논의를 할 수 있는 기회가 장려되어야 한다. 이때 관련된 모든 의견이 표출되도록 노력해야 한다.

제19조 윤리위원회(Ethics Committees)

아래의 목적들을 충족시키기 위해 독립적인 다제간, 다원적 윤리위원회를 적절

한 수준에서 설립하고 장려하며 지원해야 한다:

(i) 인간이 관련된 연구 계획에 연관된 윤리적, 법적, 과학적, 사회적 문제들을 평가.

(ii) 임상 환경의 윤리 문제에 대한 조언 제공.

(iii) 과학 및 기술 발전에 대한 평가, 권고 사항의 공식화, 이 선언의 적용 범위 이내의 문제들에 대한 지침 준비에 공헌.

(iv) 생명윤리에 대한 논쟁, 교육, 공공 인식 및 생명윤리에 관여하는 것을 촉진.

제20조 위험 평가 및 관리(Risk Assessment and Management)

의학, 생명과학 및 관련 기술과 연관된 위험에 대해 적절하게 평가하고 적합하게 관리하는 것을 장려해야 한다.

제21조 다국적 실천(Transnational Practices)

a) 다국적 활동에 관련된 국가, 공·사기관, 전문가는 이 선언문의 적용 범위 이내의 활동이 여러 국가에서 전체적으로 혹은 부분적으로 착수되거나, 자금을 제공받거나 혹은 다른 식으로 수행될 때, 그 활동 중의 어떠한 것이라도 이 선언문에 명시된 원칙들에 부합하는 것을 확실하게 하기 위해 노력해야 한다.

b) 하나 혹은 그 이상의 국가(주최국(들))에서 연구가 착수되거나 다른 식으로 수행될 때, 이 연구는 주최국(들)과 기금 소재국에서 적절한 수준의 윤리적 검토의 대상이 되어야 한다. 이 윤리적 검토는 이 선언문에 명시된 원칙들에 부합하는 윤리적·법적 기준에 근거를 두어야 한다.

c) 다국적 보건 연구는 연구 주최국들의 요구에 부응해야 하고, 긴급한 세계적 보건 문제를 해결하는 데 공헌하는 연구의 중요성이 인정되어야 한다.

d) 연구에 대한 협정에 대해 협상할 때, 협력 조건 및 연구 이익에 대한 협정은 각 대상국의 동등한 참여 하에 이루어져야 한다.

e) 생물학적 테러 행위를 퇴치하고 장기, 조직, 표본 및 유전학적 자원 및 유전학에 관련된 재료의 불법 거래를 퇴치하기 위해, 국가들은 국가적·국제적 수준의 적절한 조치를 취해야 한다.

선언 장려(Promotion of the Declaration)

제22조 국가의 역할(Role of States)

a) 이 선언문에 명시된 원칙들을 국제인권법에 따라 실행하기 위해, 국가들은

규제적, 행정적 혹은 여타의 특성을 지닌 모든 적절한 조치를 취해야 한다. 이런 조치들은 교육, 훈련, 공공 정보의 영역에서의 활동에 의해 뒷받침되어야 한다.

b) 국가들은 제19조에 명시된 것처럼 독립적인 다제간, 다원적 윤리위원회의 설립을 장려해야 한다.

제23조 생명윤리 교육, 훈련, 정보(Bioethics Education, Training and Information)

a) 특히 어린 사람들을 위해, 이 선언문에 명시된 원칙들을 장려하고 과학 및 기술 발전의 윤리적 의미에 대한 더 나은 이해를 성취하기 위해, 국가들은 생명윤리에 관한 정보와 지식 보급 프로그램을 장려하고 모든 수준에서의 생명윤리 교육과 훈련을 육성하는 데 노력을 기울여야 한다.

b) 국가들은 이런 노력을 기울일 때 국제적·지역적 정부간 조직들의 참여와 국제적·지역적·국가적 비정부 기구들의 참여를 장려해야 한다.

제24조 국제 협력(International Cooperation)

a) 국가들은 과학 정보의 국제적 보급을 촉진해야 하고 과학 지식 및 기술 지식의 자유로운 유통과 공유를 장려해야 한다.

b) 국제 협력의 틀 안에서, 국가들은 문화적 협력과 과학상의 협력을 장려해야 하고 개발도상국이 과학 지식, 관련 노하우 및 관련 노하우로부터 생기는 이득을 산출하고 공유하는 데 참여할 수 있는 능력을 확립하는 것을 가능케 하는 양자간 다자간 협정을 맺어야 한다.

c) 국가들은 개인, 가족, 집단 및 공동체 간의 연대뿐만 아니라 국가 간의 연대도 존중하고 장려해야 한다. 이때 질병이나 장애 혹은 여타의 개인적 사회적 환경상 조건들로 인해 상처받기 쉬운 이들과 지극히 한정된 자원을 가진 이들은 특별히 고려되어야 한다.

제25조 UNESCO에 의한 사후 실행(follow-up action by UNESCO)

a) UNESCO는 이 선언문에 명시된 원칙들을 장려하고 보급해야 한다. 이를 위해 UNESCO는 정부간 생명윤리위원회(Intergovernmental Bioethics Committee: IGBC)와 국제생명윤리위원회(International Bioethics Committee: IBC)의 도움과 원조를 구해야 한다.

b) UNESCO는 생명윤리 문제를 다루는 것에 그리고 IGBC와 IBC 간의 협력을 증진하는 것에 전념할 것을 재확인해야 한다.

최종 조항(Final Provisions)

제26조 원칙들 간의 상호 관계와 상보성(Interrelation and Complementary of the Principles)

이 선언문은 총괄적으로 이해되어야 하며, 그 원칙들은 상보적이고 상호 관련된 것으로 이해되어야 한다. 개개의 원칙들 모두는 다른 원칙들의 맥락에서 고려되어야 하는데, 이는 상황에 적합하고 관련이 있어야 한다.

제27조 원칙 적용에 대한 제한(Limitations on the Application of the Principles)

이 선언문의 원칙들이 제한되어야 한다면, 공공 안전을 위한 법, 형사상 범죄에 대한 수사, 수색, 기소에 대한 법, 공공 보건 보호에 대한 법 혹은 타인의 인권과 자유의 보호를 위한 법과 같은 법들에 의해서만 제한되어야 한다. 그러한 법들은 어떤 것이라도 국제인권법에 부합해야 한다.

제28조 인권, 기본적 자유, 인간 존엄에 반하는 행위에 대한 거부(Denial of acts contrary to human rights, fundamental freedoms and human dignity)

이 선언문의 어떠한 것도 국가, 집단 혹은 개인이 인권, 기본적 자유, 인간 존엄에 반하는 행위를 하거나 활동에 관여해야 한다는 요구를 암시하는 것으로 해석될 수 없다.

세계의사회 헬싱키 선언: 인간 대상 의학연구 윤리 원칙

World Medical Association Declaration of Helsinki: Ethical Principles for Medical Research Involving Human Subjects

1964년 핀란드 헬싱키에서 개최한 제18차 세계의사회 총회에서 채택
1975년 10월 일본 도쿄에서 개최한 제29차 세계의사회 총회에서 개정
1983년 10월 이탈리아 베네치아에서 개최한 제35차 세계의사회 총회에서 재개정
1989년 9월 홍콩에서 개최한 제41차 세계의사회 총회에서 제3차 개정
1996년 10월 남아프리카공화국 소머셋 웨스트에서 개최한 제48차 세계의사회 총회에서 제4차 개정
2000년 10월 스코틀랜드 에든버러에서 개최한 제52차 세계의사회 총회에서 제5차 개정
2002년 미국 워싱턴에서 개최한 제53차 세계의사회 총회에서 제29조의 상술내용 추가
2004년 일본 도쿄에서 개최한 제55차 세계의사회 총회에서 제30조의 상술내용 추가
2008년 10월 한국 서울에서 개최한 제59차 세계의사회 총회에서 제6차 개정
2013년 10월 브라질 포르탈레자에서 개최한 제64차 세계의사회 총회에서 제7차 개정

서문

1. 세계의사회는 헬싱키 선언을 통하여 개인을 식별할 수 있는 인체유래물이나 정보를 이용하는 연구를 포함한 인간 대상 의학연구의 윤리원칙을 제안하고 발전시켰다.
   이 선언은 전문을 포괄적으로 이해하여야 하며 각 조항은 관련된 다른 조항을 고려하여 적용하여야 한다.
2. 세계의사회에 위임된 권한에 따라 이 선언은 의사에게 우선적으로 적용한다. 세계의사회는 인간 대상 의학연구에 관련된 다른 연구자들도 이 원칙을 준수하도록 권장한다.

일반 원칙

3. 세계의사회 〈제네바선언〉은 "환자의 건강은 의사의 최우선 직무이여야 한다."로 의사의 의무를 촉구하며, 〈의료 윤리에 관한 국제 강령〉은 "의사는 진료에 임할 때 환자의 최선의 이익에 입각하여 진료하여야 한다."고 선언한다.
4. 의사의 의무는 의학연구와 관련된 사람을 포함하여 환자의 건강, 안녕 및 권리를 증진시키고 보호하는 것이다. 의사는 지식과 양심에 따라 이 의무를 다하여야 한다.
5. 의학의 발전은 궁극적으로 인간 대상 의학연구를 포함하는 연구에 기반을 둔다.
6. 인간 대상 의학연구의 근본적인 목적은 질병의 원인, 발생 과정, 경과를 이해하고, 예방법, 진단절차, 치료법을 향상시키는 데 있다. 입증된 최선의 시술일지라도 안전성, 효과, 효능, 접근성, 질에 대한 지속적인 연구로 재평가하여야 한다.
7. 의학연구는 모든 연구 대상자에 대한 존중을 함양하고 보장하며 그들의 건강과 권리를 보호하는 윤리기준을 따라야 한다.
8. 의학연구의 근본적인 목적이 새로운 지식의 창출이지만 이러한 목적이 결코 연구 대상자 개인의 권리와 이익보다 우선할 수는 없다.
9. 의학연구를 수행하는 의사는 연구 대상자의 생명, 건강, 존엄, 완전성, 자기결정권, 사생활 및 개인정보의 비밀을 보호할 의무가 있다. 연구 대상자 보호의 책임은 항상 의사 또는 다른 의료전문가들에게 있으며 비록 그들이 동의를 하였다고 하더라도 결코 그 책임이 연구 대상자에게 있지 않다.
10. 의사는 인간 대상 연구에 있어서 적용 가능한 국제적 규범과 기준뿐 아니라 자국의 윤리적, 법적, 제도적 규범과 기준을 동시에 고려해야 한다. 어떤 국가적 또는 국제적 차원의 윤리적, 법적, 규제 요건도 이 선언에서 제시하는 연구 대상자에 대한 보호조치를 축소하거나 없애서는 안 된다.
11. 의학연구는 환경에 미칠 수 있는 위해를 최소화하는 방법으로 수행하여야 한다.
12. 인간 대상 의학연구는 적절한 윤리적·과학적 교육과 훈련을 받은 자격이 있는 사람이 수행하여야 한다. 환자나 건강한 자원자에 대한 연구는 적절한 자격을 갖추고 숙련된 의사나 관련 의료전문가가 감독하여야 한다.
13. 의학연구에서 그 대표성이 부족할 수 있는 집단에게 연구에 참여할 수 있는 적절한 기회가 제공하여야 한다.
14. 의학연구와 진료를 겸하는 의사는 잠재적 예방, 진단 및 치료의 가치에 의해 연구가 정당화 될 수 있는 범위에서만, 그리고 연구 참여가 연구 대상자가 되는 환자의

건강에 부정적으로 영향을 미치지 않을 것이라는 믿을 만한 충분한 근거를 가지고 있는 경우 자신의 환자를 연구에 참여하게 해야 한다.

15. 연구에 참여한 결과로서 해를 입은 연구 대상자에게 적절한 배상과 치료를 보장해야 한다.

위험, 부담 및 이익

16. 의료행위와 의학연구에서 대부분의 의학적 중재행위는 위험과 부담을 수반한다. 인간 대상 의학연구는 연구목적의 중요성이 연구 대상자의 위험과 부담보다 더 중대할 경우에 한하여 수행할 수 있다.
17. 모든 인간 대상 의학연구의 수행에 앞서, 연구 대상이 되는 개인과 집단에게 예견할 수 있는 위험 및 부담은 이들과 더불어 그 연구로 영향을 받는 다른 개인이나 집단에게 예측되는 이득과 비교하여 신중한 평가를 선행해야 한다. 위험을 최소화할 수 있는 조치를 하여야 한다. 연구자는 위험을 지속적으로 감시하고 평가하여 기록하여야 한다.
18. 위험을 적절하게 평가하였고 충분히 관리할 수 있다는 확신이 없다면, 의사는 인간 대상 연구에 참여해서는 안된다. 위험이 잠재적 이익을 초과하는 것으로 밝혀지거나 확정적 결과에 대한 결정적 증거가 있을 때, 의사는 그 연구를 계속할지, 변경할지 또는 즉각 중단할지를 평가를 해야만 한다.

취약한 집단 및 개인

19. 일부 집단과 개인은 특별히 취약하여 부당한 취급을 받거나 추가적인 해를 입을 가능성이 높을 수 있다. 모든 취약한 집단과 개인은 특성에 맞게 배려된 보호를 받아야 한다.
20. 취약한 집단과 함께하는 의학연구는 오직 이 집단의 건강상의 요구나 우선순위에 부합하는 연구이고, 취약하지 않은 집단에서는 수행할 수 없는 연구일 때 정당화된다. 더불어, 이 집단은 해당 연구결과로 얻은 지식, 의료행위, 또는 시술의 혜택을 받을 수 있어야 한다.

과학적 요건 및 연구계획서

21. 인간 대상 의학연구는 일반적으로 인정되는 과학적 원칙을 따라야 하고, 과학문헌에 대한 면밀한 지식, 그 밖에 관련된 정보 출처, 적절한 실험, 그리고, 필요할 경우, 동물실험에 기초해야 한다. 연구에 이용된 동물의 복지는 존중되어야 한다.

22. 인간을 대상으로 하는 각각의 연구에 대한 설계와 수행은 계획서에 명확하게 기술하고 그 정당성을 확보하여야 한다. 연구계획서는 관련된 윤리적 고려사항을 명시하여야 하며, 본 선언의 원칙이 어떻게 반영되었는지 기술하여야 한다. 연구계획서는 재원, 의뢰자, 소속 기관, 잠재적 이해상충, 연구 대상자 보상 및 이 연구에 참여한 결과로 인해 해를 입었을 경우 연구 대상자에 대한 치료 그리고/또는 배상 규정에 관한 정보를 포함하고 있어야 한다. 임상시험의 경우 임상시험 종료 후 적절한 사후관리에 관한 적절한 계획도 기술하여야 한다.

연구윤리위원회

23. 연구를 시작하기 전에 연구계획서를 관련된 연구윤리위원회에 심의, 조언, 지도, 승인을 위하여 제출하여야 한다. 위원회는 운영에 있어서 투명하여야 하며, 연구자, 의뢰자 그리고 기타 부당한 영향으로부터 독립적이어야 하며, 적법한 절차에 따라 자격을 갖추어야 한다. 위원회는 관련된 국제 규범과 기준뿐 아니라, 연구가 수행되는 국가의 법률과 규정을 고려하여야 한다. 그러나 본 선언에서 제시한 연구 대상자를 위한 어떤 보호기준도 축소하거나 없앨 수 없다. 위원회는 수행 중인 연구를 감시할 권리를 가져야 한다. 연구자는 위원회에 감시 정보, 특히 중대한 유해사례에 대한 정보를 제공해야 한다. 연구계획서는 위원회의 심의와 승인이 없이는 변경 할 수 없다. 연구가 종료된 후 연구자는 연구결과와 결론의 요약이 포함된 최종보고서를 위원회에 제출해야 한다.

사생활과 비밀유지

24. 연구 대상자의 사생활을 보호하고 개인정보의 비밀유지를 위해 모든 주의를 기울여야 한다.

충분한 정보에 의한 동의

25. 의학연구 대상자로서 충분한 정보에 의한 동의를 할 수 있는 사람의 참여는 자발적이어야 한다. 연구자는 가족이나 지역사회의 지도자와 의논할 수는 있지만, 충분한 정보에 의한 동의가 가능한 사람이 자유롭게 동의한 것이 아니라면 연구에 등록하여서는 안 된다.

26. 충분한 정보에 의한 동의를 할 수 있는 사람이 관련된 의학연구에서, 각 잠재적인 연구 대상자에게 각 연구의 목적, 방법, 재원의 출처, 가능한 모든 이해상충, 연구자의 소속기관, 연구에서 예견되는 이익과 잠재적 위험, 연구에 수반되는 불편, 연구 종료 후 지원, 그리고 기타 연구에 관련된 측면들에 대해 충분하게 설명하여야 한다. 잠재적인 연구 대상자에게 어떠한 불이익 없이 연구참여를 거절할 수 있는 권리와, 참여에 대한 동의를 언제든지 철회 수 있는 권리가 있다는 것을 충분히 설명하여야 한다. 또한, 정보의 전달 방법뿐만 아니라 잠재적인 개별 연구 대상자의 특정 정보 요구에도 특별한 주의를 기울여야 한다. 의사 또는 다른 적절한 자격을 갖춘 사람은 잠재적인 연구 대상자가 정보를 이해한 것을 확인한 후에 잠재적인 연구 대상자의 자발적인 충분한 정보에 의한 동의를 구해야 하며, 동의는 가급적이면 서면으로 받는다. 만약 동의를 서면으로 활 수없는 경우라면, 증인의 입회하에 그 사실을 문서로 작성해두어야 한다. 모든 의학연구의 대상자에게는 연구의 일반적 성과와 결과에 대한 설명을 받을 선택권이 주어져야 한다.

27. 의사는 연구 참여에 대해 충분한 정보에 의한 동의를 구할 때, 잠재적인 연구 대상자가 의사에게 의존적 관계에 있는지 또는 강압에 의해 동의하는지 특히 주의하여야 한다. 그런 상황에서라면 그 관계에서 완전히 독립적인 적절한 자격의 사람이 충분한 정보에 의한 동의를 구해야 한다.

28. 충분한 정보에 의한 동의를 할 능력이 없는 잠재적인 연구 대상자인 경우, 의사는 합법적인 대리인에게 충분한 정보에 의한 동의를 구해야 한다. 충분한 정보에 의한 동의를 할 능력이 없는 잠재적인 연구 대상자들이 속한 집단의 건강증진을 목적으로 하고, 동의가 가능한 사람으로 대체해서 수행할 수 없고, 최소 위험과 최소 부담만을 수반하는 연구를 제외하고는 이들은 자신들에게 이익의 가능성이 없는 연구에 포함되어서는 안 된다.

29. 충분한 정보에 의한 동의를 할 능력이 없다고 여겨지는 잠재적인 연구 대상자가 연구 참여에 대한 결정에 찬성할 수 있다면, 의사는 합법적인 대리인의 동의와 함께

본인의 찬성을 구해야 한다. 잠재적인 연구 대상자의 반대의사를 존중하여야한다.

30. 예를 들어 의식이 없는 환자와 같이, 신체적 또는 정신적으로 동의능력이 없는 연구 대상자를 포함하는 연구는 충분한 정보에 의한 동의를 못하게 하는 신체적 또는 정신적 상태가 연구 대상 집단의 필수적인 특성인 경우에만 수행될 수 있다. 그런 경우 의사는 합법적인 대리인으로부터 충분한 정보에 의한 동의를 구해야 한다. 법정대리인과 접촉할 수 없지만 연구를 지체해선 안 된다면, 동의를 할 수 없는 상태에 있는 피험자를 대상으로 하는 구체적인 이유가 연구계획서에 명시되어 있고 연구윤리위원회가 그 연구를 승인한 경우에만 동의 없이도 연구를 수행할 수 있다. 단, 연구에 계속 참여할지에 대한 동의는 대상자나 그의 합법적인 대리인으로부터 가능한 한 빨리 받아야 한다.

31. 의사는 환자에게 진료의 어떤 측면이 연구와 관계되는지 충분히 알려주어야 한다. 환자가 연구 참여를 거부하거나 참여를 철회하여도 환자-의사 관계에 부정적인 영향을 미쳐서는 안 된다.

32. 인체유래물은행이나 유사한 저장소에 보관된 인체유래물이나 정보에 관한 연구처럼 개인을 식별할 수 있는 인체유래물이나 정보를 이용하는 의학연구의 경우, 의사는 그 수집, 보관 및 재사용에 관하여 충분한 정보에 의한 동의를 구해야 한다. 동의를 얻는 것이 불가능하거나 비현실적인 예외적 상황은 있을 수 있다. 그런 경우는 연구윤리위원회의 심의와 승인을 받은 경우에만 수행하여야 한다.

위약의 사용

33. 새로운 시술의 이익, 위험, 부담 및 효과는 입증된 최선의 시술의 이익과 위험, 부담, 효과와 비교하여 검증해야 한다. 다음의 경우는 제외한다. 입증된 시술이 없는 경우, 위약을 사용하거나 시술을 하지 않는 것을 허용할 수 있다; 또는 설득력 있고 과학적으로 타당한 방법론적 이유로 입증된 최선의 시술보다 효과가 낮은 시술을 사용하거나, 위약을 사용하거나 시술을 하지 않는 것이 시술의 효능과 안전성을 결정하는 데 필요하며, 입증된 최선의 시술보다 효과가 낮은 시술을 받거나, 위약을 받거나, 시술을 받지 않는 환자라도 입증된 최선의 시술을 받지 않은 결과로 중대하거나 돌이킬 수 없는 위해를 입을 추가적인 위험이 없는 경우 이러한 선택의 남용을 방지하기 위하여 최대한의 주의를 기울여야 한다.

임상시험 후 지원

34. 의뢰자와 연구자 및 연구시행 국가의 정부는 임상시험에서 이로운 것으로 확인된 시술이 여전히 필요한 참여자들을 위하여 이들이 임상시험 종료 후에도 이용할 수 있는 지원책을 임상시험에 앞서 마련하여야 한다. 이러한 정보는 충분한 정보에 의한 동의 과정에서 참여자에게 공개하여야 한다.

연구등록 및 결과의 출간 및 배포

35. 모든 인간 대상 연구는 최초 연구 대상자를 모집하기 전에 일반대중이 접근할 수 있는 데이터베이스에 등록하여야 한다.
36. 연구자, 저자, 의뢰자, 편집인 및 발행인은 모두 연구결과의 출간 및 배포에 관한 윤리적 책무를 진다. 연구자는 인간 대상 연구의 결과를 일반대중에게 공개할 의무가 있으며, 보고의 완성도와 정확성에 책임을 진다. 모든 당사자들은 윤리적인 보고에 대한 인정된 지침을 준수하여야 한다. 긍정적 결과뿐 아니라 부정적이고 확정되지 않은 결과도 출판하거나 다른 방법으로 대중에게 공개하여야 한다. 출판물에는 재원 출처, 소속기관 및 이해상충에 대해 밝혀야 한다. 이 선언의 원칙을 따르지 않은 연구의 보고서는 출간하도록 허용해서는 안 된다.

임상 실무에서 입증되지 않은 시술

37. 입증된 시술이 없거나 다른 시술이 있지만 효과적이지 않은 환자치료의 경우, 의사의 판단에 의해 그 시술이 환자의 생명을 구하거나 건강을 회복시키거나 또는 고통을 경감할 희망이 있다면, 의사는 전문가의 조언을 구한 후, 환자 또는 합법적인 대리인의 충분한 정보에 의한 동의를 얻어 입증되지 않은 시술방법을 사용할 수 있다. 이 시술은 이후에 그 안전성과 유효성 평가를 위해 고안된 연구의 대상이 되어야 한다. 어떠한 경우라도 항상 새로운 정보는 기록하여야 하고 적절하게 공개하여야 한다.

생명윤리 및 안전에 관한 법률 (약칭: 생명윤리법)

[시행 2021. 12. 30] [법률 제17783호, 2020. 12. 29, 일부개정]

보건복지부(생명윤리정책과–총괄, 기관생명윤리위원회) 044-202-2619

보건복지부(생명윤리정책과–유전자, 배아) 044-202-2614

제1장 총칙

제1조(목적) 이 법은 인간과 인체유래물 등을 연구하거나, 배아나 유전자 등을 취급할 때 인간의 존엄과 가치를 침해하거나 인체에 위해(危害)를 끼치는 것을 방지함으로써 생명윤리 및 안전을 확보하고 국민의 건강과 삶의 질 향상에 이바지함을 목적으로 한다.

제2조(정의) 이 법에서 사용하는 용어의 뜻은 다음과 같다.

1. "인간대상연구"란 사람을 대상으로 물리적으로 개입하거나 의사소통, 대인 접촉 등의 상호작용을 통하여 수행하는 연구 또는 개인을 식별할 수 있는 정보를 이용하는 연구로서 보건복지부령으로 정하는 연구를 말한다.
2. "연구대상자"란 인간대상연구의 대상이 되는 사람을 말한다.
3. "배아"(胚芽)란 인간의 수정란 및 수정된 때부터 발생학적(發生學的)으로 모든 기관(器官)이 형성되기 전까지의 분열된 세포군(細胞群)을 말한다.
4. "잔여배아"란 체외수정(體外受精)으로 생성된 배아 중 임신의 목적으로 이용하고 남은 배아를 말한다.
5. "잔여난자"란 체외수정에 이용하고 남은 인간의 난자를 말한다.
6. "체세포핵이식행위"란 핵이 제거된 인간의 난자에 인간의 체세포 핵을 이식하는 것을 말한다.
7. "단성생식행위"란 인간의 난자가 수정 과정 없이 세포분열하여 발생하도록 하는 것을 말한다.
8. "체세포복제배아"(體細胞複製胚芽)란 체세포핵이식행위에 의하여 생성된 세포군

을 말한다.

9. “단성생식배아”(單性生殖胚芽)란 단성생식행위에 의하여 생성된 세포군을 말한다.

10. “배아줄기세포주”(Embryonic stem cell lines)란 배아, 체세포복제배아, 단성생식배아 등으로부터 유래한 것으로서, 배양 가능한 조건에서 지속적으로 증식(增殖)할 수 있고 다양한 세포로 분화(分化)할 수 있는 세포주(細胞株)를 말한다.

11. “인체유래물”(人體由來物)이란 인체로부터 수집하거나 채취한 조직·세포·혈액·체액 등 인체 구성물 또는 이들로부터 분리된 혈청, 혈장, 염색체, DNA(Deoxyribonucleic acid), RNA(Ribonucleic acid), 단백질 등을 말한다.

12. “인체유래물연구”란 인체유래물을 직접 조사·분석하는 연구를 말한다.

13. “인체유래물은행”이란 인체유래물 또는 유전정보와 그에 관련된 역학정보(疫學情報), 임상정보 등을 수집·보존하여 이를 직접 이용하거나 타인에게 제공하는 기관을 말한다.

14. “유전정보”란 인체유래물을 분석하여 얻은 개인의 유전적 특징에 관한 정보를 말한다.

15. “유전자검사”란 인체유래물로부터 유전정보를 얻는 행위로서 개인의 식별 또는 질병의 예방·진단·치료 등을 위하여 하는 검사를 말한다.

16. “유전자치료”란 질병의 예방 또는 치료를 목적으로 인체 내에서 유전적 변이를 일으키거나, 유전물질 또는 유전물질이 도입된 세포를 인체로 전달하는 일련의 행위를 말한다.

17. “개인식별정보”란 연구대상자와 배아·난자·정자 또는 인체유래물의 기증자(이하 “연구대상자등”이라 한다)의 성명·주민등록번호 등 개인을 식별할 수 있는 정보를 말한다.

18. “개인정보”란 개인식별정보, 유전정보 또는 건강에 관한 정보 등 개인에 관한 정보를 말한다.

19. “익명화”(匿名化)란 개인식별정보를 영구적으로 삭제하거나, 개인식별정보의 전부 또는 일부를 해당 기관의 고유식별기호로 대체하는 것을 말한다.

제3조(기본 원칙) ① 이 법에서 규율하는 행위들은 인간의 존엄과 가치를 침해하는 방식으로 하여서는 아니 되며, 연구대상자등의 인권과 복지는 우선적으로 고려되어야 한다.

② 연구대상자등의 자율성은 존중되어야 하며, 연구대상자등의 자발적인 동의는 충분한 정보에 근거하여야 한다.

③ 연구대상자등의 사생활은 보호되어야 하며, 사생활을 침해할 수 있는 개인정보는 당사자가 동의하거나 법률에 특별한 규정이 있는 경우를 제외하고는 비밀로서 보호되어야 한다.

④ 연구대상자등의 안전은 충분히 고려되어야 하며, 위험은 최소화되어야 한다.

⑤ 취약한 환경에 있는 개인이나 집단은 특별히 보호되어야 한다.

⑥ 생명윤리와 안전을 확보하기 위하여 필요한 국제 협력을 모색하여야 하고, 보편적인 국제기준을 수용하기 위하여 노력하여야 한다.

제4조(적용 범위) ① 생명윤리 및 안전에 관하여는 다른 법률에 특별한 규정이 있는 경우를 제외하고는 이 법에 따른다.

② 생명윤리 및 안전에 관한 내용을 담은 다른 법률을 제정하거나 개정할 경우에는 이 법에 부합하도록 하여야 한다.

제5조(국가와 지방자치단체의 책무) ① 국가와 지방자치단체는 생명윤리 및 안전에 관한 문제에 효율적으로 대처할 수 있도록 필요한 시책을 마련하여야 한다.

② 국가와 지방자치단체는 생명윤리 및 안전 관련 연구와 활동에 대한 행정적·재정적 지원방안을 마련하여야 한다.

③ 국가와 지방자치단체는 각급 교육기관 등에서 생명윤리 및 안전에 대한 교육을 할 수 있도록 하여야 하고, 교육 프로그램을 개발하는 등 교육 여건이 조성되도록 지원하여야 한다.

제6조(생명윤리정책연구센터의 지정) ① 보건복지부장관은 생명윤리정책에 관한 전문적인 조사, 연구 및 교육 등을 실시하기 위하여 해당 업무를 수행할 능력이 있다고 인정하는 기관 · 단체 또는 시설을 생명윤리정책연구센터로 지정할 수 있다.

② 제1항에 따른 생명윤리정책연구센터의 지정 및 운영 등에 필요한 사항은 보건복지부령으로 정한다.

제2장 국가생명윤리심의위원회 및 기관생명윤리위원회 등

제1절 국가생명윤리심의위원회

제7조(국가생명윤리심의위원회의 설치 및 기능) ① 생명윤리 및 안전에 관한 다음 각 호의 사항을 심의하기 위하여 대통령 소속으로 국가생명윤리심의위원회(이하 "국가위원회"라 한다)를 둔다.

1. 국가의 생명윤리 및 안전에 관한 기본 정책의 수립에 관한 사항
2. 제12조 제1항 제3호에 따른 공용기관생명윤리위원회의 업무에 관한 사항
3. 제15조 제2항에 따른 인간대상연구의 심의 면제에 관한 사항
4. 제19조 제3항에 따른 기록 · 보관 및 정보 공개에 관한 사항
5. 제29조 제1항 제3호에 따른 잔여배아를 이용할 수 있는 연구에 관한 사항
6. 제31조 제2항에 따른 연구의 종류 · 대상 및 범위에 관한 사항
7. 제35조 제1항 제3호에 따른 배아줄기세포주를 이용할 수 있는 연구에 관한 사항
8. 제36조 제2항에 따른 인체유래물연구의 심의 면제에 관한 사항
9. 제50조 제1항에 따른 유전자검사의 제한에 관한 사항
10. 그 밖에 생명윤리 및 안전에 관하여 사회적으로 심각한 영향을 미칠 수 있다고 판단하여 국가위원회의 위원장이 회의에 부치는 사항

② 국가위원회의 위원장은 제1항 제1호부터 제9호까지의 규정에 해당하는 사항으로서 재적위원 3분의 1 이상의 위원이 발의한 사항에 관하여는 국가위원회의 회의에 부쳐야 한다.

제8조(국가위원회의 구성) ① 국가위원회는 위원장 1명, 부위원장 1명을 포함한 16명 이상 20명 이하의 위원으로 구성한다.

② 위원장은 위원 중에서 대통령이 임명하거나 위촉하고, 부위원장은 위원 중에서 호선(互選)한다.

③ 국가위원회의 위원은 다음 각 호의 사람이 된다.

1. 교육부장관, 과학기술정보통신부장관, 법무부장관, 산업통상자원부장관, 보건복지부장관, 여성가족부장관
2. 생명과학·의과학(醫科學)·사회과학 등의 연구 분야에 대한 전문지식과 경험이 풍부한 사람 중에서 대통령이 위촉하는 7명 이내의 사람
3. 종교계·윤리학계·법조계·시민단체(「비영리민간단체 지원법」 제2조에 따른 비영리민간단체를 말한다) 또는 여성계를 대표하는 사람 중에서 대통령이 위촉하는 7명 이내의 사람

④ 제3항 제2호 및 제3호에 따른 위원의 임기는 3년으로 하되, 연임할 수 있다. 다만, 위원의 자리가 비게 된 경우에 새로 위촉된 위원의 임기는 전임자 임기의 남은 기간으로 한다.

⑤ 국가위원회에 간사위원 2명을 두되, 간사위원은 과학기술정보통신부장관과 보건복지부장관으로 하며, 수석 간사위원은 보건복지부장관으로 한다.

⑥ 보건복지부장관은 국가위원회의 사무 처리 등 업무를 지원하기 위하여 보건복지부령으로 정하는 바에 따라 생명윤리 및 안전에 관련한 전문기관 중 하나를 지정하여 그 전문기관으로 하여금 사무국의 기능을 수행하게 할 수 있다.

제9조(국가위원회의 운영) ① 국가위원회의 효율적인 운영을 위하여 국가위원회에 분야별 전문위원회를 둘 수 있다.

② 국가위원회의 사무는 수석 간사위원이 처리한다.

③ 국가위원회의 회의 등 활동은 독립적이어야 하고, 공개를 원칙으로 한다.

④ 국가위원회는 필요한 경우에 관련 당사자의 출석, 의견 진술 및 자료 제출 등을 요구할 수 있다. 이 경우 해당 요구를 받은 자는 타당한 사유가 없으면 요구에 따라야 한다.

⑤ 이 법에서 정한 사항 외에 국가위원회 및 전문위원회의 구성 · 운영, 그 밖에 필요한 사항은 대통령령으로 정한다.

제2절 기관생명윤리위원회

제10조(기관생명윤리위원회의 설치 및 기능) ① 생명윤리 및 안전을 확보하기 위하여 다음 각 호의 기관은 기관생명윤리위원회(이하 "기관위원회"라 한다)를 설치하여야 한다.

1. 인간대상연구를 수행하는 자(이하 "인간대상연구자"라 한다)가 소속된 교육·연구 기관 또는 병원 등
2. 인체유래물연구를 수행하는 자(이하 "인체유래물연구자"라 한다)가 소속된 교육·연구 기관 또는 병원 등
3. 제22조 제1항에 따라 지정된 배아생성의료기관
4. 제29조 제2항에 따라 등록한 배아연구기관
5. 제31조 제3항에 따라 등록한 체세포복제배아등의 연구기관
6. 제41조 제1항에 따라 보건복지부장관의 허가를 받은 인체유래물은행
7. 그 밖에 생명윤리 및 안전에 관하여 사회적으로 심각한 영향을 미칠 수 있는 기관으로서 보건복지부령으로 정하는 기관

② 제1항에도 불구하고 보건복지부령으로 정하는 바에 따라 다른 기관의 기관위원회 또는 제12조 제1항에 따른 공용기관생명윤리위원회와 제3항 및 제11조 제4항에서 정한 기관위원회 업무의 수행을 위탁하기로 협약을 맺은 기관은 기관위원회를

설치한 것으로 본다.

③ 기관위원회는 다음 각 호의 업무를 수행한다.

1. 다음 각 목에 해당하는 사항의 심의
   가. 연구계획서의 윤리적·과학적 타당성
   나. 연구대상자등으로부터 적법한 절차에 따라 동의를 받았는지 여부
   다. 연구대상자등의 안전에 관한 사항
   라. 연구대상자등의 개인정보 보호 대책
   마. 그 밖에 기관에서의 생명윤리 및 안전에 관한 사항
2. 해당 기관에서 수행 중인 연구의 진행과정 및 결과에 대한 조사 · 감독
3. 그 밖에 생명윤리 및 안전을 위한 다음 각 목의 활동
   가. 해당 기관의 연구자 및 종사자 교육
   나. 취약한 연구대상자등의 보호 대책 수립
   다. 연구자를 위한 윤리지침 마련

④ 제1항에 따라 기관위원회를 설치한 기관은 보건복지부장관에게 그 기관위원회를 등록하여야 한다.

⑤ 제3항 및 제4항에 따른 기관위원회의 기능 및 등록 등에 필요한 사항은 보건복지부령으로 정한다.

제11조(기관위원회의 구성 및 운영 등) ① 기관위원회는 위원장 1명을 포함하여 5명 이상의 위원으로 구성하되, 하나의 성(性)으로만 구성할 수 없으며, 사회적·윤리적 타당성을 평가할 수 있는 경험과 지식을 갖춘 사람 1명 이상과 그 기관에 종사하지 아니하는 사람 1명 이상이 포함되어야 한다.

② 기관위원회의 위원은 제10조 제1항 각 호의 기관의 장이 위촉하며, 위원장은 위원 중에서 호선한다.

③ 기관위원회의 심의대상인 연구·개발 또는 이용에 관여하는 위원은 해당 연구·개발 또는 이용과 관련된 심의에 참여하여서는 아니 된다.

④ 제10조 제1항 각 호의 기관의 장은 해당 기관에서 수행하는 연구 등에서 생명윤리 또는 안전에 중대한 위해가 발생하거나 발생할 우려가 있는 경우에는 지체 없이 기관위원회를 소집하여 이를 심의하도록 하고, 그 결과를 보건복지부장관에게 보고하여야 한다.

⑤ 제10조 제1항 각 호의 기관의 장은 기관위원회가 독립성을 유지할 수 있도록 하여야 하며, 행정적·재정적 지원을 하여야 한다.

⑥ 제10조 제1항에 따라 둘 이상의 기관위원회를 설치한 기관은 보건복지부령으로 정하는 바에 따라 해당 기관위원회를 통합하여 운영할 수 있다.

⑦ 제1항부터 제6항까지에서 규정한 사항 외에 기관위원회의 구성 및 운영에 필요한 사항은 보건복지부령으로 정한다.

제12조(공용기관생명윤리위원회의 지정 및 기관위원회의 공동 운영) ① 보건복지부장관은 다음 각 호의 업무를 하게 하기 위하여 제10조 제1항에 따라 설치된 기관위원회 중에서 기관 또는 연구자가 공동으로 이용할 수 있는 공용기관생명윤리위원회(이하 "공용위원회"라 한다)를 지정할 수 있다.

1. 제10조 제2항에 따라 공용위원회와 협약을 맺은 기관이 위탁한 업무
2. 교육·연구 기관 또는 병원 등에 소속되지 아니한 인간대상연구자 또는 인체유래물연구자가 신청한 업무
3. 그 밖에 국가위원회의 심의를 거쳐 보건복지부령으로 정하는 업무

② 둘 이상의 기관이 공동으로 수행하는 연구로서 각각의 기관위원회에서 해당 연구를 심의하는 것이 적절하지 아니하는 경우에 수행 기관은 각각의 소관 기관위원회 중 하나의 기관위원회를 선정하여 해당 연구를 심의하게 할 수 있다.

③ 제1항 및 제2항에 따른 공용위원회의 지정, 기능, 운영 및 기관위원회의 공동 운영 등에 필요한 사항은 보건복지부령으로 정한다.

제13조(기관위원회의 지원 등) ① 보건복지부장관은 기관위원회의 운영을 적절하게 감독·지원하기 위하여 다음 각 호의 업무를 수행한다.

1. 기관위원회의 조사
2. 기관위원회 위원의 교육
3. 그 밖에 기관위원회의 감독 및 지원에 필요한 업무로서 보건복지부령으로 정하는 업무

② 기관위원회의 조사 및 교육 지원 등에 필요한 사항은 보건복지부령으로 정한다.

제14조(기관위원회의 평가 및 인증) ① 보건복지부장관은 기관위원회의 구성 및 운영 실적 등을 정기적으로 평가하여 인증할 수 있다.

② 보건복지부장관은 제1항에 따라 인증을 받은 기관위원회의 인증 결과를 인터넷 홈페이지 등에 공표할 수 있다.

③ 중앙행정기관의 장은 제1항에 따른 인증 결과에 따라 그 기관에 예산 지원 및 국가 연구비 지원 제한 등의 조치를 할 수 있다.

④ 보건복지부장관은 제1항에 따라 인증을 받은 기관위원회가 다음 각 호의 어느 하

나에 해당하면 그 인증을 취소할 수 있다. 다만, 제1호에 해당하는 경우에는 그 인증을 취소하여야 한다.

1. 거짓이나 부정한 방법으로 인증을 받은 경우
2. 기관위원회의 구성 및 운영에 중요한 변동사항이 발생하여 제5항에 따른 인증기준에 맞지 아니하는 경우

⑤ 제1항에 따른 인증의 기준 및 유효기간 등에 관하여 필요한 사항은 대통령령으로 정한다.

제3장 인간대상연구 및 연구 대상자 보호

제15조(인간대상연구의 심의) ① 인간대상연구를 하려는 자는 인간대상연구를 하기 전에 연구계획서를 작성하여 기관위원회의 심의를 받아야 한다.

② 제1항에도 불구하고 연구대상자 및 공공에 미치는 위험이 미미한 경우로서 국가위원회의 심의를 거쳐 보건복지부령으로 정한 기준에 맞는 연구는 기관위원회의 심의를 면제할 수 있다.

제16조(인간대상연구의 동의) ① 인간대상연구자는 인간대상연구를 하기 전에 연구대상자로부터 다음 각 호의 사항이 포함된 서면동의(전자문서를 포함한다. 이하 같다)를 받아야 한다.

1. 인간대상연구의 목적
2. 연구대상자의 참여 기간, 절차 및 방법
3. 연구대상자에게 예상되는 위험 및 이득
4. 개인정보 보호에 관한 사항
5. 연구 참여에 따른 손실에 대한 보상
6. 개인정보 제공에 관한 사항
7. 동의의 철회에 관한 사항
8. 그 밖에 기관위원회가 필요하다고 인정하는 사항

② 제1항에도 불구하고 동의 능력이 없거나 불완전한 사람으로서 보건복지부령으로 정하는 연구대상자가 참여하는 연구의 경우에는 다음 각 호에서 정한 대리인의 서면동의를 받아야 한다. 이 경우 대리인의 동의는 연구대상자의 의사에 어긋나서는 아니 된다.

1. 법정대리인

2. 법정대리인이 없는 경우 배우자, 직계존속, 직계비속의 순으로 하되, 직계존속 또는 직계비속이 여러 사람일 경우 협의하여 정하고, 협의가 되지 아니하면 연장자가 대리인이 된다.

③ 제1항에도 불구하고 다음 각 호의 요건을 모두 갖춘 경우에는 기관위원회의 승인을 받아 연구대상자의 서면동의를 면제할 수 있다. 이 경우 제2항에 따른 대리인의 서면동의는 면제하지 아니한다.

1. 연구대상자의 동의를 받는 것이 연구 진행과정에서 현실적으로 불가능하거나 연구의 타당성에 심각한 영향을 미친다고 판단되는 경우
2. 연구대상자의 동의 거부를 추정할 만한 사유가 없고, 동의를 면제하여도 연구대상자에게 미치는 위험이 극히 낮은 경우

④ 인간대상연구자는 제1항 및 제2항에 따른 서면동의를 받기 전에 동의권자에게 제1항 각 호의 사항에 대하여 충분히 설명하여야 한다.

제17조(연구 대상자에 대한 안전대책) ① 인간대상연구자는 사전에 연구 및 연구환경이 연구대상자에게 미칠 신체적·정신적 영향을 평가하고 안전대책을 마련하여야 하며, 수행 중인 연구가 개인 및 사회에 중대한 해악(害惡)을 초래할 가능성이 있을 때에는 이를 즉시 소속 기관의 장에게 보고하고 적절한 조치를 하여야 한다.

② 인간대상연구자는 질병의 진단이나 치료, 예방과 관련된 연구에서 연구대상자에게 의학적으로 필요한 치료를 지연하거나 진단 및 예방의 기회를 박탈하여서는 아니 된다.

제18조(개인정보의 제공) ① 인간대상연구자는 제16조 제1항에 따라 연구대상자로부터 개인정보를 제공하는 것에 대하여 서면동의를 받은 경우에는 기관위원회의 심의를 거쳐 개인정보를 제3자에게 제공할 수 있다.

② 인간대상연구자가 제1항에 따라 개인정보를 제3자에게 제공하는 경우에는 익명화하여야 한다. 다만, 연구대상자가 개인식별정보를 포함하는 것에 동의한 경우에는 그러하지 아니하다.

제19조(기록의 유지와 정보의 공개) ① 인간대상연구자는 인간대상연구와 관련한 사항을 기록·보관하여야 한다.

② 연구대상자는 자신에 관한 정보의 공개를 청구할 수 있으며, 그 청구를 받은 인간대상연구자는 특별한 사유가 없으면 정보를 공개하여야 한다.

③ 제1항 및 제2항에 따른 기록·보관 및 정보 공개에 관한 구체적인 사항은 국가위원회의 심의를 거쳐 보건복지부령으로 정한다.

제4장 배아 등의 생성과 연구

제1절 인간 존엄과 정체성 보호

제20조(인간복제의 금지) ① 누구든지 체세포복제배아 및 단성생식배아(이하 "체세포복제배아등"이라 한다)를 인간 또는 동물의 자궁에 착상시켜서는 아니 되며, 착상된 상태를 유지하거나 출산하여서는 아니 된다.

② 누구든지 제1항에 따른 행위를 유인하거나 알선하여서는 아니 된다.

제21조(이종 간의 착상 등의 금지) ① 누구든지 인간의 배아를 동물의 자궁에 착상시키거나 동물의 배아를 인간의 자궁에 착상시키는 행위를 하여서는 아니 된다.

② 누구든지 다음 각 호의 행위를 하여서는 아니 된다.

1. 인간의 난자를 동물의 정자로 수정시키거나 동물의 난자를 인간의 정자로 수정시키는 행위. 다만, 의학적으로 인간의 정자의 활동성을 시험하기 위한 경우는 제외한다.
2. 핵이 제거된 인간의 난자에 동물의 체세포 핵을 이식하거나 핵이 제거된 동물의 난자에 인간의 체세포 핵을 이식하는 행위
3. 인간의 배아와 동물의 배아를 융합하는 행위
4. 다른 유전정보를 가진 인간의 배아를 융합하는 행위

③ 누구든지 제2항 각 호의 어느 하나에 해당하는 행위로부터 생성된 것을 인간 또는 동물의 자궁에 착상시키는 행위를 하여서는 아니 된다.

제2절 배아생성의료기관

제22조(배아생성의료기관의 지정 등) ① 체외수정을 위하여 난자 또는 정자를 채취·보존하거나 이를 수정시켜 배아를 생성하려는 의료기관은 보건복지부장관으로부터 배아생성의료기관으로 지정받아야 한다.

② 배아생성의료기관으로 지정받으려는 의료기관은 보건복지부령으로 정하는 시설 및 인력 등을 갖추어야 한다.

③ 배아생성의료기관의 지정 기준 및 절차 등에 관하여 필요한 사항은 보건복지부령으로 정한다.

④ 제1항에 따라 지정을 받은 배아생성의료기관(이하 "배아생성의료기관"이라 한

다)이 보건복지부령으로 정하는 중요한 사항을 변경할 경우에는 보건복지부장관에게 그 변경사항을 신고하여야 한다.

⑤ 배아생성의료기관의 장은 휴업하거나 폐업하는 경우에는 보건복지부령으로 정하는 바에 따라 보건복지부장관에게 신고하여야 한다.

⑥ 배아생성의료기관의 장은 휴업하거나 폐업할 때에 보건복지부령으로 정하는 바에 따라 보관 중인 배아, 생식세포 및 관련 서류를 보건복지부 또는 다른 배아생성의료기관으로 이관하여야 한다.

제23조(배아의 생성에 관한 준수사항) ① 누구든지 임신 외의 목적으로 배아를 생성하여서는 아니 된다.

② 누구든지 배아를 생성할 때 다음 각 호의 어느 하나에 해당하는 행위를 하여서는 아니 된다.

1. 특정의 성을 선택할 목적으로 난자와 정자를 선별하여 수정시키는 행위
2. 사망한 사람의 난자 또는 정자로 수정하는 행위
3. 미성년자의 난자 또는 정자로 수정하는 행위. 다만, 혼인한 미성년자가 그 자녀를 얻기 위하여 수정하는 경우는 제외한다.

③ 누구든지 금전, 재산상의 이익 또는 그 밖의 반대급부(反對給付)를 조건으로 배아나 난자 또는 정자를 제공 또는 이용하거나 이를 유인하거나 알선하여서는 아니 된다.

제24조(배아의 생성 등에 관한 동의) ① 배아생성의료기관은 배아를 생성하기 위하여 난자 또는 정자를 채취할 때에는 다음 각 호의 사항에 대하여 난자 기증자, 정자 기증자, 체외수정 시술대상자 및 해당 기증자·시술대상자의 배우자가 있는 경우 그 배우자(이하 "동의권자"라 한다)의 서면동의를 받아야 한다. 다만, 장애인의 경우는 그 특성에 맞게 동의를 구하여야 한다.

1. 배아생성의 목적에 관한 사항
2. 배아·난자·정자의 보존기간 및 그 밖에 보존에 관한 사항
3. 배아·난자·정자의 폐기에 관한 사항
4. 잔여배아 및 잔여난자를 연구 목적으로 이용하는 것에 관한 사항
5. 동의의 변경 및 철회에 관한 사항
6. 동의권자의 권리 및 정보 보호, 그 밖에 보건복지부령으로 정하는 사항

② 배아생성의료기관은 제1항에 따른 서면동의를 받기 전에 동의권자에게 제1항 각 호의 사항에 대하여 충분히 설명하여야 한다.

③ 제1항에 따른 서면동의를 위한 동의서의 서식 및 보관 등에 필요한 사항은 보건복지부령으로 정한다.

제25조(배아의 보존 및 폐기) ① 배아의 보존기간은 5년으로 한다. 다만, 동의권자가 보존기간을 5년 미만으로 정한 경우에는 이를 보존기간으로 한다.

② 제1항에도 불구하고 항암치료 등 보건복지부령으로 정하는 경우에는 동의권자가 보존기간을 5년 이상으로 정할 수 있다.

③ 배아생성의료기관은 제1항 또는 제2항에 따른 보존기간이 끝난 배아 중 제29조에 따른 연구의 목적으로 이용하지 아니할 배아는 폐기하여야 한다.

④ 배아생성의료기관은 배아의 폐기에 관한 사항을 기록·보관하여야 한다.

⑤ 제3항 및 제4항에 따른 배아의 폐기 절차 및 방법, 배아의 폐기에 관한 사항의 기록·보관에 필요한 사항은 보건복지부령으로 정한다.

제26조(잔여배아 및 잔여난자의 제공) ① 배아생성의료기관은 연구에 필요한 잔여배아를 제30조 제1항에 따라 배아연구계획서의 승인을 받은 배아연구기관에 제공하거나 잔여난자를 제31조 제4항에 따라 체세포복제배아등 연구계획서의 승인을 받은 체세포복제배아등의 연구기관에 제공하는 경우에는 무상으로 하여야 한다. 다만, 배아생성의료기관은 잔여배아 및 잔여난자의 보존 및 제공에 든 경비의 경우에는 보건복지부령으로 정하는 바에 따라 제공받는 연구기관에 대하여 경비지급을 요구할 수 있다.

② 제1항에 따른 잔여배아 및 잔여난자의 제공 절차, 경비의 산출, 그 밖에 필요한 사항은 보건복지부령으로 정한다.

③ 배아생성의료기관은 잔여배아 및 잔여난자의 보존 및 제공 등에 관한 사항을 보건복지부령으로 정하는 바에 따라 보건복지부장관에게 보고하여야 한다.

제27조(난자 기증자의 보호 등) ① 배아생성의료기관은 보건복지부령으로 정하는 바에 따라 난자를 채취하기 전에 난자 기증자에 대하여 건강검진을 하여야 한다.

② 배아생성의료기관은 보건복지부령으로 정하는 건강 기준에 미치지 못하는 사람으로부터 난자를 채취하여서는 아니 된다.

③ 배아생성의료기관은 동일한 난자 기증자로부터 대통령령으로 정하는 빈도 이상으로 난자를 채취하여서는 아니 된다.

④ 배아생성의료기관은 난자 기증에 필요한 시술 및 회복에 걸리는 시간에 따른 보상금 및 교통비 등 보건복지부령으로 정하는 항목에 관하여 보건복지부령으로 정하는 금액을 난자 기증자에게 지급할 수 있다.

제28조(배아생성의료기관의 준수사항 등) ① 배아생성의료기관은 다음 각 호의 사항을 준수하여야 한다.

1. 제24조에 따른 동의서에 적힌 내용대로 배아·난자 및 정자를 취급할 것
2. 보건복지부령으로 정하는 바에 따라 잔여배아 및 잔여난자의 보존·취급 및 폐기 등의 관리를 철저히 할 것
3. 그 밖에 생명윤리 및 안전의 확보를 위하여 필요하다고 인정하여 보건복지부령으로 정하는 사항

② 보건복지부장관은 배아의 생성 등에 관한 동의 등을 적절하게 관리하기 위하여 배아생성의료기관에 관한 표준운영지침을 정하고 배아생성의료기관에게 그 준수를 권장하여야 한다.

제3절 잔여배아 연구 등

제29조(잔여배아 연구) ① 제25조에 따른 배아의 보존기간이 지난 잔여배아는 발생학적으로 원시선(原始線)이 나타나기 전까지만 체외에서 다음 각 호의 연구 목적으로 이용할 수 있다.

1. 난임치료법 및 피임기술의 개발을 위한 연구
2. 근이영양증(筋異營養症), 그 밖에 대통령령으로 정하는 희귀·난치병의 치료를 위한 연구
3. 그 밖에 국가위원회의 심의를 거쳐 대통령령으로 정하는 연구

② 제1항에 따라 잔여배아를 연구하려는 자는 보건복지부령으로 정하는 시설·인력 등을 갖추고 보건복지부장관에게 배아연구기관으로 등록하여야 한다.

③ 제2항에 따라 등록한 배아연구기관(이하 "배아연구기관"이라 한다)이 보건복지부령으로 정하는 중요한 사항을 변경하거나 폐업할 경우에는 보건복지부장관에게 신고하여야 한다.

제30조(배아연구계획서의 승인) ① 배아연구기관은 잔여배아의 연구를 하려면 미리 보건복지부장관에게 배아연구계획서를 제출하여 승인을 받아야 한다. 배아연구계획서의 내용 중 대통령령으로 정하는 중요한 사항을 변경하는 경우에도 또한 같다.

② 제1항에 따른 배아연구계획서에는 기관위원회의 심의 결과에 관한 서류가 첨부되어야 한다.

③ 보건복지부장관은 다른 중앙행정기관의 장이 연구비를 지원하는 배아연구기관

으로부터 배아연구계획서를 제출받았을 때에는 승인 여부를 결정하기 전에 그 중앙행정기관의 장과 협의하여야 한다.

④ 배아연구계획서의 승인 기준 및 절차, 제출서류, 그 밖에 필요한 사항은 보건복지부령으로 정한다.

제31조(체세포복제배아등의 연구) ① 누구든지 제29조 제1항 제2호에 따른 희귀·난치병의 치료를 위한 연구 목적 외에는 체세포핵이식행위 또는 단성생식행위를 하여서는 아니 된다.

② 제1항에 따른 연구의 종류·대상 및 범위는 국가위원회의 심의를 거쳐 대통령령으로 정한다.

③ 체세포복제배아등을 생성하거나 연구하려는 자는 보건복지부령으로 정하는 시설 및 인력 등을 갖추고 보건복지부장관에게 등록하여야 한다.

④ 제3항에 따라 등록한 기관(이하 "체세포복제배아등의 연구기관"이라 한다)은 체세포복제배아등을 생성하거나 연구하려면 보건복지부령으로 정하는 바에 따라 미리 보건복지부장관에게 연구계획서(이하 "체세포복제배아등 연구계획서"라 한다)를 제출하여 승인을 받아야 한다.

⑤ 체세포복제배아등 연구계획서의 승인에 관하여는 제30조를 준용한다. 이 경우 "잔여배아"는 "체세포복제배아등"으로, "배아연구계획서"는 "체세포복제배아등 연구계획서"로 각각 본다.

제32조(배아연구기관 등의 준수사항) ① 배아연구기관 및 체세프복제배아등의 연구기관은 해당 기관에서 수행하는 연구로 인하여 생명윤리 또는 안전에 중대한 위해가 발생하거나 발생할 우려가 있는 경우에는 연구 중단 등 적절한 조치를 하여야 한다.

② 배아연구기관 및 체세포복제배아등의 연구기관이 잔여배아 및 잔여난자를 제공받은 후 이를 연구의 목적으로 이용하지 아니하려는 경우에는 제25조 제3항부터 제5항까지의 규정을 준용한다. 이 경우 "배아"는 "잔여배아 및 잔여난자"로 본다.

③ 배아연구기관이 잔여배아를 관리하는 경우 및 체세포복제배아등의 연구기관이 잔여난자, 체세포복제배아등을 관리하는 경우에는 제28조를 준용한다.

제4절 배아줄기세포주

제33조(배아줄기세포주의 등록) ① 배아줄기세포주를 수립하거나 수입한 자는 그 배아줄기세포주를 제34조에 따라 제공하거나 제35조에 따라 이용하기 전에 보건복

지부령으로 정하는 바에 따라 그 배아줄기세포주를 보건복지부장관에게 등록하여야 한다.

② 보건복지부장관은 배아줄기세포주의 등록을 신청한 자가 다른 중앙행정기관의 장으로부터 과학적 검증을 받은 경우에는 제1항에 따른 등록을 하는 데에 그 검증자료를 활용하여야 한다.

③ 보건복지부장관은 제1항에 따라 배아줄기세포주를 등록한 자에게 배아줄기세포주의 검증 등에 든 비용의 전부 또는 일부를 지원할 수 있다.

제34조(배아줄기세포주의 제공) ① 배아줄기세포주를 수립한 자가 그 배아줄기세포주를 타인에게 제공하려면 보건복지부령으로 정하는 바에 따라 기관위원회의 심의를 거쳐야 한다.

② 제1항에 따라 배아줄기세포주를 제공한 자는 보건복지부령으로 정하는 바에 따라 보건복지부장관에게 배아줄기세포주의 제공현황을 보고하여야 한다.

③ 제1항에 따라 배아줄기세포주를 제공하는 경우에는 무상으로 하여야 한다. 다만, 배아줄기세포주를 제공하는 자는 배아줄기세포주의 보존 및 제공에 든 경비의 경우에는 보건복지부령으로 정하는 바에 따라 이를 제공받는 자에 대하여 경비지급을 요구할 수 있다.

④ 제1항부터 제3항까지의 규정에 따른 배아줄기세포주의 제공 및 보고, 경비의 산출 방법 등에 관하여 필요한 사항은 보건복지부령으로 정한다.

제35조(배아줄기세포주의 이용) ① 제33조 제1항에 따라 등록된 배아줄기세포주는 체외에서 다음 각 호의 연구 목적으로만 이용할 수 있다.

1. 질병의 진단·예방 또는 치료를 위한 연구
2. 줄기세포의 특성 및 분화에 관한 기초연구
3. 그 밖에 국가위원회의 심의를 거쳐 대통령령으로 정하는 연구

② 제1항에 따라 배아줄기세포주를 이용하려는 자는 해당 연구계획서에 대하여 보건복지부령으로 정하는 바에 따라 기관위원회의 심의를 거쳐 해당 기관의 장의 승인을 받아야 한다. 승인을 받은 연구계획서의 내용 중 대통령령으로 정하는 중요한 사항을 변경하는 경우에도 또한 같다.

③ 제2항에 따라 승인 또는 변경승인을 받은 자는 보건복지부령으로 정하는 바에 따라 그 사실을 보건복지부장관에게 보고하여야 한다.

④ 제2항에 따라 승인을 받은 자는 배아줄기세포주를 제공한 자에게 제공받은 배아줄기세포주의 이용계획서를 작성하여 제출하여야 한다.

⑤ 제2항에 따라 연구를 승인한 기관의 장은 연구를 하는 자가 연구계획에 적합하게 연구를 하도록 감독하여야 한다.

제5장 인체유래물연구 및 인체유래물은행

제1절 인체유래물연구

제36조(인체유래물연구의 심의) ① 인체유래물연구를 하려는 자는 인체유래물연구를 하기 전에 연구계획서에 대하여 기관위원회의 심의를 받아야 한다.

② 제1항에도 불구하고 인체유래물 기증자 및 공공에 미치는 위험이 미미한 경우로서 국가위원회의 심의를 거쳐 보건복지부령으로 정한 기준에 맞는 연구는 기관위원회의 심의를 면제할 수 있다.

제37조(인체유래물연구의 동의) ① 인체유래물연구자는 인체유래물연구를 하기 전에 인체유래물 기증자로부터 다음 각 호의 사항이 포함된 서면동의를 받아야 한다.

1. 인체유래물연구의 목적
2. 개인정보의 보호 및 처리에 관한 사항
3. 인체유래물의 보존 및 폐기 등에 관한 사항
4. 인체유래물과 그로부터 얻은 유전정보(이하 "인체유래물등"이라 한다)의 제공에 관한 사항
5. 동의의 철회, 동의 철회 시 인체유래물등의 처리, 인체유래물 기증자의 권리, 연구 목적의 변경, 그 밖에 보건복지부령으로 정하는 사항

② 인체유래물 기증자가 동의 능력이 없거나 불완전한 경우의 대리인 동의에 관하여는 제16조 제2항을 준용한다. 이 경우 "연구대상자"는 "인체유래물 기증자"로 본다.

③ 제1항 및 제2항에도 불구하고 인체유래물연구자가 아닌 인체유래물 채취자로부터 인체유래물을 제공받아 연구를 하는 인체유래물연구자의 경우에 그 인체유래물 채취자가 인체유래물 기증자(제2항에 따라 준용되는 제16조 제2항에 따른 대리인을 포함한다. 이하 이 조 및 제38조에서 같다)로부터 제1항 각 호의 사항이 포함된 서면동의를 받았을 때에는 제1항에 따른 서면동의를 받은 것으로 본다.

④ 인체유래물연구의 서면동의 면제에 관하여는 제16조 제3항을 준용한다. 이 경우 "연구대상자"는 "인체유래물 기증자"로 본다.

⑤ 인체유래물연구자는 제1항 및 제2항에 따른 서면동의를 받기 전에 인체유래물 기

증자에게 제1항 각 호의 사항에 대하여 충분히 설명하여야 한다.

⑥ 제1항 및 제2항에 따른 서면동의를 위한 동의서의 서식 등에 관하여 필요한 사항은 보건복지부령으로 정한다.

제38조(인체유래물등의 제공) ① 인체유래물연구자는 제37조 제1항 및 제2항에 따라 인체유래물 기증자로부터 인체유래물등을 제공하는 것에 대하여 서면동의를 받은 경우에는 기관위원회의 심의를 거쳐 인체유래물등을 인체유래물은행이나 다른 연구자에게 제공할 수 있다.

② 인체유래물연구자가 제1항에 따라 인체유래물등을 다른 연구자에게 제공하는 경우에는 익명화하여야 한다. 다만, 인체유래물 기증자가 개인식별정보를 포함하는 것에 동의한 경우에는 그러하지 아니하다.

③ 제1항에 따라 인체유래물등을 제공할 경우 무상으로 하여야 한다. 다만, 인체유래물연구자가 소속된 기관은 인체유래물등의 보존 및 제공에 든 경비의 경우에는 보건복지부령으로 정하는 바에 따라 인체유래물등을 제공받아 연구하는 자에게 경비지급을 요구할 수 있다.

④ 인체유래물연구자는 제1항에 따라 인체유래물등을 제공하거나 제공받았을 때에는 보건복지부령으로 정하는 바에 따라 인체유래물등의 제공에 관한 기록을 작성·보관하여야 한다.

⑤ 인체유래물등의 제공 방법 및 절차, 경비의 산출, 그 밖에 필요한 사항은 보건복지부령으로 정한다.

제39조(인체유래물등의 보존 및 폐기) ① 인체유래물연구자는 동의서에 정한 기간이 지난 인체유래물등을 폐기하여야 한다. 다만, 인체유래물등을 보존하는 중에 인체유래물 기증자가 보존기간의 변경이나 폐기를 요청하는 경우에는 요청에 따라야 한다.

② 인체유래물연구자는 제1항에 따른 인체유래물등의 폐기에 관한 사항을 보건복지부령으로 정하는 바에 따라 기록·보관하여야 한다.

③ 인체유래물연구자가 부득이한 사정으로 인하여 인체유래물등을 보존할 수 없는 경우에는 기관위원회의 심의를 거쳐 인체유래물등을 처리하거나 이관하여야 한다.

④ 인체유래물등의 보존, 폐기, 처리 또는 이관 등에 필요한 사항은 보건복지부령으로 정한다.

제40조(인체유래물연구자의 준수사항) 인체유래물연구자의 인체유래물 기증자에 대한 안전대책 및 기록의 유지와 정보 공개에 관하여는 제17조 및 제19조를 각각 준용한다. 이 경우 "인간대상연구"는 "인체유래물연구"로, "연구대상자"는 "인체유래물 기

증자"로 각각 본다.

제2절 인체유래물은행

제41조(인체유래물은행의 허가 및 신고) ① 인체유래물은행을 개설하려는 자는 대통령령으로 정하는 바에 따라 보건복지부장관의 허가를 받아야 한다. 다만, 국가기관이 직접 인체유래물은행을 개설하고자 하는 경우는 제외한다.

② 제1항에도 불구하고 다른 법령에 따라 중앙행정기관의 장으로부터 연구비 지원의 승인을 받아 인체유래물은행을 개설하려는 경우에는 그 중앙행정기관의 장으로부터 연구비 지원의 승인을 받은 후 보건복지부장관에게 신고하면 제1항에 따른 허가를 받은 것으로 본다. 이 경우 그 중앙행정기관의 장은 미리 보건복지부장관과 협의하여야 한다.

③ 제1항 및 제2항에 따라 개설된 인체유래물은행이 대통령령으로 정하는 중요한 사항을 변경하거나 휴업 또는 폐업하려는 경우에는 보건복지부장관에게 신고하여야 한다.

④ 인체유래물은행의 시설·장비 기준 및 허가·신고 절차, 그 밖에 필요한 사항은 대통령령으로 정한다.

제42조(인체유래물 채취 시의 동의) ① 인체유래물은행은 인체유래물연구에 쓰일 인체유래물을 직접 채취하거나 채취를 의뢰할 때에는 인체유래물을 채취하기 전에 인체유래물 기증자로부터 다음 각 호의 사항이 포함된 서면동의를 받아야 한다.

1. 인체유래물연구의 목적(인체유래물은행이 인체유래물연구를 직접 수행하는 경우만 해당한다)
2. 개인정보의 보호 및 처리에 관한 사항
3. 인체유래물등이 제공되는 연구자 및 기관의 범위에 관한 사항
4. 인체유래물등의 보존, 관리 및 폐기에 관한 사항
5. 동의의 철회, 동의의 철회 시 인체유래물등의 처리, 인체유래물 기증자의 권리나 그 밖에 보건복지부령으로 정하는 사항

② 인체유래물은행은 제1항에 따른 서면동의를 받기 전에 인체유래물 기증자에게 제1항 각 호의 사항에 대하여 충분히 설명하여야 한다.

③ 제1항에 따른 서면동의를 위한 동의서의 서식 등에 관하여 필요한 사항은 보건복지부령으로 정한다.

제42조의2(잔여검체의 제공 등) ① 제42조에도 불구하고 인체유래물은행은 의료기관(「의료법」에 따라 개설된 의료기관을 말한다. 이하 이 조에서 같다)으로부터 그 의료기관에서 치료 및 진단을 목적으로 사용하고 남은 인체유래물(이하 "잔여검체"라 한다)을 연구목적에 한정하여 제2항부터 제6항까지의 방법 및 절차에 따라 제공받을 수 있다. 이 경우 의료기관은 잔여검체를 제공할 목적으로 치료 및 진단에 필요한 정도를 초과하는 인체유래물을 채취하여서는 아니 된다.

② 잔여검체를 인체유래물은행에 제공하려는 의료기관은 제공 대상이 되는 인체유래물을 채취하기 전에 피채취자에게 다음 각 호의 사항을 서면으로 고지하여야 한다. 이 경우 제1호에 대한 사항은 구두로도 설명하여야 한다.

1. 피채취자가 거부의사를 표시하지 않으면 잔여검체가 인체유래물은행에 제공될 수 있다는 사실
2. 제1호에 따른 거부의사 표시 방법 및 절차
3. 잔여검체의 익명화 방법
4. 잔여검체의 보존, 관리, 폐기 및 이용 등에 관한 사항
5. 그 밖에 보건복지부령으로 정하는 사항

③ 제2항에 따른 고지를 받은 피채취자가 잔여검체의 제공을 거부하려는 경우에는 서명 또는 날인된 서면이나 그 밖에 보건복지부령으로 정하는 방법으로 거부의사를 표시하여야 한다. 이 경우 제2항에 따른 서면의 수령 거부는 전단에 따른 거부의사를 표시한 것으로 본다.

④ 의료기관은 제3항에 따라 피채취자가 거부의사를 표시한 잔여검체를 인체유래물은행에 제공하여서는 아니 된다.

⑤ 의료기관은 제1항에 따라 인체유래물은행에 잔여검체를 제공하기 전에 잔여검체 제공 목적 및 대상, 익명화의 방법 등을 정하여 미리 기관위원회의 승인을 받아야 한다.

⑥ 의료기관은 제1항에 따라 잔여검체를 인체유래물은행에 제공하는 경우에는 익명화하여야 한다.

⑦ 제1항에 따라 의료기관이 잔여검체를 제공할 경우 무상으로 하여야 한다. 다만, 의료기관은 잔여검체의 보존 및 제공에 든 경비의 경우에는 보건복지부령으로 정하는 바에 따라 인체유래물은행에 그 경비지급을 요구할 수 있다.

⑧ 의료기관은 잔여검체를 제공하였을 때에는 보건복지부령으로 정하는 바에 따라 잔여검체의 제공에 관한 기록을 작성·보관하여야 한다.

⑨ 인체유래물은행의 잔여검체 제공에 관하여는 제43조를 준용한다. 이 경우 "인체유래물등"은 "잔여검체"로 본다.

⑩ 제2항에 따른 서면고지의 방법 및 절차, 제3항에 따른 거부의사 표시 방법 및 절차, 제5항에 따른 기관위원회의 승인 항목 및 절차 등에 관하여 필요한 사항은 보건복지부령으로 정한다.

제42조의3(잔여검체의 관리) ① 인체유래물은행의 장 또는 그 종사자는 보존 중인 잔여검체를 정당한 이유 없이 사용, 폐기 또는 손상하여서는 아니 된다.

② 인체유래물은행의 잔여검체 보존 및 폐기에 관하여는 제39조를 준용한다. 이 경우 "인체유래물연구자"는 "인체유래물은행"으로, "인체유래물등"은 "잔여검체"로 본다.

③ 인체유래물은행이 제42조의2제1항에 따라 잔여검체를 제공받은 경우에는 익명화하여야 한다.

④ 인체유래물은행의 장은 보건복지부령으로 정하는 바에 따라 잔여검체의 익명화 방안이 포함된 개인정보 보호 지침을 마련하고, 개인정보 관리 및 보안을 담당하는 책임자를 지정하여야 한다.

제43조(인체유래물등의 제공) ① 인체유래물은행의 장은 인체유래물등을 제공받으려는 자로부터 이용계획서를 제출받아 그 내용을 검토하여 제공 여부를 결정하여야 한다.

② 인체유래물은행의 장은 인체유래물등을 타인에게 제공하는 경우에는 익명화하여야 한다. 다만, 인체유래물 기증자가 개인식별정보를 포함하는 것에 동의한 경우에는 그러하지 아니하다.

③ 인체유래물은행의 장은 인체유래물등을 타인에게 제공하는 경우에는 무상으로 하여야 한다. 다만, 인체유래물등의 보존 및 제공에 든 경비를 보건복지부령으로 정하는 바에 따라 인체유래물등을 제공받는 자에게 요구할 수 있다.

④ 기관위원회는 인체유래물등의 제공에 필요한 지침을 마련하고, 지침에 따라 적정하게 제공되고 있는지 정기적으로 심의하여야 한다.

⑤ 인체유래물등 이용계획서의 기재내용·제출절차, 제공에 필요한 지침, 기관위원회의 심의, 그 밖에 인체유래물등의 제공 및 관리에 필요한 사항은 보건복지부령으로 정한다.

제44조(인체유래물은행의 준수사항) ① 인체유래물은행의 장 또는 그 종사자는 보존 중인 인체유래물등을 타당한 사유 없이 사용, 폐기, 손상하여서는 아니 된다.

② 인체유래물은행이 제38조 제1항 및 제53조 제1항에 따라 인체유래물등을 제공받은 경우에는 익명화하여야 한다.

③ 인체유래물은행의 인체유래물등의 보존 및 폐기에 관하여는 제39조를 준용한다.

④ 인체유래물은행의 장은 보건복지부령으로 정하는 바에 따라 인체유래물등의 익명화 방안이 포함된 개인정보 보호 지침을 마련하고, 개인정보 관리 및 보안을 담당하는 책임자를 지정하여야 한다.

제45조(인체유래물은행에 대한 지원) 국가나 지방자치단체는 예산의 범위에서 인체유래물은행의 운영에 필요한 비용을 지원할 수 있다.

제6장 유전자치료 및 검사 등

제46조(유전정보에 의한 차별 금지 등) ① 누구든지 유전정보를 이유로 교육·고용·승진·보험 등 사회활동에서 다른 사람을 차별하여서는 아니 된다.

② 다른 법률에 특별한 규정이 있는 경우를 제외하고는 누구든지 타인에게 유전자검사를 받도록 강요하거나 유전자검사의 결과를 제출하도록 강요하여서는 아니 된다.

③ 의료기관은 「의료법」 제21조 제3항에 따라 환자 외의 자에게 제공하는 의무기록 및 진료기록 등에 유전정보를 포함시켜서는 아니 된다. 다만, 해당 환자와 동일한 질병의 진단 및 치료를 목적으로 다른 의료기관의 요청이 있고 개인정보 보호에 관한 조치를 한 경우에는 그러하지 아니하다.

제47조(유전자치료 및 연구) ① 유전자치료에 관한 연구는 다음 각 호의 어느 하나에 해당하는 경우에만 할 수 있다.

1. 유전질환, 암, 후천성면역결핍증, 그 밖에 생명을 위협하거나 심각한 장애를 불러일으키는 질병의 치료를 위한 연구
2. 현재 이용 가능한 치료법이 없거나 유전자치료의 효과가 다른 치료법과 비교하여 현저히 우수할 것으로 예측되는 치료를 위한 연구

② 제1항에 따라 유전자치료에 관한 연구를 하는 자는 연구계획서를 기관위원회에 제출하여 심의를 받아야 한다. 이 경우 기관위원회는 제출된 연구계획서가 위험성 및 신규성이 높은 연구 등 보건복지부령으로 정하는 연구에 해당하는 때에는 국가위원회에 자문을 하고, 자문 이후 심의 결과를 국가위원회에 보고하여야 한다.

③ 제2항 후단에 따른 보고를 받은 국가위원회는 기관위원회에 해당 연구의 진행과

정 및 결과에 대한 자료의 제출을 요청할 수 있다.

④ 제2항 및 제3항에 따른 기관위원회의 심의 기준과 절차, 국가위원회에 대한 자문 요청 절차 등에 관하여 필요한 사항은 보건복지부령으로 정한다.

⑤ 유전자치료는 배아, 난자, 정자 및 태아에 대하여 시행하여서는 아니 된다.

제48조(유전자치료기관) ① 유전자치료를 하고자 하는 의료기관은 보건복지부장관에게 신고하여야 한다. 대통령령으로 정하는 중요한 사항을 변경하는 경우에도 또한 같다.

② 보건복지부장관은 제1항에 따른 신고 또는 변경신고를 받은 경우 그 내용을 검토하여 이 법에 적합하면 신고를 수리하여야 한다.

③ 제1항에 따라 보건복지부장관에게 신고한 의료기관(이하 "유전자치료기관"이라 한다)은 유전자치료를 하고자 하는 환자에 대하여 다음 각 호의 사항에 관하여 미리 설명한 후 서면동의를 받아야 한다.

1. 치료의 목적
2. 예측되는 치료 결과 및 그 부작용
3. 그 밖에 보건복지부령으로 정하는 사항

④ 유전자치료기관의 신고 요건 및 절차, 동의서의 서식, 그 밖에 필요한 사항은 보건복지부령으로 정한다.

제49조(유전자검사기관) ① 유전자검사를 하려는 자는 유전자검사목적에 따라 보건복지부령으로 정하는 시설 및 인력 등을 갖추고 보건복지부장관에게 신고하여야 한다. 다만, 국가기관이 유전자검사를 하는 경우에는 그러하지 아니하다.

② 제1항에 따라 신고한 사항 중 대통령령으로 정하는 중요한 사항을 변경하는 경우에도 신고하여야 한다.

③ 보건복지부장관은 제1항 및 제2항에 따른 신고를 받은 경우 그 내용을 검토하여 이 법에 적합하면 신고를 수리하여야 한다.

④ 제1항에 따라 신고한 유전자검사기관(이하 "유전자검사기관"이라 한다)은 유전자검사의 업무를 휴업하거나 폐업하려는 경우에는 보건복지부령으로 정하는 바에 따라 보건복지부장관에게 신고하여야 한다.

⑤ 보건복지부장관은 유전자검사기관이 「부가가치세법」 제8조에 따라 관할 세무서장에게 폐업신고를 하거나 관할 세무서장이 사업자등록을 말소한 경우에는 신고 사항을 직권으로 말소할 수 있다.

⑥ 보건복지부장관은 제5항의 직권말소를 위하여 필요한 경우 관할 세무서장에게

유전자검사기관의 폐업여부에 대한 정보 제공을 요청할 수 있다. 이 경우 요청을 받은 관할 세무서장은 「전자정부법」 제36조 제1항에 따라 유전자검사기관의 폐업여부에 대한 정보를 제공하여야 한다.

제49조의2(유전자검사기관의 평가 및 인증) ① 유전자검사기관의 장은 보건복지부령으로 정하는 바에 따라 숙련도 평가를 받아야 하며, 보건복지부장관은 그 결과를 공개할 수 있다.

② 제50조 제3항 제2호에 따른 검사(이하 "소비자 대상 직접 시행 유전자검사"라 한다)를 하려는 유전자검사기관의 장은 보건복지부령으로 정하는 시설 및 인력 등을 갖추고 보건복지부장관으로부터 검사항목별 숙련도, 검사결과의 분석·해석·전달, 검사대상자와 개인정보의 보호방안 등 해당 기관의 검사역량에 대하여 인증을 받아야 한다. 이 경우 인증받은 기관은 인증 유효기간 동안 제1항에 따른 숙련도 평가를 받지 아니할 수 있다.

③ 제2항에 따른 인증의 유효기간은 인증을 받은 날부터 3년으로 하며, 인증의 유효기간이 끝난 후에도 계속하여 그 인증을 유지하려는 경우에는 재인증을 받아야 한다.

④ 보건복지부장관은 제2항에 따라 인증을 받은 유전자검사기관이 다음 각 호의 어느 하나에 해당하는 경우에는 그 인증을 취소할 수 있다. 다만, 제1호에 해당하는 경우에는 그 인증을 취소하여야 한다.

1. 거짓이나 부정한 방법으로 인증을 받은 경우
2. 유전자검사기관의 검사역량에 시설·인력·장비 등 중요한 변동사항이 발생하여 제2항에 따른 인증기준에 맞지 아니하게 된 경우
3. 인증받은 항목 외에 소비자 대상 직접 시행 유전자검사를 수행한 경우
4. 검사대상자의 개인정보를 유출하거나 검사의 효용성을 왜곡하는 등 검사대상자를 현저하게 오도(誤導)하는 방식으로 소비자 대상 직접 시행 유전자검사를 수행한 경우
5. 그 밖에 보건복지부령으로 정하는 기준을 위반하여 소비자 대상 직접 시행 유전자검사를 수행한 경우

⑤ 제1항부터 제4항까지의 규정에 따른 평가, 인증, 재인증, 인증 취소의 기준과 절차 등에 관하여 필요한 사항은 보건복지부령으로 정한다.

제49조의3(유전자검사교육) ① 유전자검사기관의 종사자는 유전자검사 및 그 정보의 안전한 관리 등을 위하여 필요한 교육(이하 "유전자검사교육"이라 한다)을 받아야

한다.

② 보건복지부장관은 유전자검사교육을 효율적으로 실시하기 위하여 유전자검사교육기관을 지정할 수 있다. 이 경우 예산의 범위에서 유전자검사교육에 소요되는 비용을 지원할 수 있다.

③ 제2항에 따른 지정을 받은 유전자검사교육기관은 보건복지부장관의 승인을 받아 유전자검사교육에 필요한 비용을 교육대상자로부터 징수할 수 있다.

④ 유전자검사교육의 내용·방법, 제2항에 따른 유전자검사교육기관의 지정 등에 필요한 사항은 보건복지부령으로 정한다.

제50조(유전자검사의 제한 등) ① 누구든지 과학적 증명이 불확실하여 검사대상자를 오도할 우려가 있는 신체 외관이나 성격에 관한 유전자검사 또는 그 밖에 국가위원회의 심의를 거쳐 대통령령으로 정하는 유전자검사를 하여서는 아니 된다.

② 유전자검사기관은 근이영양증이나 그 밖에 대통령령으로 정하는 유전질환을 진단하기 위한 목적으로만 배아 또는 태아를 대상으로 유전자검사를 할 수 있다.

③ 의료기관이 아닌 유전자검사기관에서는 다음 각 호를 제외한 경우에는 질병의 예방, 진단 및 치료와 관련한 유전자검사를 할 수 없다.

1. 의료기관의 의뢰를 받은 경우
2. 질병의 예방과 관련된 유전자검사로 보건복지부장관이 필요하다고 인정하는 경우

④ 누구든지 유전자검사에 관하여 거짓표시 또는 과대광고를 하여서는 아니 된다. 이 경우 거짓표시 또는 과대광고의 판정 기준 및 절차, 그 밖에 필요한 사항은 보건복지부령으로 정한다.

제51조(유전자검사의 동의) ① 유전자검사기관이 유전자검사에 쓰일 검사대상물을 직접 채취하거나 채취를 의뢰할 때에는 검사대상물을 채취하기 전에 검사대상자로부터 다음 각 호의 사항에 대하여 서면동의를 받아야 한다. 다만, 장애인의 경우는 그 특성에 맞게 동의를 구하여야 한다.

1. 유전자검사의 목적
2. 검사대상물의 관리에 관한 사항
3. 동의의 철회, 검사대상자의 권리 및 정보보호, 그 밖에 보건복지부령으로 정하는 사항

② 유전자검사기관이 검사대상물을 인체유래물연구자나 인체유래물은행에 제공하기 위하여는 검사대상자로부터 다음 각 호의 사항이 포함된 서면동의를 제1항에 따른 동의와 별도로 받아야 한다.

1. 개인정보의 보호 및 처리에 대한 사항
2. 검사대상물의 보존, 관리 및 폐기에 관한 사항
3. 검사대상물의 제공에 관한 사항
4. 동의의 철회, 동의 철회 시 검사대상물의 처리, 검사대상자의 권리, 그 밖에 보건복지부령으로 정하는 사항

③ 유전자검사기관 외의 자가 검사대상물을 채취하여 유전자검사기관에 유전자검사를 의뢰하는 경우에는 제1항에 따라 검사대상자로부터 서면동의를 받아 첨부하여야 하며, 보건복지부령으로 정하는 바에 따라 개인정보를 보호하기 위한 조치를 하여야 한다.

④ 검사대상자가 동의 능력이 없거나 불완전한 경우의 대리인 동의에 관하여는 제16조 제2항을 준용한다. 이 경우 "연구대상자"는 "검사대상자"로, "연구"는 "검사"로 각각 본다.

⑤ 다음 각 호의 어느 하나에 해당하는 경우에는 동의 없이 유전자검사를 할 수 있다.
1. 시체 또는 의식불명인 사람이 누구인지 식별하여야 할 긴급한 필요가 있거나 특별한 사유가 있는 경우
2. 다른 법률에 규정이 있는 경우

⑥ 제1항부터 제4항까지의 규정에 따라 서면동의를 받고자 하는 자는 미리 검사대상자 또는 법정대리인에게 유전자검사의 목적과 방법, 예측되는 유전자검사의 결과와 의미 등에 대하여 충분히 설명하여야 한다.

⑦ 유전자검사의 동의 방식, 동의 면제 사항, 그 밖에 필요한 사항은 보건복지부령으로 정한다.

제52조(기록 보관 및 정보의 공개) ① 유전자검사기관은 다음 각 호의 서류를 보건복지부령으로 정하는 바에 따라 기록·보관하여야 한다.
1. 제51조에 따른 동의서
2. 유전자검사 결과
3. 제53조 제2항에 따른 검사대상물의 제공에 관한 기록

② 유전자검사기관은 검사대상자나 그의 법정대리인이 제1항에 따른 기록의 열람 또는 사본의 발급을 요청하는 경우에는 그 요청에 따라야 한다.

③ 제2항에 따른 기록의 열람 또는 사본의 발급에 관한 신청 절차 및 서식 등에 관하여 필요한 사항은 보건복지부령으로 정한다.

제53조(검사대상물의 제공과 폐기 등) ① 유전자검사기관은 제51조 제2항에 따라 검사

대상자로부터 검사대상물의 제공에 대한 서면동의를 받은 경우에는 인체유래물연구자나 인체유래물은행에 검사대상물을 제공할 수 있다.

② 제1항에 따른 검사대상물의 제공에 관하여는 제38조 제2항부터 제5항까지의 규정을 준용한다. 이 경우 "인체유래물등"은 "검사대상물"로, "인체유래물 기증자"는 "검사대상자"로 각각 본다.

③ 유전자검사기관은 제1항에 따라 검사대상물을 제공하는 경우 외에는 검사대상물을 유전자검사 결과 획득 후 즉시 폐기하여야 한다.

④ 유전자검사기관은 검사대상물의 폐기에 관한 사항을 기록·보관하여야 한다.

⑤ 유전자검사기관은 휴업 또는 폐업이나 그 밖에 부득이한 사정으로 인하여 검사대상물을 보존할 수 없는 경우에는 보건복지부령으로 정하는 바에 따라 검사대상물을 처리하거나 이관하여야 한다.

⑥ 검사대상물의 폐기, 폐기에 관한 기록·보관 및 검사대상물의 처리 또는 이관에 필요한 사항은 보건복지부령으로 정한다.

제7장 감독

제54조(보고와 조사) ① 보건복지부장관은 생명윤리 및 안전의 확보와 관련하여 필요하다고 인정할 때에는 제10조 제1항 각 호의 기관, 유전자치료기관 및 유전자검사기관(이하 "감독대상기관"이라 한다) 및 그 종사자에 대하여 보건복지부령으로 정하는 바에 따라 이 법의 시행에 필요한 보고 또는 자료의 제출을 명할 수 있고, 생명윤리 또는 안전에 중대한 위해가 발생하거나 발생할 우려가 있을 때에는 그 연구 및 연구 성과 이용의 중단을 명하거나 그 밖에 필요한 조치를 할 수 있다.

② 보건복지부장관은 이 법에서 정하고 있는 사항의 이행 또는 위반 여부의 확인을 위하여 필요하다고 인정할 때에는 관계 공무원으로 하여금 감독대상기관 또는 그 사무소 등에 출입하여 그 시설 또는 장비, 관계 장부나 서류, 그 밖의 물건을 검사하게 하거나 관계인에게 질문하게 할 수 있으며, 시험에 필요한 시료(試料)를 최소분량으로 수거하게 할 수 있다. 이 경우 관계 공무원은 그 권한을 표시하는 증표를 지니고 이를 관계인에게 보여주어야 한다.

③ 감독대상기관 또는 그 종사자는 제1항 및 제2항에 따른 명령·검사·질문 등에 대하여 타당한 사유가 없으면 응하여야 한다.

제55조(폐기 및 개선 명령) ① 보건복지부장관은 감독대상기관 또는 그 종사자와 제33

조부터 제35조까지의 규정에 따라 배아줄기세포주를 등록·제공 또는 이용한 자에게 다음 각 호의 대상물을 폐기할 것을 명할 수 있다. 이 경우 폐기의 절차 및 방법에 관하여는 제25조 제5항, 제39조 제4항, 제53조 제6항을 각각 준용한다.

1. 제22조 제1항부터 제3항까지, 제23조, 제24조 제1항, 제25조 제3항(제32조 제2항에서 준용하는 경우를 포함한다), 제26조 제1항, 제27조 제1항부터 제3항까지, 제29조 제1항·제2항, 제30조 제1항부터 제3항까지, 제31조 제1항·제3항·제4항, 제33조 제1항, 제34조 제1항·제3항, 제35조 제2항을 위반하여 채취·생성·보존·연구 또는 제공된 배아·체세포복제배아등·배아줄기세포주 또는 난자
2. 제39조 제1항, 제41조 제1항, 제43조 제2항, 제47조 제1항·제2항 전단·제5항, 제48조 제1항, 제49조 제1항·제2항, 제49조의2제2항 전단, 제50조 제1항부터 제3항까지, 제51조 제1항·제2항·제4항, 제53조 제1항부터 제3항까지의 규정을 위반하여 채취·생성·보존·연구 또는 제공된 검사대상물 및 인체유래물 등

② 보건복지부장관은 감독대상기관의 시설·인력 등이 제22조 제2항, 제29조 제2항, 제31조 제3항, 제41조 제4항, 제49조 제1항 또는 제49조의2제2항 전단에서 정하는 기준 등에 맞지 아니하여 채취·생성·보존·연구·제공 또는 배아의 생성 등을 하는 경우에 생명윤리나 안전에 중대한 위해가 발생하거나 발생할 우려가 있다고 인정할 때에는 감독대상기관에 대하여 그 시설의 개선을 명하거나 그 시설의 전부 또는 일부의 사용을 금지할 것을 명할 수 있다.

제56조(등록 등의 취소와 업무의 정지) ① 보건복지부장관은 감독대상기관이 다음 각 호의 어느 하나에 해당할 때에는 그 지정·등록 또는 허가를 취소하거나 1년 이내의 기간을 정하여 그 업무의 전부 또는 일부의 정지를 명할 수 있다.

1. 제10조 제1항(같은 항 제1호 및 제2호에 해당하는 기관의 경우는 제외한다), 제20조, 제21조, 제22조 제1항부터 제3항까지, 제23조, 제24조 제1항·제2항, 제25조 제3항·제4항(제32조 제2항에서 준용하는 경우를 포함한다), 제26조 제1항·제3항, 제27조 제1항부터 제3항까지, 제28조(제32조 제3항에서 준용하는 경우를 포함한다), 제29조 제2항, 제30조 제1항, 제31조 제1항, 제32조 제1항, 제42조의3제1항, 제43조 제2항, 제44조 제1항, 제47조 제1항·제2항 전단·제5항, 제48조 제1항 후단·제3항, 제49조 제2항, 제49조의2제2항 전단·제3항, 제50조, 제51조 제1항부터 제4항까지, 제52조 제1항·제2항 및 제53조 제2항부터 제5항까지의 규정을 위반하였을 때
2. 제49조의2 제4항에 따라 인증이 취소되었음에도 계속하여 소비자 대상 직접 시행 유전자검사를 수행하는 경우

3. 제54조 제1항 및 제55조에 따른 명령을 이행하지 아니하였을 때

4. 제54조 제2항에 따른 검사·질문·수거에 응하지 아니하였을 때

② 제1항에 따른 행정처분의 세부 기준은 그 위반행위의 유형과 위반 정도 등을 고려하여 보건복지부령으로 정한다.

제56조의2(시설의 폐쇄 등) ① 보건복지부장관은 유전자치료를 하려는 자가 제48조 제1항 전단에 따른 신고를 하지 아니하고 유전자치료를 수행하거나, 유전자검사를 하려는 자가 제49조 제1항 본문에 따른 신고를 하지 아니하고 유전자검사를 수행할 경우 해당 시설의 폐쇄를 명할 수 있다.

② 제1항에 따라 폐쇄명령을 받은 자(시설을 포함한다)는 폐쇄명령을 받은 지 2년이 지나기 전에는 제48조 제1항 전단 또는 제49조 제1항 본문에 따른 신고를 할 수 없다.

제57조(청문) 보건복지부장관은 제49조의2 제4항, 제56조 및 제56조의2에 따라 기관의 지정·등록·허가 또는 인증을 취소하거나 시설을 폐쇄하려는 경우에는 청문을 하여야 한다.

제58조(과징금) ① 보건복지부장관은 감독대상기관이 다음 각 호의 어느 하나에 해당하여 업무정지처분을 하여야 할 경우로서 그 업무정지가 해당 사업의 이용자에게 심한 불편을 주거나 그 밖에 공익을 해칠 우려가 있을 때에는 대통령령으로 정하는 바에 따라 그 업무정지처분을 갈음하여 2억원 이하의 과징금을 부과할 수 있다.

1. 제22조 제1항부터 제3항까지, 제24조 제1항·제2항, 제25조 제3항·제4항(제32조 제2항에서 준용하는 경우를 포함한다), 제27조 제1항부터 제3항까지의 규정, 제47조 제1항·제2항 전단·제5항, 제48조 제1항 후단·제3항, 제49조 제2항 및 제49조의2제2항 전단·제3항을 위반하였을 때
2. 제28조(제32조 제3항에서 준용하는 경우를 포함한다) 및 제32조 제1항에 따른 준수사항을 위반하였을 때
3. 제54조 제1항 및 제55조에 따른 명령을 이행하지 아니하였을 때
4. 제54조 제2항에 따른 검사·질문·수거에 응하지 아니하였을 때

② 제1항에 따라 과징금을 부과하는 위반행위의 종류와 위반 정도 등에 따른 과징금의 금액이나 그 밖에 필요한 사항은 보건복지부령으로 정한다.

③ 보건복지부장관은 제1항에 따른 과징금을 내야 할 자가 납부기한까지 내지 아니하였을 때에는 국세 체납처분의 예에 따라 징수한다.

제59조(수수료) 보건복지부장관은 이 법의 규정에 따라 지정·허가·등록·승인·인증을 받으려 하거나 신고를 하는 자 또는 그 내용을 변경하려는 자로 하여금 보건복지

부령으로 정하는 바에 따라 수수료를 내게 할 수 있다.

제8장 보칙

제60조(국고 보조) 보건복지부장관은 이 법에 따른 생명윤리 및 안전의 확보에 이바지할 수 있는 연구사업 및 교육을 육성·지원하기 위하여 대통령령으로 정하는 바에 따라 해당 단체·기관 또는 종사자에게 필요한 비용의 전부 또는 일부를 지원할 수 있다.

제61조(위임 및 위탁 등) ① 보건복지부장관은 이 법에 따른 권한의 일부를 대통령령으로 정하는 바에 따라 질병관리청장 또는 소속 기관의 장에게 위임할 수 있다.

② 보건복지부장관은 대통령령으로 정하는 바에 따라 다음 각 호의 어느 하나에 해당하는 업무의 일부를 관계 전문기관 또는 단체에 위탁할 수 있다.

1. 제10조 제4항에 따른 기관위원회의 등록에 관한 업무
2. 제13조 제1항 제2호에 따른 기관위원회 위원의 교육에 관한 업무
3. 제14조에 따른 기관위원회의 평가·인증에 관한 업무
4. 제49조의2제1항에 따른 유전자검사의 숙련도 평가에 관한 업무와 같은 조 제2항에 따른 유전자검사기관의 검사역량 인증에 관한 업무

③ 보건복지부장관은 제2항에 따라 관계 전문기관 또는 단체에 업무를 위탁한 경우에는 필요한 예산을 보조할 수 있다.

④ 제2항에 따른 관계 전문기관 또는 단체에 대한 예산 보조, 보조금 환수(還收), 지원 금지 등에 필요한 사항은 대통령령으로 정한다.

제62조(벌칙 적용 시의 공무원 의제) 보건복지부장관이 제61조에 따라 위탁한 업무에 종사하는 기관, 단체의 임직원은 「형법」 제129조부터 제132조까지의 규정을 적용할 때에는 공무원으로 본다.

제63조(비밀 누설 등의 금지) 감독대상기관 또는 그 종사자나 업무에 종사하였던 사람은 직무상 알게 된 개인정보 등의 비밀을 누설하거나 도용하여서는 아니 된다.

제9장 벌칙

제64조(벌칙) ① 제20조 제1항을 위반하여 체세포복제배아등을 자궁에 착상시키거나 착상된 상태를 유지하거나 출산한 사람은 10년 이하의 징역에 처한다.

② 제1항의 경우 미수범도 처벌한다.

제65조(벌칙) ① 제21조 제1항을 위반하여 인간의 배아를 동물의 자궁에 착상시키거나 동물의 배아를 인간의 자궁에 착상시킨 사람 또는 같은 조 제3항을 위반하여 같은 조 제2항 각 호의 어느 하나에 해당하는 행위로부터 생성된 것을 인간 또는 동물의 자궁에 착상시킨 사람은 5년 이하의 징역에 처한다.

② 제1항의 경우 미수범도 처벌한다.

제66조(벌칙) ① 다음 각 호의 어느 하나에 해당하는 사람은 3년 이하의 징역에 처한다.

1. 제20조 제2항을 위반하여 체세포복제배아등을 자궁에 착상시키거나 착상된 상태를 유지 또는 출산하도록 유인하거나 알선한 사람
2. 제21조 제2항 각 호의 어느 하나에 해당하는 행위를 한 사람
3. 제23조 제1항을 위반하여 임신 외의 목적으로 배아를 생성한 사람
4. 제23조 제3항을 위반하여 금전, 재산상의 이익 또는 그 밖의 반대급부를 조건으로 배아나 난자 또는 정자를 제공 또는 이용하거나 이를 유인하거나 알선한 사람
5. 제31조 제1항을 위반하여 희귀·난치병의 치료를 위한 연구 목적 외의 용도로 체세포핵이식행위 또는 단성생식행위를 한 사람
6. 제63조를 위반하여 비밀을 누설하거나 도용한 사람

② 제29조 제1항을 위반하여 잔여배아를 이용한 자는 3년 이하의 징역 또는 5천만원 이하의 벌금에 처한다.

③ 제1항 제1호 및 제2호의 경우 미수범도 처벌한다.

제67조(벌칙) ① 다음 각 호의 어느 하나에 해당하는 자는 2년 이하의 징역 또는 3천만원 이하의 벌금에 처한다.

1. 배아를 생성할 때 제23조 제2항 각 호의 어느 하나에 해당하는 행위를 한 자
2. 제24조 제1항을 위반하여 서면동의 없이 난자 또는 정자를 채취한 자
3. 제27조 제1항을 위반하여 난자 기증자에 대하여 건강검진을 하지 아니한 자 또는 같은 조 제2항이나 제3항을 위반하여 난자를 채취한 자
4. 제46조 제1항부터 제3항까지의 규정을 위반하여 유전정보를 이유로 다른 사람을 차별한 자, 유전자검사를 받도록 강요하거나 유전자검사 결과를 제출하도록 강요한 자 또는 환자 외의 자에게 제공하는 기록 등에 유전정보를 포함시킨 자
5. 제47조 제1항 또는 제5항을 위반하여 유전자치료에 관한 연구를 하거나 유전자치료를 시행한 자
6. 제49조의2 제4항 제1호에 따른 거짓이나 부정한 방법으로 인증을 받은 자

7. 제50조 제1항부터 제3항까지의 규정을 위반하여 유전자검사를 한 자

8. 제55조에 따른 폐기명령 또는 개선명령을 이행하지 아니한 자

9. 제56조의2 제1항에 따른 시설 폐쇄명령을 이행하지 아니한 자

② 제22조 제6항을 위반하여 배아, 생식세포를 이관하지 아니한 자는 2년 이하의 징역 또는 1천만원 이하의 벌금에 처한다.

제68조(벌칙) 다음 각 호의 어느 하나에 해당하는 자는 1년 이하의 징역 또는 2천만원 이하의 벌금에 처한다.

1. 제22조 제1항부터 제3항까지의 규정을 위반하여 배아생성의료기관으로 지정받지 아니하고 인간의 난자 또는 정자를 채취·보존하거나 이를 수정시켜 배아를 생성한 자

2. 제25조 제3항(제32조 제2항에서 준용하는 경우를 포함한다)을 위반하여 배아를 폐기하지 아니한 자

3. 제26조 제1항을 위반하여 유상(有償)으로 잔여배아 및 잔여난자를 제공한 자

4. 제26조 제3항을 위반하여 보건복지부장관에게 보고하지 아니한 자

5. 제29조 제2항을 위반하여 배아연구기관으로 등록하지 아니하고 잔여배아를 연구한 자

6. 제30조 제1항을 위반하여(제31조 제5항에서 준용하는 경우를 포함한다) 배아연구계획서의 승인을 받지 아니하고 배아연구를 한 자

7. 제31조 제3항을 위반하여 보건복지부장관에게 등록하지 아니하고 체세포복제배아등을 생성하거나 연구한 자

8. 제41조 제1항을 위반하여 허가를 받지 아니하고 인체유래물은행을 개설한 자

9. 제42조 제1항을 위반하여 서면동의 없이 인체유래물을 직접 채취하거나 채취를 의뢰한 자

9의2. 제42조의2제2항에 따른 서면고지 없이 잔여검체를 인체유래물은행에 제공한 자

9의3. 제42조의2제4항을 위반하여 거부의사를 표시한 피채취자의 잔여검체를 인체유래물은행에 제공한 자

10. 제48조 제1항을 위반하여 신고하지 아니하고 유전자치료를 한 자

11. 제49조 제1항 본문을 위반하여 신고하지 아니하고 유전자검사를 한 자

12. 제50조 제4항을 위반하여 유전자검사에 관하여 거짓표시 또는 과대광고를 한 자

13. 제51조 제1항·제2항·제4항을 위반하여 유전자검사에 관한 서면동의를 받지 아니하고 검사대상물을 채취한 자 또는 같은 조 제3항을 위반하여 서면동의서를 첨

부하지 아니하거나 개인정보를 보호하기 위한 조치를 하지 아니하고 유전자검사를 의뢰한 자

제69조(양벌규정) ① 법인의 대표자나 법인 또는 개인의 대리인, 사용인, 그 밖의 종업원이 그 법인 또는 개인의 업무에 관하여 제64조부터 제66조까지의 어느 하나에 해당하는 위반행위를 하면 그 행위자를 벌하는 외에 그 법인 또는 개인을 5천만원 이하의 벌금에 처한다. 다만, 법인 또는 개인이 그 위반행위를 방지하기 위하여 해당 업무에 관하여 상당한 주의와 감독을 게을리하지 아니한 경우에는 그러하지 아니하다.

② 법인의 대표자나 법인 또는 개인의 대리인, 사용인, 그 밖의 종업원이 그 법인 또는 개인의 업무에 관하여 제67조 또는 제68조의 위반행위를 하면 그 행위자를 벌하는 외에 그 법인 또는 개인에게도 해당 조문의 벌금형을 과(科)한다. 다만, 법인 또는 개인이 그 위반행위를 방지하기 위하여 해당 업무에 관하여 상당한 주의와 감독을 게을리하지 아니한 경우에는 그러하지 아니하다.

제70조(과태료) ① 다음 각 호의 어느 하나에 해당하는 자에게는 500만원 이하의 과태료를 부과한다.

1. 제10조 제1항을 위반하여 기관위원회를 설치하지 아니한 자
2. 제33조 제1항을 위반하여 등록하지 아니하고 해당 배아줄기세포주를 제공하거나 이용한 자
3. 제35조 제1항을 위반하여 배아줄기세포주를 이용한 자
4. 제38조 제2항을 위반하여 인체유래물등을 익명화하지 아니하고 다른 연구자에게 제공한 자
5. 제39조 제1항 본문 또는 제3항(제42조의3 제2항 및 제44조 제3항에서 준용하는 경우를 포함한다)에 따라 인체유래물을 폐기, 처리하거나 이관하지 아니한 자
6. 제41조 제2항에 따른 신고를 하지 아니한 자

6의2. 제42조의2 제6항을 위반하여 잔여검체를 익명화하지 아니하고 인체유래물은행에 제공한 자

6의3. 제42조의2 제9항을 위반하여 잔여검체를 익명화하지 아니하고 타인에게 제공한 자

6의4. 제42조의3 제4항을 위반하여 잔여검체의 익명화 방안이 포함된 개인정보 보호 지침을 마련하지 아니하거나 개인정보 관리 및 보안을 담당하는 책임자를 두지 아니한 자

7. 제44조 제4항을 위반하여 인체유래물등의 익명화 방안이 포함된 개인정보 보호

지침을 마련하지 아니하거나 개인정보 관리 및 보안을 담당하는 책임자를 두지 아니한 자

8. 삭제
9. 삭제
10. 제49조의2 제1항을 위반하여 숙련도 평가를 받지 아니한 자
11. 제54조 제3항을 위반하여 보건복지부장관의 명령·검사·질문 등에 대하여 타당한 사유 없이 응하지 아니한 감독대상기관 또는 그 종사자

② 다음 각 호의 어느 하나에 해당하는 자에게는 300만원 이하의 과태료를 부과한다.

1. 제22조 제4항 또는 제5항, 제29조 제3항을 위반하여 보건복지부장관에게 신고하지 아니한 자
2. 제22조 제6항을 위반하여 관련 서류를 이관하지 아니한 자

③ 다음 각 호의 어느 하나에 해당하는 자에게는 200만원 이하의 과태료를 부과한다.

1. 제10조 제4항을 위반하여 보건복지부장관에게 등록하지 아니한 자
2. 제11조 제4항을 위반하여 보건복지부장관에게 보고하지 아니한 자
3. 제34조 제3항을 위반하여 유상으로 배아줄기세포주를 제공한 자
4. 제38조 제3항을 위반하여 유상으로 인체유래물등을 제공한 자
5. 제41조 제3항에 따른 신고를 하지 아니한 자

5의2. 제42조의2 제7항을 위반하여 유상으로 잔여검체를 제공한 자

6. 제47조 제2항 전단을 위반하여 기관위원회의 심의를 받지 아니하고 유전자치료에 관한 연구를 한 자
7. 제49조 제2항 또는 제4항에 따른 신고를 하지 아니한 자

④ 제1항부터 제3항까지에 따른 과태료는 대통령령으로 정하는 바에 따라 보건복지부장관이 부과·징수한다.

부칙

제1조(시행일) 이 법은 공포 후 1년이 경과한 날부터 시행한다.

제2조(유전자검사기관 인증에 관한 경과조치) 이 법 시행 당시 소비자 대상 직접 시행 유전자검사를 수행하고 있는 유전자검사기관의 장은 이 법 시행 이후 1년 이내에 제49조의2의 개정규정에 따라 인증을 받아야 한다.

호스피스·완화의료 및 임종과정에 있는 환자의 연명의료결정에 관한 법률

[시행 2020. 4. 7] [법률 제17218호, 2020. 4. 7, 일부개정]

보건복지부(생명윤리정책과-연명의료결정) 044-202-2942

보건복지부(질병정책과-호스피스 완화의료) 044-202-2517

제1장 총칙

제1조(목적) 이 법은 호스피스·완화의료와 임종과정에 있는 환자의 연명의료와 연명의료중단등결정 및 그 이행에 필요한 사항을 규정함으로써 환자의 최선의 이익을 보장하고 자기결정을 존중하여 인간으로서의 존엄과 가치를 보호하는 것을 목적으로 한다.

제2조(정의) 이 법에서 사용하는 용어의 뜻은 다음과 같다.

1. "임종과정"이란 회생의 가능성이 없고, 치료에도 불구하고 회복되지 아니하며, 급속도로 증상이 악화되어 사망에 임박한 상태를 말한다.
2. "임종과정에 있는 환자"란 제16조에 따라 담당의사와 해당 분야의 전문의 1명으로부터 임종과정에 있다는 의학적 판단을 받은 자를 말한다.
3. "말기환자(末期患者)"란 적극적인 치료에도 불구하고 근원적인 회복의 가능성이 없고 점차 증상이 악화되어 보건복지부령으로 정하는 절차와 기준에 따라 담당의사와 해당 분야의 전문의 1명으로부터 수개월 이내에 사망할 것으로 예상되는 진단을 받은 환자를 말한다.
4. "연명의료"란 임종과정에 있는 환자에게 하는 심폐소생술, 혈액 투석, 항암제 투여, 인공호흡기 착용 및 그 밖에 대통령령으로 정하는 의학적 시술로서 치료효과 없이 임종과정의 기간만을 연장하는 것을 말한다.
5. "연명의료중단등결정"이란 임종과정에 있는 환자에 대한 연명의료를 시행하지 아니하거나 중단하기로 하는 결정을 말한다.

6. "호스피스·완화의료"(이하 "호스피스"라 한다)란 다음 각 목의 어느 하나에 해당하는 질환으로 말기환자로 진단을 받은 환자 또는 임종과정에 있는 환자(이하 "호스피스대상환자"라 한다)와 그 가족에게 통증과 증상의 완화 등을 포함한 신체적, 심리사회적, 영적 영역에 대한 종합적인 평가와 치료를 목적으로 하는 의료를 말한다.

가. 암

나. 후천성면역결핍증

다. 만성 폐쇄성 호흡기질환

라. 만성 간경화

마. 그 밖에 보건복지부령으로 정하는 질환

7. "담당의사"란 「의료법」에 따른 의사로서 말기환자 또는 임종과정에 있는 환자(이하 "말기환자등"이라 한다)를 직접 진료하는 의사를 말한다.

8. "연명의료계획서"란 말기환자등의 의사에 따라 담당의사가 환자에 대한 연명의료중단등결정 및 호스피스에 관한 사항을 계획하여 문서(전자문서를 포함한다)로 작성한 것을 말한다.

9. "사전연명의료의향서"란 19세 이상인 사람이 자신의 연명의료중단등결정 및 호스피스에 관한 의사를 직접 문서(전자문서를 포함한다)로 작성한 것을 말한다.

제3조(기본 원칙) ① 호스피스와 연명의료 및 연명의료중단등결정에 관한 모든 행위는 환자의 인간으로서의 존엄과 가치를 침해하여서는 아니 된다.

② 모든 환자는 최선의 치료를 받으며, 자신이 앓고 있는 상병(傷病)의 상태와 예후 및 향후 본인에게 시행될 의료행위에 대하여 분명히 알고 스스로 결정할 권리가 있다.

③ 「의료법」에 따른 의료인(이하 "의료인"이라 한다)은 환자에게 최선의 치료를 제공하고, 호스피스와 연명의료 및 연명의료중단등결정에 관하여 정확하고 자세하게 설명하며, 그에 따른 환자의 결정을 존중하여야 한다.

제4조(다른 법률과의 관계) 이 법은 호스피스와 연명의료, 연명의료중단등결정 및 그 이행에 관하여 다른 법률에 우선하여 적용한다.

제5조(국가 및 지방자치단체의 책무) ① 국가와 지방자치단체는 환자의 인간으로서의 존엄과 가치를 보호하는 사회적·문화적 토대를 구축하기 위하여 노력하여야 한다.

② 국가와 지방자치단체는 환자의 최선의 이익을 보장하기 위하여 호스피스 이용의 기반 조성에 필요한 시책을 우선적으로 마련하여야 한다.

제6조(호스피스의 날 지정) ① 삶과 죽음의 의미와 가치를 널리 알리고 범국민적 공감대를 형성하며 호스피스를 적극적으로 이용하고 연명의료에 관한 환자의 의사를 존중하는 사회 분위기를 조성하기 위하여 매년 10월 둘째 주 토요일을 "호스피스의 날"로 한다.

② 국가와 지방자치단체는 호스피스의 날의 취지에 부합하는 행사와 교육·홍보를 실시하도록 노력하여야 한다.

제7조(종합계획의 시행·수립) ① 보건복지부장관은 호스피스와 연명의료 및 연명의료중단등결정의 제도적 확립을 위하여 관계 중앙행정기관의 장과 협의하고, 제8조에 따른 국가호스피스연명의료위원회의 심의를 거쳐 호스피스와 연명의료 및 연명의료중단등결정에 관한 종합계획(이하 "종합계획"이라 한다)을 5년마다 수립·추진하여야 한다.

② 종합계획에는 다음 각 호의 사항이 포함되어야 한다.

1. 호스피스와 연명의료 및 연명의료중단등결정의 제도적 확립을 위한 추진방향 및 기반조성
2. 호스피스와 연명의료 및 연명의료중단등결정 관련 정보제공 및 교육의 시행·지원
3. 제14조에 따른 의료기관윤리위원회의 설치·운영에 필요한 지원
4. 말기환자등과 그 가족의 삶의 질 향상을 위한 교육프로그램 및 지침의 개발·보급
5. 제25조에 따른 호스피스전문기관의 육성 및 전문 인력의 양성
6. 다양한 호스피스 사업의 개발
7. 호스피스와 연명의료 및 연명의료중단등결정에 관한 조사·연구에 관한 사항
8. 그 밖에 호스피스와 연명의료 및 연명의료중단등결정의 제도적 확립을 위하여 필요한 사항

③ 보건복지부장관은 종합계획을 수립할 때 생명윤리 및 안전에 관하여 사회적으로 심각한 영향을 미칠 수 있는 사항에 대하여는 미리 「생명윤리 및 안전에 관한 법률」 제7조에 따른 국가생명윤리심의위원회와 협의하여야 한다.

④ 보건복지부장관은 종합계획에 따라 매년 시행계획을 수립·시행하고 그 추진실적을 평가하여야 한다.

⑤ 보건복지부장관은 종합계획을 수립하거나 주요 사항을 변경한 경우 지체 없이 국회에 보고하여야 한다.

제8조(국가호스피스연명의료위원회) ① 보건복지부는 종합계획 및 시행계획을 심의하

기 위하여 보건복지부장관 소속으로 국가호스피스연명의료위원회(이하 "위원회"라 한다)를 둔다.

② 위원회는 위원장을 포함한 15인 이내의 위원으로 구성한다.

③ 위원장은 보건복지부차관이 된다.

④ 위원은 말기환자 진료, 호스피스 및 임종과정에 관한 학식과 경험이 풍부한 다양한 분야의 전문가들 중에서 보건복지부장관이 임명 또는 위촉한다.

⑤ 그 밖에 위원회의 조직 및 운영에 필요한 사항은 대통령령으로 정한다.

제2장 연명의료중단등결정의 관리체계

제9조(국립연명의료관리기관) ① 보건복지부장관은 연명의료, 연명의료중단등결정 및 그 이행에 관한 사항을 적정하게 관리하기 위하여 국립연명의료관리기관(이하 "관리기관"이라 한다)을 둔다.

② 관리기관의 업무는 다음 각 호와 같다.

1. 제10조에 따라 등록된 연명의료계획서 및 제12조에 따라 등록된 사전연명의료의향서에 대한 데이터베이스의 구축 및 관리
2. 제11조에 따른 사전연명의료의향서 등록기관에 대한 관리 및 지도·감독
3. 제17조 제2항에 따른 연명의료계획서 및 사전연명의료의향서 확인 조회 요청에 대한 회답
4. 연명의료, 연명의료중단등결정 및 그 이행의 현황에 대한 조사·연구, 정보수집 및 관련 통계의 산출
5. 그 밖에 연명의료, 연명의료중단등결정 및 그 이행과 관련하여 대통령령으로 정하는 업무

③ 관리기관의 운영 등에 필요한 사항은 대통령령으로 정한다.

제10조(연명의료계획서의 작성·등록 등) ① 담당의사는 말기환자등에게 연명의료중단등결정, 연명의료계획서 및 호스피스에 관한 정보를 제공할 수 있다.

② 말기환자등은 의료기관(「의료법」 제3조에 따른 의료기관 중 의원·한의원·병원·한방병원·요양병원 및 종합병원을 말한다. 이하 같다)에서 담당의사에게 연명의료계획서의 작성을 요청할 수 있다.

③ 제2항에 따른 요청을 받은 담당의사는 해당 환자에게 연명의료계획서를 작성하기 전에 다음 각 호의 사항에 관하여 설명하고, 환자로부터 내용을 이해하였음을 확

인받아야 한다. 이 경우 해당 환자가 미성년자인 때에는 환자 및 그 법정대리인에게 설명하고 확인을 받아야 한다.

1. 환자의 질병 상태와 치료방법에 관한 사항
2. 연명의료의 시행방법 및 연명의료중단등결정에 관한 사항
3. 호스피스의 선택 및 이용에 관한 사항
4. 연명의료계획서의 작성·등록·보관 및 통보에 관한 사항
5. 연명의료계획서의 변경·철회 및 그에 따른 조치에 관한 사항
6. 그 밖에 보건복지부령으로 정하는 사항

④ 연명의료계획서는 다음 각 호의 사항을 포함하여야 한다.

1. 환자의 연명의료중단등결정 및 호스피스의 이용에 관한 사항
2. 제3항 각 호의 설명을 이해하였다는 환자의 서명, 기명날인, 녹취, 그 밖에 이에 준하는 대통령령으로 정하는 방법으로의 확인
3. 담당의사의 서명 날인
4. 작성 연월일
5. 그 밖에 보건복지부령으로 정하는 사항

⑤ 환자는 연명의료계획서의 변경 또는 철회를 언제든지 요청할 수 있다. 이 경우 담당의사는 이를 반영한다.

⑥ 의료기관의 장은 작성된 연명의료계획서를 등록·보관하여야 하며, 연명의료계획서가 등록·변경 또는 철회된 경우 그 결과를 관리기관의 장에게 통보하여야 한다.

⑦ 연명의료계획서의 서식 및 연명의료계획서의 작성·등록·통보 등에 필요한 사항은 보건복지부령으로 정한다.

제11조(사전연명의료의향서 등록기관) ① 보건복지부장관은 대통령령으로 정하는 시설·인력 등 요건을 갖춘 다음 각 호의 기관 중에서 사전연명의료의향서 등록기관(이하 "등록기관"이라 한다)을 지정할 수 있다.

1. 「지역보건법」 제2조에 따른 지역보건의료기관
2. 의료기관
3. 사전연명의료의향서에 관한 사업을 수행하는 비영리법인 또는 비영리단체(「비영리민간단체 지원법」 제4조에 따라 등록된 비영리민간단체를 말한다)
4. 「공공기관의 운영에 관한 법률」 제4조에 따른 공공기관

② 등록기관의 업무는 다음 각 호와 같다.

1. 사전연명의료의향서 등록에 관한 업무

2. 사전연명의료의향서에 관한 설명 및 작성 지원

3. 사전연명의료의향서에 관한 상담, 정보제공 및 홍보

4. 관리기관에 대한 사전연명의료의향서의 등록·변경·철회 등의 결과 통보

5. 그 밖에 사전연명의료의향서에 관하여 보건복지부령으로 정하는 업무

③ 등록기관의 장은 제2항에 따른 업무 수행의 결과를 기록·보관하고, 관리기관의 장에게 보고하여야 한다.

④ 국가와 지방자치단체는 등록기관의 운영 및 업무 수행에 필요한 행정적·재정적 지원을 할 수 있다.

⑤ 등록기관의 장은 등록기관의 업무를 폐업 또는 1개월 이상 휴업하거나 운영을 재개하는 경우 보건복지부장관에게 신고하여야 한다.

⑥ 등록기관의 장은 등록기관의 업무를 폐업 또는 1개월 이상 휴업하는 경우 보건복지부령으로 정하는 바에 따라 관련 기록을 관리기관의 장에게 이관하여야 한다. 다만, 휴업하려는 등록기관의 장이 휴업 예정일 전일까지 관리기관의 장의 허가를 받은 경우에는 관련 기록을 직접 보관할 수 있다.

⑦ 등록기관의 지정 절차, 업무 수행 결과 기록·보관 및 보고, 폐업 등의 신고절차에 관하여 필요한 사항은 보건복지부령으로 정한다.

제12조(사전연명의료의향서의 작성·등록 등) ① 사전연명의료의향서를 작성하고자 하는 사람(이하 "작성자"라 한다)은 이 조에 따라서 직접 작성하여야 한다.

② 등록기관은 작성자에게 그 작성 전에 다음 각 호의 사항을 충분히 설명하고, 작성자로부터 내용을 이해하였음을 확인받아야 한다.

1. 연명의료의 시행방법 및 연명의료중단등결정에 대한 사항
2. 호스피스의 선택 및 이용에 관한 사항
3. 사전연명의료의향서의 효력 및 효력 상실에 관한 사항
4. 사전연명의료의향서의 작성·등록·보관 및 통보에 관한 사항
5. 사전연명의료의향서의 변경·철회 및 그에 따른 조치에 관한 사항
6. 그 밖에 보건복지부령으로 정하는 사항

③ 사전연명의료의향서는 다음 각 호의 사항을 포함하여야 한다.

1. 연명의료중단등결정
2. 호스피스의 이용
3. 작성 연월일
4. 그 밖에 보건복지부령으로 정하는 사항

④ 등록기관의 장은 사전연명의료의향서를 제출받을 때 본인의 작성 여부를 확인한 후 작성된 사전연명의료의향서를 등록·보관하여야 한다.

⑤ 등록기관의 장은 제4항에 따른 등록 결과를 관리기관의 장에게 통보하여야 한다.

⑥ 사전연명의료의향서를 작성한 사람은 언제든지 그 의사를 변경하거나 철회할 수 있다. 이 경우 등록기관의 장은 지체 없이 사전연명의료의향서를 변경하거나 등록을 말소하여야 한다.

⑦ 등록기관의 장은 제6항에 따라 사전연명의료의향서가 변경 또는 철회된 경우 그 결과를 관리기관의 장에게 통보하여야 한다.

⑧ 사전연명의료의향서는 다음 각 호의 어느 하나에 해당하는 경우 그 효력이 없다. 다만, 제4호의 경우에는 그 때부터 효력을 잃는다.

1. 본인이 직접 작성하지 아니한 경우
2. 본인의 자발적 의사에 따라 작성되지 아니한 경우
3. 제2항 각 호의 사항에 관한 설명이 제공되지 아니하거나 작성자의 확인을 받지 아니한 경우
4. 사전연명의료의향서 작성·등록 후에 연명의료계획서가 다시 작성된 경우

⑨ 사전연명의료의향서의 서식 및 사전연명의료의향서의 작성·등록·보관·통보 등에 필요한 사항은 보건복지부령으로 정한다.

제13조(등록기관의 지정 취소) ① 보건복지부장관은 등록기관이 다음 각 호의 어느 하나에 해당하는 경우 그 지정을 취소할 수 있다. 다만, 제1호에 해당하는 경우에는 그 지정을 취소하여야 한다.

1. 거짓이나 그 밖의 부정한 방법으로 지정을 받은 경우
2. 제11조 제1항에 따른 지정기준에 미달하는 경우
3. 제11조 제2항 각 호의 업무를 정당한 사유 없이 이행하지 아니한 경우
4. 정당한 사유 없이 제34조 제3항에 따른 명령·조사에 응하지 아니한 자

② 제1항에 따라 지정이 취소된 등록기관은 지정이 취소된 날부터 2년 이내에 등록기관으로 지정받을 수 없다.

③ 등록기관의 장은 제1항에 따라 지정이 취소된 경우 대통령령으로 정하는 바에 따라 보관하고 있는 기록을 관리기관의 장에게 이관하여야 한다.

제14조(의료기관윤리위원회의 설치 및 운영 등) ① 연명의료중단등결정 및 그 이행에 관한 업무를 수행하려는 의료기관은 보건복지부령으로 정하는 바에 따라 해당 의료기관에 의료기관윤리위원회(이하 "윤리위원회"라 한다)를 설치하고 이를 보건복지

부장관에게 등록하여야 한다.

② 윤리위원회는 다음 각 호의 활동을 수행한다.

1. 연명의료중단등결정 및 그 이행에 관하여 임종과정에 있는 환자와 그 환자가족 또는 의료인이 요청한 사항에 관한 심의
2. 제19조 제3항에 따른 담당의사의 교체에 관한 심의
3. 환자와 환자가족에 대한 연명의료중단등결정 관련 상담
4. 해당 의료기관의 의료인에 대한 의료윤리교육
5. 그 밖에 보건복지부령으로 정하는 사항

③ 윤리위원회의 위원은 위원장 1명을 포함하여 5명 이상으로 구성하되, 해당 의료기관에 종사하는 사람으로만 구성할 수 없으며, 의료인이 아닌 사람으로서 종교계·법조계·윤리학계·시민단체 등의 추천을 받은 사람 2명 이상을 포함하여야 한다.

④ 윤리위원회 위원은 해당 의료기관의 장이 위촉하고, 위원장은 위원 중에서 호선한다.

⑤ 제1항에도 불구하고 보건복지부령으로 정하는 바에 따라 다른 의료기관의 윤리위원회 또는 제6항에 따른 공용윤리위원회와 제2항 각 호의 업무의 수행을 위탁하기로 협약을 맺은 의료기관은 윤리위원회를 설치한 것으로 본다.

⑥ 보건복지부장관은 의료기관이 제2항 각 호의 업무의 수행을 위탁할 수 있도록 공용윤리위원회를 지정할 수 있다.

⑦ 그 밖에 윤리위원회 및 공용윤리위원회의 구성 및 운영 등에 필요한 사항은 보건복지부령으로 정한다.

제3장 연명의료중단등결정의 이행

제15조(연명의료중단등결정 이행의 대상) 담당의사는 임종과정에 있는 환자가 다음 각 호의 어느 하나에 해당하는 경우에만 연명의료중단등결정을 이행할 수 있다.

1. 제17조에 따라 연명의료계획서, 사전연명의료의향서 또는 환자가족의 진술을 통하여 환자의 의사로 보는 의사가 연명의료중단등결정을 원하는 것이고, 임종과정에 있는 환자의 의사에도 반하지 아니하는 경우
2. 제18조에 따라 연명의료중단등결정이 있는 것으로 보는 경우

제16조(환자가 임종과정에 있는지 여부에 대한 판단) ① 담당의사는 환자에 대한 연명

의료중단등결정을 이행하기 전에 해당 환자가 임종과정에 있는지 여부를 해당 분야의 전문의 1명과 함께 판단하고 그 결과를 보건복지부령으로 정하는 바에 따라 기록(전자문서로 된 기록을 포함한다)하여야 한다.

② 제1항에도 불구하고 제25조에 따른 호스피스전문기관에서 호스피스를 이용하는 말기환자가 임종과정에 있는지 여부에 대한 판단은 담당의사의 판단으로 갈음할 수 있다.

제17조(환자의 의사 확인) ① 연명의료중단등결정을 원하는 환자의 의사는 다음 각 호의 어느 하나의 방법으로 확인한다.

1. 의료기관에서 작성된 연명의료계획서가 있는 경우 이를 환자의 의사로 본다.
2. 담당의사가 사전연명의료의향서의 내용을 환자에게 확인하는 경우 이를 환자의 의사로 본다. 담당의사 및 해당 분야의 전문의 1명이 다음 각 목을 모두 확인한 경우에도 같다.
   가. 환자가 사전연명의료의향서의 내용을 확인하기에 충분한 의사능력이 없다는 의학적 판단
   나. 사전연명의료의향서가 제2조 제4호의 범위에서 제12조에 따라 작성되었다는 사실
3. 제1호 또는 제2호에 해당하지 아니하고 19세 이상의 환자가 의사를 표현할 수 없는 의학적 상태인 경우 환자의 연명의료중단등결정에 관한 의사로 보기에 충분한 기간 동안 일관하여 표시된 연명의료중단등에 관한 의사에 대하여 환자가족(19세 이상인 자로서 다음 각 목의 어느 하나에 해당하는 사람을 말한다) 2명 이상의 일치하는 진술(환자가족이 1명인 경우에는 그 1명의 진술을 말한다)이 있으면 담당의사와 해당 분야의 전문의 1명의 확인을 거쳐 이를 환자의 의사로 본다. 다만, 그 진술과 배치되는 내용의 다른 환자가족의 진술 또는 보건복지부령으로 정하는 객관적인 증거가 있는 경우에는 그러하지 아니하다.
   가. 배우자
   나. 직계비속
   다. 직계존속
   라. 가목부터 다목까지에 해당하는 사람이 없는 경우 형제자매

② 담당의사는 제1항 제1호 및 제2호에 따른 연명의료계획서 또는 사전연명의료의향서 확인을 위하여 관리기관에 등록 조회를 요청할 수 있다.

③ 제1항 제2호나 제3호에 따라 환자의 의사를 확인한 담당의사 및 해당 분야의 전

문의는 보건복지부령으로 정하는 바에 따라 확인 결과를 기록(전자문서로 된 기록을 포함한다)하여야 한다.

제18조(환자의 의사를 확인할 수 없는 경우의 연명의료중단등결정) ① 제17조에 해당하지 아니하여 환자의 의사를 확인할 수 없고 환자가 의사표현을 할 수 없는 의학적 상태인 경우 다음 각 호의 어느 하나에 해당할 때에는 해당 환자를 위한 연명의료중단등결정이 있는 것으로 본다. 다만, 담당의사 또는 해당 분야 전문의 1명이 환자가 연명의료중단등결정을 원하지 아니하였다는 사실을 확인한 경우는 제외한다.

1. 미성년자인 환자의 법정대리인(친권자에 한정한다)이 연명의료중단등결정의 의사표시를 하고 담당의사와 해당 분야 전문의 1명이 확인한 경우
2. 환자가족 중 다음 각 목에 해당하는 사람(19세 이상인 사람에 한정하며, 행방불명자 등 대통령령으로 정하는 사유에 해당하는 사람은 제외한다) 전원의 합의로 연명의료중단등결정의 의사표시를 하고 담당의사와 해당 분야 전문의 1명이 확인한 경우

가. 배우자

나. 1촌 이내의 직계 존속·비속

다. 가목 및 나목에 해당하는 사람이 없는 경우 2촌 이내의 직계 존속·비속

라. 가목부터 다목까지에 해당하는 사람이 없는 경우 형제자매

② 제1항 제1호·제2호에 따라 연명의료중단등결정을 확인한 담당의사 및 해당 분야의 전문의는 보건복지부령으로 정하는 바에 따라 확인 결과를 기록(전자문서로 된 기록을 포함한다)하여야 한다.

제19조(연명의료중단등결정의 이행 등) ① 담당의사는 제15조 각 호의 어느 하나에 해당하는 환자에 대하여 즉시 연명의료중단등결정을 이행하여야 한다.

② 연명의료중단등결정 이행 시 통증 완화를 위한 의료행위와 영양분 공급, 물 공급, 산소의 단순 공급은 시행하지 아니하거나 중단되어서는 아니 된다.

③ 담당의사가 연명의료중단등결정의 이행을 거부할 때에는 해당 의료기관의 장은 윤리위원회의 심의를 거쳐 담당의사를 교체하여야 한다. 이 경우 의료기관의 장은 연명의료중단등결정의 이행 거부를 이유로 담당의사에게 해고나 그 밖에 불리한 처우를 하여서는 아니 된다.

④ 담당의사는 연명의료중단등결정을 이행하는 경우 그 과정 및 결과를 기록(전자문서로 된 기록을 포함한다)하여야 한다.

⑤ 의료기관의 장은 제1항에 따라 연명의료중단등결정을 이행하는 경우 그 결과를

지체 없이 보건복지부령으로 정하는 바에 따라 관리기관의 장에게 통보하여야 한다.

제20조(기록의 보존) 의료기관의 장은 연명의료중단등결정 및 그 이행에 관한 다음 각 호의 기록을 연명의료중단등결정 이행 후 10년 동안 보존하여야 한다.

1. 제10조에 따라 작성된 연명의료계획서
2. 제16조에 따라 기록된 임종과정에 있는 환자 여부에 대한 담당의사와 해당 분야 전문의 1명의 판단 결과
3. 제17조 제1항 제1호 및 제2호에 따른 연명의료계획서 또는 사전연명의료의향서에 대한 담당의사 및 해당 분야 전문의의 확인 결과
4. 제17조 제1항 제3호에 따른 환자가족의 진술에 대한 자료·문서 및 그에 대한 담당의사와 해당 분야 전문의의 확인 결과
5. 제18조 제1항 제1호·제2호에 따른 의사표시에 대한 자료·문서 및 그에 대한 담당의사와 해당 분야 전문의의 확인 결과
6. 제19조 제4항에 따라 기록된 연명의료중단등결정 이행의 결과
7. 그 밖에 연명의료중단등결정 및 그 이행에 관한 중요한 기록으로서 대통령령으로 정하는 사항

제4장 호스피스·완화의료

제21조(호스피스사업) ① 보건복지부장관은 호스피스를 위하여 다음 각 호의 사업을 실시하여야 한다.

1. 말기환자등의 적정한 통증관리 등 증상 조절을 위한 지침 개발 및 보급
2. 입원형, 자문형, 가정형 호스피스의 설치 및 운영, 그 밖에 다양한 호스피스 유형의 정책개발 및 보급
3. 호스피스의 발전을 위한 연구·개발 사업
4. 제25조에 따른 호스피스전문기관의 육성 및 호스피스 전문 인력의 양성
5. 말기환자등과 그 가족을 위한 호스피스 교육프로그램의 개발 및 보급
6. 호스피스 이용 환자의 경제적 부담능력 등을 고려한 의료비 지원사업
7. 말기환자, 호스피스의 현황과 관리실태에 관한 자료를 지속적이고 체계적으로 수집·분석하여 통계를 산출하기 위한 등록·관리·조사 사업(이하 "등록통계사업"이라 한다)
8. 호스피스에 관한 홍보

9. 그 밖에 보건복지부장관이 필요하다고 인정하는 사업

② 보건복지부장관은 제1항 각 호에 따른 사업을 대통령령으로 정하는 바에 따라 관계 전문기관 및 단체에 위탁할 수 있다.

제22조(자료제공의 협조 등) 보건복지부장관은 제21조 제1항 제7호에 따른 등록통계사업에 필요한 경우 관계 기관 또는 단체에 자료의 제출이나 의견의 진술 등을 요구할 수 있다. 이 경우 자료의 제출 등을 요구받은 자는 정당한 사유가 없으면 이에 따라야 한다.

제23조(중앙호스피스센터의 지정 등) ① 보건복지부장관은 다음 각 호의 업무를 수행하게 하기 위하여 보건복지부령으로 정하는 기준을 충족하는 「의료법」 제3조 제2항 제3호 마목에 따른 종합병원(이하 "종합병원"이라 한다)을 중앙호스피스센터(이하 "중앙센터"라 한다)로 지정할 수 있다. 이 경우 국공립 의료기관을 우선하여 지정한다.

1. 말기환자의 현황 및 진단·치료·관리 등에 관한 연구
2. 호스피스사업에 대한 정보·통계의 수집·분석 및 제공
3. 호스피스사업 계획의 작성
4. 호스피스에 관한 신기술의 개발 및 보급
5. 호스피스대상환자에 대한 호스피스 제공
6. 호스피스사업 결과의 평가 및 활용
7. 그 밖에 말기환자 관리에 필요한 사업으로서 보건복지부령으로 정하는 사업

② 보건복지부장관은 중앙센터가 제1항 각 호의 사업을 하지 아니하거나 잘못 수행한 경우에는 시정을 명할 수 있다.

③ 보건복지부장관은 중앙센터가 다음 각 호의 어느 하나에 해당하는 경우에는 그 지정을 취소할 수 있다.

1. 제1항에 따른 지정 기준에 미달한 경우
2. 제1항 각 호의 사업을 하지 아니하거나 잘못 수행한 경우
3. 제2항에 따른 시정명령을 따르지 아니한 경우

④ 제1항 및 제3항에 따른 중앙센터 지정 및 지정취소의 기준·방법·절차 및 운영에 관하여 필요한 사항은 보건복지부령으로 정한다.

제24조(권역별호스피스센터의 지정 등) ① 보건복지부장관은 다음 각 호의 업무를 수행하게 하기 위하여 보건복지부령으로 정하는 기준을 충족하는 종합병원을 권역별 호스피스센터(이하 "권역별센터"라 한다)로 지정할 수 있다. 이 경우 국공립 의료기

관을 우선하여 지정한다.

1. 말기환자의 현황 및 진단·치료·관리 등에 관한 연구
2. 해당 권역의 호스피스사업의 지원
3. 해당 권역의 호스피스전문기관들에 관한 의료 지원 및 평가
4. 호스피스대상환자의 호스피스 제공
5. 해당 권역의 호스피스사업에 관련된 교육·훈련 및 지원 업무
6. 해당 권역의 호스피스에 관한 홍보
7. 말기환자 등록통계자료의 수집·분석 및 제공
8. 그 밖에 말기환자 관리에 필요한 사업으로서 보건복지부령으로 정하는 사업

② 보건복지부장관은 권역별센터가 제1항 각 호의 사업을 하지 아니하거나 잘못 수행한 경우에는 시정을 명할 수 있다.

③ 보건복지부장관은 권역별센터가 다음 각 호의 어느 하나에 해당하는 경우에는 그 지정을 취소할 수 있다.

1. 제1항에 따른 지정 기준에 미달한 경우
2. 제1항 각 호의 사업을 하지 아니하거나 잘못 수행한 경우
3. 제2항에 따른 시정명령을 따르지 아니한 경우

④ 제1항 및 제3항에 따른 권역별센터 지정 및 지정취소의 기준·방법·절차 및 운영에 관하여 필요한 사항은 보건복지부령으로 정한다.

제25조(호스피스전문기관의 지정 등) ① 보건복지부장관은 호스피스대상환자를 대상으로 호스피스전문기관을 설치·운영하려는 의료기관 중 보건복지부령으로 정하는 시설·인력·장비 등의 기준을 충족하는 의료기관을 입원형, 자문형, 가정형으로 구분하여 호스피스전문기관으로 지정할 수 있다.

② 제1항에 따라 지정을 받으려는 의료기관은 보건복지부령으로 정하는 바에 따라 보건복지부장관에게 신청하여야 한다.

③ 보건복지부장관은 제1항에 따라 지정받은 호스피스전문기관(이하 "호스피스전문기관"이라 한다)에 대하여 제29조에 따른 평가결과를 반영하여 호스피스사업에 드는 비용의 전부 또는 일부를 차등 지원할 수 있다.

④ 제1항 및 제2항에서 규정한 사항 외에 호스피스전문기관의 지정에 필요한 사항은 보건복지부령으로 정한다.

제26조(변경·폐업 등 신고) ① 호스피스전문기관의 장은 보건복지부령으로 정하는 인력·시설·장비 등 중요한 사항을 변경하려는 경우 보건복지부장관에게 그 변경사항

을 신고하여야 한다.

② 호스피스전문기관의 장은 호스피스사업을 폐업 또는 휴업하려는 경우 보건복지부장관에게 미리 신고하여야 한다.

③ 제1항 및 제2항에 따른 신고의 절차 등에 필요한 사항은 보건복지부령으로 정한다.

제27조(의료인의 설명의무) ① 호스피스전문기관의 의료인은 호스피스대상환자나 그 가족 등에게 호스피스의 선택과 이용 절차에 관하여 설명하여야 한다.

② 호스피스전문기관의 의사 또는 한의사는 호스피스를 시행하기 전에 치료 방침을 호스피스대상환자나 그 가족에게 설명하여야 하며, 호스피스대상환자나 그 가족이 질병의 상태에 대하여 알고자 할 때에는 이를 설명하여야 한다.

제28조(호스피스의 신청) ① 호스피스대상환자가 호스피스전문기관에서 호스피스를 이용하려는 경우에는 호스피스 이용동의서(전자문서로 된 동의서를 포함한다)와 의사가 발급하는 호스피스대상환자임을 나타내는 의사소견서(전자문서로 된 소견서를 포함한다)를 첨부하여 호스피스전문기관에 신청하여야 한다.

② 호스피스대상환자가 의사결정능력이 없을 때에는 미리 지정한 지정대리인이 신청할 수 있고 지정대리인이 없을 때에는 제17조 제1항 제3호 각 목의 순서대로 신청할 수 있다.

③ 호스피스대상환자는 언제든지 직접 또는 대리인을 통하여 호스피스의 신청을 철회할 수 있다.

④ 호스피스의 신청 및 철회 등에 필요한 사항은 보건복지부령으로 정한다.

제29조(호스피스전문기관의 평가) ① 보건복지부장관은 호스피스의 질을 향상시키기 위하여 호스피스전문기관에 대하여 다음 각 호의 사항을 평가할 수 있다.

1. 시설·인력 및 장비 등의 질과 수준
2. 호스피스 질 관리 현황
3. 그 밖에 보건복지부령으로 정하는 사항

② 호스피스전문기관의 평가 시기·범위·방법·절차 등에 필요한 사항은 보건복지부령으로 정한다.

③ 보건복지부장관은 제1항에 따른 평가결과를 보건복지부령으로 정하는 바에 따라 공개할 수 있으며, 지원 및 감독에 반영할 수 있다.

④ 보건복지부장관은 제1항에 따른 평가업무를 대통령령으로 정하는 바에 따라 관계 전문기관 또는 단체에 위탁할 수 있다.

제30조(호스피스전문기관의 지정 취소 등) ① 보건복지부장관은 호스피스전문기관이 다음 각 호의 어느 하나에 해당하는 경우 그 지정을 취소하거나, 6개월 이내의 기간을 정하여 호스피스 업무의 정지를 명할 수 있다. 다만, 제1호에 해당하는 경우에는 그 지정을 취소하여야 한다.

1. 거짓이나 그 밖의 부정한 방법으로 지정을 받은 경우
2. 제25조 제1항에 따른 지정 기준에 미달한 경우
3. 정당한 사유 없이 제29조에 따른 평가를 거부한 경우

② 제1항에 따른 호스피스전문기관 지정 취소의 기준·방법·절차 및 운영에 필요한 사항은 보건복지부령으로 정한다.

③ 제1항에 따라 지정이 취소된 호스피스전문기관은 지정이 취소된 날부터 2년 이내에는 호스피스전문기관으로 지정받을 수 없다.

제5장 보칙

제31조(민감정보 및 고유식별정보의 처리) 관리기관, 등록기관, 의료기관, 중앙센터, 권역별센터, 호스피스전문기관, 담당의사 및 해당 분야 전문의는 이 법에서 정한 연명의료의 결정 및 호스피스에 관한 사무를 수행하기 위하여 불가피한 경우 「개인정보 보호법」 제23조에 따른 건강에 관한 정보 및 같은 법 제24조에 따른 고유식별정보가 포함된 자료를 처리할 수 있다.

제32조(정보 유출 금지) 관리기관, 등록기관, 의료기관, 중앙센터, 권역별센터 및 호스피스전문기관에 종사하거나 종사하였던 사람은 연명의료중단등결정 및 그 이행 또는 호스피스 업무상 알게 된 정보를 유출하여서는 아니 된다.

제33조(기록 열람 등) ① 환자가족(이 조에서는 연령을 제한하지 아니한다)은 보건복지부령으로 정하는 바에 따라 관리기관의 장 또는 해당 의료기관의 장에게 환자의 연명의료중단등결정 또는 그 이행에 관한 기록의 열람을 요청할 수 있으며, 이 경우 요청을 받은 자는 정당한 사유가 없으면 사본을 교부하거나 그 내용을 확인할 수 있도록 하여야 한다.

② 제1항에 따른 기록 열람의 범위와 절차 및 열람 거부 등에 관하여 필요한 사항은 보건복지부령으로 정한다.

제34조(보고·조사 등) ① 보건복지부장관 또는 관리기관의 장은 연명의료중단등결정의 이행 또는 호스피스 등과 관련하여 필요하다고 인정하는 경우 등록기관 또는 의

료기관의 장 및 그 종사자에게 그 업무에 관하여 필요한 명령을 하거나, 보고 또는 관련 서류의 제출을 명할 수 있다.

② 보건복지부장관 또는 관리기관의 장은 제1항에 따른 관련 서류 등을 관계 공무원에게 조사하게 할 수 있다. 이 경우 조사를 담당하는 관계 공무원은 그 권한을 표시하는 증표를 지니고 이를 내보여야 한다.

③ 등록기관 또는 의료기관의 장 및 그 종사자는 제1항 및 제2항에 따른 명령·조사에 정당한 사유가 없으면 응하여야 한다.

제35조(청문) 보건복지부장관은 다음 각 호의 어느 하나에 해당하는 처분을 하고자 하는 경우에는 청문을 하여야 한다.

1. 제13조에 따른 등록기관의 지정 취소
2. 제30조에 따른 호스피스전문기관의 지정 취소

제36조(유사명칭의 사용금지) 이 법에 따른 관리기관, 등록기관, 중앙센터, 권역별센터 또는 호스피스전문기관이 아니면 국립연명의료관리기관, 사전연명의료의향서 등록기관, 중앙호스피스센터, 권역별호스피스센터, 호스피스전문기관 또는 이와 유사한 명칭을 사용하지 못한다.

제37조(보험 등의 불이익 금지) 이 법에 따른 연명의료중단등결정 및 그 이행으로 사망한 사람과 보험금수령인 또는 연금수급자를 보험금 또는 연금급여 지급 시 불리하게 대우하여서는 아니 된다.

제38조(연명의료결정 등 비용의 부담) 제10조에 따른 연명의료계획서 작성, 제16조에 따른 임종과정에 있는 환자인지 여부에 대한 판단 및 제28조에 따른 호스피스의 신청을 위한 의사소견서 발급 및 호스피스의 이용 등에 따른 비용은 「국민건강보험법」에서 정하는 바에 따른다. 다만, 「국민건강보험법」에서 규정하지 아니한 비용은 보건복지부령으로 정하는 바에 따른다.

제6장 벌칙

제39조(벌칙) 다음 각 호의 어느 하나에 해당하는 자는 3년 이하의 징역 또는 3천만원 이하의 벌금에 처한다.

1. 삭제
2. 제20조 각 호에 따른 기록을 허위로 기록한 자
3. 제32조를 위반하여 정보를 유출한 자

제40조(벌칙) ① 다음 각 호의 어느 하나에 해당하는 자는 1년 이하의 징역 또는 1천만원 이하의 벌금에 처한다.

1. 제11조 제1항을 위반하여 보건복지부장관으로부터 지정받지 아니하고 사전연명의료의향서의 등록에 관한 업무를 한 자
2. 임종과정에 있는 환자에 대하여 제17조에 따른 환자의 의사 또는 제18조에 따른 연명의료중단등결정에 반하여 연명의료를 시행하지 아니하거나 중단한 자

② 제20조 각 호에 따른 기록을 보존하지 아니한 자는 300만원 이하의 벌금에 처한다.

제41조(자격정지의 병과) 이 법을 위반한 자를 유기징역에 처할 경우에는 7년 이하의 자격정지를 병과할 수 있다.

제42조(양벌규정) 법인의 대표자나 법인 또는 개인의 대리인, 사용인, 그 밖의 종업원이 그 법인 또는 개인의 업무에 관하여 제39조 또는 제40조의 어느 하나에 해당하는 위반행위를 하면 그 행위자를 벌하는 외에 그 법인 또는 개인에게도 해당 조문의 벌금형을 과(科)한다. 다만, 법인 또는 개인이 그 위반행위를 방지하기 위하여 해당 업무에 관하여 상당한 주의와 감독을 게을리하지 아니한 경우에는 그러하지 아니하다.

제43조(과태료) ① 다음 각 호의 어느 하나에 해당하는 자에게는 500만원 이하의 과태료를 부과한다.

1. 제14조 제1항을 위반하여 윤리위원회를 설치하지 아니한 자
2. 제19조 제5항을 위반하여 연명의료중단등결정의 이행 결과를 관리기관의 장에게 알리지 아니한 자

② 다음 각 호의 어느 하나에 해당하는 자에게는 300만원 이하의 과태료를 부과한다.

1. 제11조 제3항을 위반하여 업무 수행 결과를 기록·보관 또는 보고하지 아니한 자
2. 제34조 제3항에 따른 명령에 정당한 사유 없이 응하지 아니한 자

③ 다음 각 호의 어느 하나에 해당하는 자에게는 200만원 이하의 과태료를 부과한다.

1. 제11조 제5항 및 제26조를 위반하여 폐업 또는 휴업 등의 변경 사항을 신고하지 아니한 자
2. 제11조 제6항 및 제13조 제3항에 따른 기록이관 의무를 하지 아니한 자
3. 제36조를 위반하여 국립연명의료관리기관, 사전연명의료의향서 등록기관, 중앙호스피스센터, 권역별호스피스센터, 호스피스전문기관 또는 이와 유사한 명칭을

사용한 자

④ 제1항부터 제3항까지의 규정에 따른 과태료는 대통령령으로 정하는 바에 따라 보건복지부장관이 부과·징수한다.

부칙 〈제17218호, 2020. 4. 7.〉

이 법은 공포한 날부터 시행한다.

장기등 이식에 관한 법률

[시행 2019. 7. 16] [법률 제16256호, 2019. 1. 15, 일부개정]

보건복지부(생명윤리정책과) 044-202-2945

제1장 총칙

제1조(목적) 이 법은 장기등의 기증에 관한 사항과 사람의 장기등을 다른 사람의 장기등의 기능회복을 위하여 적출(摘出)하고 이식(移植)하는 데에 필요한 사항을 규정하여 장기등의 적출 및 이식을 적정하게 하고 국민보건을 향상시키는 데에 이바지하는 것을 목적으로 한다.

제2조(기본이념) ① 장기등의 적출 및 이식은 인도적 정신에 따라 이루어져야 한다.

② 장기등을 기증하려는 사람이 자신의 장기등의 기증에 관하여 표시한 의사는 존중되어야 한다. 이 경우 장기등을 기증하려는 사람의 의사는 자발적인 것이어야 한다.

③ 장기등을 이식받을 기회는 장기등의 이식이 필요한 모든 사람에게 공평하게 주어져야 한다.

④ 장기등의 적출 및 이식은 윤리적으로 타당하고 의학적으로 인정된 방법으로 이루어져야 한다.

제3조(장기등기증자의 존중) ① 장기등기증자의 이웃 사랑과 희생정신은 언제나 존중되어야 한다.

② 누구든지 장기등 기증을 이유로 장기등기증자를 차별대우하여서는 아니 된다.

③ 국가 또는 지방자치단체는 제2항을 위반하여 장기등기증자에게 불이익을 주거나 차별대우를 한 것으로 인정되는 자에 대하여 시정을 요구할 수 있다.

제4조(정의) 이 법에서 사용하는 용어의 뜻은 다음과 같다.

1. "장기등"이란 사람의 내장이나 그 밖에 손상되거나 정지된 기능을 회복하기 위하여 이식이 필요한 조직으로서 다음 각 목의 어느 하나에 해당하는 것을 말한다.

가. 신장·간장·췌장·심장·폐

나. 말초혈(조혈모세포를 이식할 목적으로 채취하는 경우에 한정한다)·골수·안구

다. 뼈·피부·근육·신경·혈관 등으로 구성된 복합조직으로서의 손·팔 또는 발·다리

라. 제8조 제2항 제4호에 따라 장기등이식윤리위원회의 심의를 거쳐 보건복지부장관이 결정·고시한 것

마. 그 밖에 사람의 내장 또는 조직 중 기능회복을 위하여 적출·이식할 수 있는 것으로서 대통령령으로 정하는 것

2. "장기등기증자"란 다른 사람의 장기등의 기능회복을 위하여 대가 없이 자신의 특정한 장기등을 제공하는 사람으로서 제14조에 따라 등록한 사람을 말한다.

3. "장기등기증희망자"란 본인이 장래에 뇌사 또는 사망할 때(말초혈 또는 골수의 경우에는 살아있을 때를 포함한다) 장기등을 기증하겠다는 의사표시를 한 사람으로서 제15조에 따라 등록한 사람을 말한다.

4. "장기등이식대기자"란 자신의 장기등의 기능회복을 목적으로 다른 사람의 장기등을 이식받기 위하여 제14조에 따라 등록한 사람을 말한다.

5. "살아있는 사람"이란 사람 중에서 뇌사자를 제외한 사람을 말하고, "뇌사자"란 이 법에 따른 뇌사판정기준 및 뇌사판정절차에 따라 뇌 전체의 기능이 되살아날 수 없는 상태로 정지되었다고 판정된 사람을 말한다.

6. "가족" 또는 "유족"이란 살아있는 사람·뇌사자 또는 사망한 자의 다음 각 목의 어느 하나에 해당하는 사람을 말한다. 다만, 14세 미만인 사람은 제외한다.

가. 배우자

나. 직계비속

다. 직계존속

라. 형제자매

마. 가목부터 라목까지에 해당하는 가족 또는 유족이 없는 경우에는 4촌 이내의 친족

제5조(적용범위) 이 법은 다른 사람의 장기등의 기능회복을 위하여 이식할 목적으로 살아있는 사람 등으로부터 적출·이식되는 장기등에 적용한다.

제6조(국가 및 지방자치단체의 의무) ① 국가와 지방자치단체는 장기등의 이식이 필요한 모든 사람에게 이식받을 기회를 공평하게 보장하여야 하고, 장기등의 적출·이식이 적정하게 이루어지도록 하여야 한다.

② 국가와 지방자치단체는 장기등의 기증·이식을 활성화하기 위하여 예산의 범위에서 다음 각 호의 사업을 하여야 한다.

1. 운전면허증 등 국가와 지방자치단체가 발행하는 증명서에 장기등기증희망자임을 표시(제15조에 따라 장기등기증희망자로 등록한 사람 중 원하는 사람에 한정한다)
2. 장기등의 기증 및 이식에 대한 각종 홍보 및 홍보사업에 대한 지원
3. 장기등기증자에 대한 지원정책의 마련 및 추진
4. 의료인 및 의료기관 종사자를 대상으로 한 장기등의 기증·이식 관련 교육

제6조의2(생명나눔 주간 지정 및 공원 조성 등) ① 장기등기증자의 이웃사랑과 희생정신을 기리고, 생명나눔문화를 확산하기 위하여 매년 9월 중 두 번째 월요일부터 1주간을 생명나눔 주간으로 한다.

② 국가와 지방자치단체는 생명나눔 주간의 취지에 적합한 기념행사를 실시할 수 있다.

③ 국가와 지방자치단체는 장기등기증자의 이웃사랑과 희생정신을 기리고, 생명나눔문화 확산을 위한 교육의 장으로 활용하기 위하여 공원을 조성하거나 조형물을 건립할 수 있다.

제7조(장기등의 매매행위 등 금지) ① 누구든지 금전 또는 재산상의 이익, 그 밖의 반대급부를 주고 받거나 주고 받을 것을 약속하고 다음 각 호의 어느 하나에 해당하는 행위를 하여서는 아니 된다.

1. 다른 사람의 장기등을 제3자에게 주거나 제3자에게 주기 위하여 받는 행위 또는 이를 약속하는 행위
2. 자신의 장기등을 다른 사람에게 주거나 다른 사람의 장기등을 자신에게 이식하기 위하여 받는 행위 또는 이를 약속하는 행위
3. 제1호 또는 제2호의 행위를 교사·알선·방조하는 행위

② 누구든지 제1항 제1호 또는 제2호의 행위를 교사·알선·방조하여서는 아니 된다.

③ 누구든지 제1항 또는 제2항을 위반하는 행위가 있음을 알게 된 경우에는 그 행위와 관련되는 장기등을 적출하거나 이식하여서는 아니 된다.

제2장 장기등이식윤리위원회 및 장기이식관리기관

제8조(장기등이식윤리위원회) ① 장기등의 적출 및 이식과 뇌사판정 등에 관한 주요사

항을 심의하기 위하여 보건복지부에 장기등이식윤리위원회(이하 “위원회”라 한다)를 둔다.

② 위원회는 다음 각 호의 사항을 심의한다.

1. 뇌사판정 기준에 관한 사항
2. 장기등을 이식받을 사람(이하 “이식대상자”라 한다)의 선정기준에 관한 사항
3. 제13조 제1항에 따른 장기이식등록기관, 제19조 제1항에 따른 뇌사판정대상자관리전문기관, 제20조 제1항에 따른 장기구득기관 및 제25조 제1항에 따른 장기이식의료기관의 지정기준에 관한 사항
4. 장기등의 범위에 관한 사항
5. 그 밖에 장기등의 적출 및 이식 등에 관하여 보건복지부장관이 회의에 부치는 사항

제9조(위원회의 구성과 운영) ① 위원회는 위원장을 포함한 15명 이상 20명 이하의 위원으로 구성하고, 위원은 의사 또는 변호사 자격을 가진 사람, 판사, 검사, 공무원, 그 밖에 학식과 사회적 덕망이 풍부한 사람 중에서 보건복지부장관이 임명하거나 위촉한다. 이 경우 공무원이 아닌 위원이 전체 위원의 과반수가 되도록 하여야 한다.

② 위원장은 위원 중에서 호선한다.

③ 위원회는 위원회를 효율적으로 운영하기 위하여 분야별로 전문위원회를 둘 수 있다.

④ 위원회와 전문위원회의 구성 및 운영 등에 관하여 필요한 사항은 대통령령으로 정한다.

제10조(국립장기이식관리기관) ① 장기등의 이식에 관한 사항을 적정하게 관리하기 위하여 장기이식관리기관(이하 “국립장기이식관리기관”이라 한다)을 두되, 국립장기이식관리기관은 보건복지부 소속 기관 중에서 보건복지부령으로 정하는 기관으로 한다.

② 국립장기이식관리기관의 업무는 다음 각 호와 같다.

1. 이식대상자의 선정
2. 장기등기증희망자의 등록 및 관리, 장기등기증자 및 장기등이식대기자의 인적사항과 신체검사결과에 관한 자료의 관리
3. 제13조에 따른 장기이식등록기관, 제16조에 따른 뇌사판정기관, 제19조에 따른 뇌사판정대상자관리전문기관, 제20조에 따른 장기구득기관 및 제25조에 따른 장기이식의료기관에 대한 지도·감독

4. 장기등의 적출 및 이식에 관한 조사·연구, 정보·통계의 관리 및 홍보
5. 그 밖에 장기등의 적출 및 이식에 관하여 대통령령으로 정하는 업무
③ 국립장기이식관리기관의 운영 등에 필요한 사항은 대통령령으로 정한다.

제3장 장기등의 적출 및 이식 등

제1절 통칙

제11조(장기등의 적출·이식의 금지 등) ① 다음 각 호의 어느 하나에 해당하는 장기등은 이를 적출하거나 이식하여서는 아니 된다.
1. 장기등을 이식하기에 적합하지 아니한 감염성병원체에 감염된 장기등
2. 암세포가 침범한 장기등
3. 그 밖에 이식대상자의 생명·신체에 위해를 가할 우려가 있는 것으로서 대통령령으로 정하는 장기등

② 이식대상자가 정하여지지 아니한 경우에는 장기등을 적출하여서는 아니 된다. 다만, 안구 등 상당한 기간이 지난 후에도 이식이 가능한 장기등으로서 대통령령으로 정하는 장기등의 경우에는 그러하지 아니하다.

③ 살아있는 사람으로서 다음 각 호의 어느 하나에 해당하는 사람의 장기등은 적출하여서는 아니 된다. 다만, 제1호에 해당하는 사람의 경우에는 말초혈과 골수에 한정하여 적출할 수 있다.
1. 16세 미만인 사람
2. 임신한 여성 또는 해산한 날부터 3개월이 지나지 아니한 사람
3. 정신질환자·지적(知的)장애인. 다만, 정신건강의학과전문의가 본인 동의 능력을 갖춘 것으로 인정하는 사람은 그러하지 아니하다.
4. 마약·대마 또는 향정신성 의약품에 중독된 사람

④ 살아있는 사람으로서 16세 이상인 미성년자의 장기등(말초혈과 골수는 제외한다)은 배우자·직계존비속·형제자매 또는 4촌 이내의 친족에게 이식하는 경우가 아니면 적출할 수 없다.

⑤ 살아있는 사람으로부터 적출할 수 있는 장기등은 다음 각 호의 것에 한정한다.
1. 신장은 정상인 것 2개 중 1개
2. 간장·말초혈·골수·폐 및 대통령령으로 정하는 장기등은 의학적으로 인정되는

범위에서 그 일부

제12조(장기등의 기증에 관한 동의) ① 이 법에 따른 장기등기증자·장기등기증희망자 본인 및 가족·유족의 장기등의 기증에 관한 동의는 다음 각 호에 따른 것이어야 한다.

1. 본인의 동의: 본인이 서명한 문서에 의한 동의 또는 「민법」의 유언에 관한 규정에 따른 유언의 방식으로 한 동의
2. 가족 또는 유족의 동의: 제4조 제6호 각 목에 따른 가족 또는 유족의 순서에 따른 선순위자 1명의 서면 동의. 다만, 선순위자 1명이 미성년자이면 그 미성년자와 미성년자가 아닌 다음 순서의 가족 또는 유족 1명이 함께 동의한 것이어야 하고, 선순위자가 행방불명이거나 그 밖에 대통령령으로 정하는 부득이한 사유로 동의를 할 수 없으면 그 다음 순위자가 동의할 수 있다.

② 제22조 제3항 제1호 단서에 따른 뇌사자 또는 사망한 자의 장기등의 적출에 관한 그 가족 또는 유족의 거부의 의사표시는 제4조 제6호 각 목에 따른 가족 또는 유족의 순위에 따른 선순위자 1명이 하여야 한다.

③ 제1항 제2호 및 제2항에 따른 선순위자 1명을 확정할 때 선순위자에 포함되는 사람이 2명 이상이면 그중 촌수·연장자순(촌수가 우선한다)에 따른 1명으로 한다.

제2절 장기등기증희망자·장기등기증자 및 장기등이식대기자의 등록

제13조(장기이식등록기관) ① 장기등기증자, 장기등기증희망자, 장기등이식대기자의 등록에 관한 업무를 수행하려는 자는 대통령령으로 정하는 시설·인력 등을 갖추고 보건복지부장관으로부터 장기이식등록기관(이하 “등록기관”이라 한다)으로 지정받아야 한다. 이 경우 보건복지부장관은 대통령령으로 정하는 바에 따라 해당 등록기관이 등록받을 수 있는 장기등의 종류를 정하여 지정할 수 있다.

② 등록기관으로 지정받을 수 있는 자는 다음 각 호와 같다.

1. 국가 또는 지방자치단체
2. 「대한적십자사 조직법」에 따라 설립된 대한적십자사
3. 「의료법」 제3조에 따른 의료기관(이하 “의료기관”이라 한다)
4. 장기등의 기증 및 이식에 관련된 사업을 주된 목적으로 설립한 비영리법인
5. 「공공기관의 운영에 관한 법률」 제4조에 따른 공공기관(이하 “공공기관”이라 한다)

③ 등록기관의 업무는 다음 각 호와 같다. 다만, 장기등이식대기자의 등록에 관한 업무는 제25조에 따른 이식의료기관에서 수행한다.

1. 장기등기증희망자·장기등기증자 또는 장기등이식대기자의 접수 및 등록에 관한 업무
2. 장기등기증자 또는 장기등이식대기자로 등록하려는 사람의 신체검사에 관한 업무
3. 장기등기증희망자·장기등기증자 또는 장기등이식대기자의 접수·등록 결과를 국립장기이식관리기관에 통보하는 업무
4. 장기등의 기증 활성화를 위한 홍보 및 상담
5. 그 밖에 제1항에 따른 접수·등록에 관하여 대통령령으로 정하는 업무

④ 등록에 관한 서식 및 보존에 관한 사항은 보건복지부령으로 정한다.

제14조(장기등기증자 등의 등록) ① 장기등기증자 또는 장기등이식대기자로 등록하려는 사람은 보건복지부령으로 정하는 바에 따라 등록기관에 등록을 신청하여야 한다. 다만, 장기등기증자가 뇌사자 또는 사망한 자의 경우에는 그 가족 또는 유족 중 1명이 등록을 신청할 수 있다.

② 등록기관의 장은 제1항에 따른 신청을 받으면 다음 각 호의 기준에 따라 등록 여부를 결정하여야 한다.

1. 장기등기증자의 경우: 제12조 및 제22조에 따른 본인이나 가족 또는 유족의 동의 여부와 등록기관의 장이 실시하는 신체검사(등록기관이 의료기관이 아닌 경우에는 등록기관의 장이 지정하는 의료기관에서 실시하는 신체검사를 말한다. 이하 같다) 결과 장기등기증자로 적합한지 여부. 다만, 장기등기증자로 적합한지 확인할 수 있는 신체검사 결과가 있으면 신체검사를 생략할 수 있다.
2. 장기등이식대기자의 경우: 등록기관의 장이 실시하는 신체검사 결과 장기등이식대기자로 적합한지 여부

③ 등록기관의 장은 제2항에 따라 등록을 결정하면 그 등록을 하고, 지체 없이 그 결과를 신청인 및 국립장기이식관리기관의 장에게 알려야 한다.

④ 제2항에 따른 신체검사의 항목 및 방법, 그 밖에 신체검사의 실시에 관하여 필요한 사항은 국립장기이식관리기관의 장이 보건복지부장관의 승인을 받아 정한다.

⑤ 등록기관의 장은 등록한 사람이 장기등의 기증 등에 관한 의사표시를 철회하면 즉시 그 등록을 말소하여야 한다.

제15조(장기등기증희망자의 등록) ① 본인이 뇌사 또는 사망할 때(말초혈 또는 골수를

기증하려는 사람의 경우에는 살아있을 때를 포함한다) 장기등을 기증하려는 사람은 보건복지부령으로 정하는 바에 따라 등록기관에 장기등기증희망등록신청을 할 수 있다.

② 등록기관의 장은 제1항에 따라 장기등기증희망등록신청을 받은 경우에는 본인 동의 여부를 확인한 후 그 등록을 하고 지체 없이 그 결과를 신청인 및 국립장기이식관리기관의 장에게 알려야 한다.

③ 등록기관 중 국가, 지방자치단체 또는 공공기관은 보건복지부령으로 정하는 바에 따라 장기등기증희망자 등록에 관한 신청만을 접수하고, 그 밖의 장기등기증희망자 등록 및 사후관리 등에 관한 업무는 국립장기이식관리기관의 장이 수행하도록 할 수 있다.

④ 제3항에 따라 국립장기이식관리기관의 장이 장기등기증희망자의 등록 및 사후관리 등에 관한 업무를 수행하도록 하려는 경우 국가, 지방자치단체 및 공공기관은 신청 접수 결과를 보건복지부령으로 정하는 바에 따라 국립장기이식관리기관의 장에게 알려야 한다.

⑤ 국립장기이식관리기관의 장은 제4항에 따라 접수 결과를 통보받고 그 등록을 한 경우에는 지체 없이 등록 결과를 신청인에게 알려야 한다.

⑥ 등록기관 또는 국립장기이식관리기관의 장은 제2항 및 제5항에 따라 등록한 사람이 장기등기증희망등록에 관한 의사표시를 철회하면 즉시 그 등록을 말소하여야 한다.

제3절 뇌사의 판정

제16조(뇌사판정의료기관 및 뇌사판정위원회) ① 장기등의 적출 및 이식을 위한 뇌사판정업무를 하려는 의료기관은 보건복지부령으로 정하는 바에 따라 국립장기이식관리기관의 장에게 알려야 한다.

② 뇌사판정업무를 하려는 의료기관은 제1항에 따른 통보 전까지 보건복지부령으로 정하는 시설·장비·인력 등을 갖추고, 해당 의료기관에 뇌사판정위원회를 설치하여야 한다.

③ 제2항에 따른 뇌사판정위원회는 대통령령으로 정하는 바에 따라 전문의사 2명 이상과 「의료법」 제2조 제1항에 따른 의료인(이하 "의료인"이라 한다)이 아닌 위원 1명 이상을 포함한 4명 이상 6명 이하의 위원으로 구성한다.

④ 제1항에 따라 통보한 의료기관(이하 “뇌사판정기관”이라 한다)이 아니면 장기등의 적출 및 이식을 위한 뇌사판정업무를 할 수 없다. 다만, 뇌사판정기관이 아닌 의료기관에서 뇌사판정을 수행하고자 할 때는 제2항에 따른 뇌사판정위원회를 활용하여 업무를 수행할 수 있다.

⑤ 제4항 단서에 따라 뇌사판정기관이 아닌 의료기관에서 뇌사판정을 수행하기 위하여 제2항에 따른 뇌사판정위원회를 활용하는 경우 뇌사조사서 작성 및 뇌사판정서, 회의록 제출 등 뇌사판정 절차에 관한 구체적 사항은 대통령령으로 정한다.

⑥ 뇌사판정위원회의 운영 등에 관하여 필요한 사항은 대통령령으로 정한다.

제17조(뇌사추정자의 신고 및 뇌사판정의 신청) ① 뇌사로 추정되는 사람(이하 “뇌사추정자”라 한다)을 진료한 의료기관의 장은 제20조에 따른 장기구득기관의 장에게 알려야 하고, 통보를 받은 장기구득기관의 장은 국립장기이식관리기관의 장에게 그 사실을 신고하여야 한다.

② 뇌사추정자의 장기등을 기증하기 위하여 뇌사판정을 받으려는 사람은 보건복지부령으로 정하는 바에 따라 뇌사추정자의 검사기록 및 진료담당의사의 소견서를 첨부하여 뇌사판정기관의 장에게 뇌사판정 신청을 하여야 한다.

③ 제2항에 따라 뇌사판정을 신청할 수 있는 사람은 다음 각 호의 어느 하나에 해당하는 사람으로 한다.

1. 뇌사추정자의 가족
2. 뇌사추정자의 가족이 없는 경우에는 법정대리인 또는 진료담당의사. 이 경우 뇌사추정자가 제15조의 장기등기증희망자인 경우로 한정한다.

④ 제1항에 따라 통보하여야 하는 뇌사추정자의 기준 및 장기구득기관의 장이 국립장기이식관리기관의 장에게 신고하는 데 필요한 절차 및 방법 등은 보건복지부령으로 정한다.

제18조(뇌사판정 등) ① 뇌사판정기관의 장은 제17조 제2항에 따른 뇌사판정 신청을 받으면 지체 없이 현장에 출동하여 뇌사판정 신청이 된 뇌사추정자(이하 “뇌사판정대상자”라 한다)의 상태를 파악한 후 보건복지부령으로 정하는 바에 따라 전문의사 2명 이상과 진료담당의사가 함께 작성한 뇌사조사서를 첨부하여 뇌사판정위원회에 뇌사판정을 요청하여야 한다.

② 제1항에 따라 뇌사판정의 요청을 받은 뇌사판정위원회는 전문의사인 위원 2명 이상과 의료인이 아닌 위원 1명 이상을 포함한 과반수의 출석과 출석위원 전원의 찬성으로 뇌사판정을 한다. 이 경우 뇌사판정의 기준은 대통령령으로 정한다.

③ 뇌사판정위원회는 뇌사판정을 위하여 필요하다고 인정하면 뇌사조사서를 작성한 전문의사와 진료담당의사를 뇌사판정위원회에 출석시켜 의견을 진술하게 할 수 있다.

④ 뇌사판정위원회는 제2항에 따라 뇌사판정을 한 경우에는 대통령령으로 정하는 바에 따라 출석위원 전원이 서명하거나 기명날인한 뇌사판정서 및 회의록을 작성하여 뇌사판정기관의 장에게 제출하여야 한다.

⑤ 뇌사판정기관의 장은 제4항에 따라 뇌사판정서 및 회의록을 제출받으면 그 사본과 보건복지부령으로 정하는 자료를 국립장기이식관리기관의 장에게 보내야 하고, 뇌사판정 신청자에게는 뇌사판정서 사본을 보내야 한다.

제19조(뇌사판정대상자관리전문기관) ① 국립장기이식관리기관의 장은 뇌사판정대상자에 대하여 장기등 기증, 뇌사판정, 장기등 적출·이식 등에 관한 일련의 업무를 통합하여 수행할 수 있는 뇌사판정대상자관리전문기관을 지정할 수 있다.

② 제1항에 따라 뇌사판정대상자관리전문기관으로 지정될 수 있는 기관은 다음 각 호의 요건을 모두 갖추어야 한다.

1. 제13조 제1항에 따라 지정된 등록기관일 것
2. 제16조에 따라 통보된 뇌사판정기관일 것
3. 제25조에 따라 지정된 장기이식의료기관일 것
4. 보건복지부령으로 정하는 시설·장비 및 인력 등을 갖출 것

③ 뇌사판정대상자관리전문기관의 지정 절차·업무, 그 밖에 필요한 사항은 보건복지부령으로 정한다.

제20조(장기구득기관) ① 보건복지부장관은 뇌사추정자 및 뇌사판정대상자의 파악과 관리, 뇌사판정 및 장기 적출 절차의 진행 지원, 장기등 기증 설득 및 장기등기증자에 대한 지원 등의 업무를 수행하는 장기구득기관을 지정할 수 있다.

② 장기구득기관으로 지정받을 수 있는 기관은 다음 각 호와 같다.

1. 의료기관
2. 장기등의 기증 및 이식에 관련된 사업을 주된 목적으로 설립된 비영리법인

③ 장기구득기관은 다음 각 호의 사항을 준수하여야 한다.

1. 뇌사추정자 통보를 받으면 신속하게 현장에 출동하는 등 장기구득을 위한 적절한 조치를 취할 것
2. 장기등 기증을 유도하기 위하여 뇌사자의 가족에게 거짓된 사실을 알리거나 장기등 기증을 강요하지 아니할 것

3. 그 밖에 보건복지부령으로 정하는 사항

④ 장기구득기관은 관할 지역이 설정되어야 하고, 해당 관할 지역의 뇌사판정기관과 잠재 뇌사자를 발굴하기 위하여 협약을 맺어야 한다. 이 경우 장기구득기관의 관할 지역은 보건복지부령으로 정한다.

⑤ 장기구득기관은 뇌사판정대상자를 관리할 수 있는 장기구득 전문 의료인을 두어야 한다. 이 경우 장기구득 전문 의료인의 자격 등에 관한 내용은 대통령령으로 정한다.

⑥ 제5항에 따른 장기구득 전문 의료인은 제17조 제1항에 따라 통보받은 뇌사추정자 및 뇌사판정대상자에 한하여 의무기록을 열람하고 대통령령으로 정하는 검사와 처치 업무를 수행할 수 있다.

⑦ 장기구득기관으로 지정받으려는 자는 대통령령으로 정하는 시설·장비 및 인력 등을 갖추어야 한다.

⑧ 장기구득기관의 지정 절차, 업무, 그 밖에 필요한 사항은 보건복지부령으로 정한다.

제21조(뇌사자의 사망원인 및 사망시각) ① 뇌사자가 이 법에 따른 장기등의 적출로 사망한 경우에는 뇌사의 원인이 된 질병 또는 행위로 인하여 사망한 것으로 본다.

② 뇌사자의 사망시각은 뇌사판정위원회가 제18조 제2항에 따라 뇌사판정을 한 시각으로 한다.

제4절 장기등의 적출 및 이식

제22조(장기등의 적출 요건) ① 살아있는 사람의 장기등은 본인이 동의한 경우에만 적출할 수 있다. 다만, 16세 이상인 미성년자의 장기등과 16세 미만인 미성년자의 말초혈 또는 골수를 적출하려는 경우에는 본인과 그 부모(부모가 없고 형제자매에게 말초혈 또는 골수를 이식하기 위하여 적출하려는 경우에는 법정대리인)의 동의를 함께 받아야 한다.

② 제1항 단서의 경우 부모 중 1명이 행방불명, 그 밖에 대통령령으로 정하는 부득이한 사유로 동의할 수 없으면 부모 중 나머지 1명과 제4조 제6호 각 목에 따른 가족 또는 유족의 순서에 따른 선순위자 1명의 동의를 받아야 한다.

③ 뇌사자와 사망한 자의 장기등은 다음 각 호의 어느 하나에 해당하는 경우에만 적출할 수 있다.

1. 본인이 뇌사 또는 사망하기 전에 장기등의 적출에 동의한 경우. 다만, 그 가족 또는 유족이 장기등의 적출을 명시적으로 거부하는 경우는 제외한다.

2. 본인이 뇌사 또는 사망하기 전에 장기등의 적출에 동의하거나 반대한 사실이 확인되지 아니한 경우로서 그 가족 또는 유족이 장기등의 적출에 동의한 경우. 다만, 본인이 16세 미만의 미성년자인 경우에는 그 부모(부모 중 1명이 사망·행방불명, 그 밖에 대통령령으로 정하는 부득이한 사유로 동의할 수 없으면 부모 중 나머지 1명)가 장기등의 적출에 동의한 경우로 한정한다.

④ 제1항부터 제3항까지에 따라 동의한 사람은 장기등을 적출하기 위한 수술이 시작되기 전까지는 언제든지 장기등의 적출에 관한 동의의 의사표시를 철회할 수 있다.

제23조(장기등의 적출 시 준수사항) 장기등을 적출하려는 의사는 다음 각 호의 사항을 준수하여야 한다.

1. 제22조에 따른 동의 및 제26조 제3항 후단에 따른 승인 사실을 확인할 것
2. 장기등기증자가 살아있는 사람인 경우에는 본인 여부를 확인하고 본인과 그 가족에게 다음 각 목의 사항을 충분히 설명할 것
   가. 장기등기증자의 건강상태
   나. 장기등 적출수술의 내용과 건강에 미치는 영향
   다. 장기등을 적출한 후의 치료계획
   라. 그 밖에 장기등기증자가 장기등의 적출과 관련하여 미리 알아야 할 사항

제24조(해부 또는 검시의 우선) 「형사소송법」 또는 「검역법」에 따라 해부 또는 검시를 하여야 하는 경우에는 그 해부 또는 검시를 하기 전에는 이식을 위하여 장기등을 적출할 수 없다. 다만, 진료담당의사가 적출할 장기등이 사망원인과 상관관계가 없고 해부 또는 검시가 끝날 때까지 기다리면 적출 시기를 놓칠 우려가 있다고 판단하는 경우에는 관할 지방검찰청 또는 지방검찰청지청의 검사, 관할 검역소장의 승인과 유족의 동의를 받아 장기등을 적출할 수 있다.

제25조(장기이식의료기관) ① 장기등의 이식을 위하여 장기등을 적출하거나 이식하려는 의료기관은 보건복지부장관으로부터 장기이식의료기관(이하 "이식의료기관"이라 한다)으로 지정받아야 한다.

② 이식의료기관으로 지정받으려는 의료기관은 대통령령으로 정하는 시설·장비·인력 등을 갖추어야 한다.

③ 이식의료기관이 아니면 장기등의 이식을 위하여 장기등을 적출하거나 이식할 수 없다. 다만, 이식의료기관이 아닌 의료기관에서도 보건복지부령으로 정하는 시설·인력·장비 등을 갖춘 경우에는 장기등을 적출할 수 있다.

제26조(이식대상자 선정 등) ① 국립장기이식관리기관의 장은 제14조 제3항에 따라 장기등기증자의 등록결과를 통보받으면 대통령령으로 정하는 장기등 이식대상자의 선정기준에 따라 장기등이식대기자 중에서 이식대상자를 선정하여야 한다. 이 경우 국립장기이식관리기관의 장은 이를 장기등기증자 또는 이식대상자가 등록된 등록기관의 장에게 알려야 하고 등록기관의 장은 선정사실을 등록된 장기등기증자 또는 이식대상자와 그 가족·유족에게 즉시 알려야 한다.

② 제1항에도 불구하고 안구 및 제4조 제1호 라목의 경우와 이식대상자의 선정을 기다리면 이식 시기를 놓칠 현저한 우려가 있는 경우 등 대통령령으로 정하는 부득이한 사유가 있으면 이식의료기관의 장이 이식대상자를 선정할 수 있다. 이 경우 이식의료기관의 장은 선정한 사유 및 선정결과를 국립장기이식관리기관의 장에게 알리고, 등록기관의 장·장기등기증자·이식대상자와 그 가족·유족에게 선정결과를 알려야 한다.

③ 제1항에도 불구하고 살아있는 사람으로서 제11조 제4항에 따른 16세 이상의 장기등기증자와 20세 미만인 사람 중 말초혈 또는 골수를 기증하려는 사람은 자신의 장기등의 이식대상자를 선정할 수 있다. 이 경우 본인 또는 배우자의 가족에게 말초혈 또는 골수를 기증하려는 경우 외에는 보건복지부령으로 정하는 기준과 절차에 따라 미리 국립장기이식관리기관의 장의 승인을 받아야 한다.

④ 이식대상자 선정은 제2항 및 제3항과 제11조 제4항에 해당되는 경우 외에는 제1항에 따라 국립장기이식관리기관의 이식대상자 선정절차를 거쳐야 한다.

제27조(뇌사판정 의사의 장기등의 적출 등 금지) 다음 각 호의 어느 하나에 해당하는 자는 해당 뇌사자의 장기등을 적출하거나 이식하는 수술에 참여하여서는 아니 된다.

1. 해당 뇌사자의 뇌사조사서를 작성한 전문의사와 진료담당의사
2. 해당 뇌사자에 대하여 뇌사판정을 한 뇌사판정위원회에 출석한 위원인 의사

제27조의2(국외 장기등 이식자에 대한 관리) 국외에서 장기등을 이식받은 사람은 귀국 후 30일 이내에 이식받은 의료기관 등 보건복지부령으로 정하는 사항이 기재된 서류를 국립장기이식관리기관에 제출하여야 한다.

제5절 기록의 작성 및 열람 등

제28조(기록의 작성 및 장기등의 적출사실 통보 등) ① 장기등을 적출하거나 이식한 의사는 보건복지부령으로 정하는 바에 따라 적출·이식 및 장기등을 이식받은 사람의

사후 경과에 관한 기록을 작성하여 해당 장기등을 적출하거나 이식한 의료기관의 장에게 제출하여야 한다.

② 제1항에 따라 기록을 제출받은 의료기관의 장은 보건복지부령으로 정하는 바에 따라 그 내용을 이식 후 1년이 경과하기 전에는 6개월마다, 1년이 경과한 후에는 매년 국립장기이식관리기관의 장에게 제출하여야 한다. 다만, 진료 거부 등 기록 작성 및 제출이 어려운 경우로서 보건복지부령으로 정하는 경우에는 그러하지 아니하다.

③ 뇌사자의 장기등을 적출한 의료기관의 장은 그 사실을 지체 없이 관할 지방검찰청 또는 지방검찰청지청의 장에게 서면으로 알려야 한다.

제29조(기록의 보존) ① 뇌사판정기관의 장은 제18조 제4항에 따른 뇌사판정서 및 회의록, 그 밖에 보건복지부령으로 정하는 뇌사판정에 관련된 자료를 15년 동안 보존하여야 한다.

② 의료기관의 장은 제28조 제1항에 따른 장기등의 적출·이식 및 장기등을 이식받은 사람의 사후 경과에 관한 기록을 보건복지부령으로 정하는 바에 따라 보존하여야 한다.

③ 국립장기이식관리기관의 장은 데이터베이스를 구축하여 제28조 제2항에 따라 제출받은 기록을 체계적으로 관리하여야 한다.

제30조(기록의 열람 등) 의료기관의 장은 다음 각 호의 어느 하나에 해당하는 경우에는 장기등의 적출 또는 이식에 관한 기록을 열람하게 하거나 사본을 내주어야 한다. 다만, 진료담당의사가 장기등을 기증하거나 이식받은 사람 본인이 그 기록의 내용을 알게 되면 그의 치료 또는 회복에 현저한 지장을 초래할 우려가 있다고 판단하는 경우에는 이를 거부할 수 있다.

1. 장기등을 기증한 사람 또는 그 가족·유족이 해당 장기등의 적출에 관한 기록의 열람 또는 사본의 제공을 요구하는 경우
2. 장기등을 이식받은 사람 또는 그 가족이 해당 장기등의 이식에 관한 기록의 열람 또는 사본의 제공을 요구하는 경우

제30조의2(장기등 기증·적출·이식 통계의 작성·관리) ① 보건복지부장관은 장기등의 기증·적출 및 이식 등에 관한 자료를 지속적·체계적으로 수집·분석하여 통계를 작성·관리하여야 한다. 이 경우 통계 자료의 수집 및 통계의 작성 등에 관하여는 「통계법」을 준용하며, 통계의 산출을 위하여 처리되는 개인정보는 「개인정보 보호법」 제58조 제1항 제1호를 적용한다.

② 보건복지부장관은 다음 각 호의 자에 대하여 보건복지부령으로 정하는 바에 따

라 제1항에 따른 통계의 작성·관리에 필요한 자료의 제출이나 의견의 진술 등을 요구할 수 있다. 이 경우 자료의 제출이나 의견의 진술을 요구받은 자는 정당한 사유가 없으면 이에 따라야 한다.

1. 장기등을 적출·이식하는 의료인 또는 의료기관
2. 「국민건강보험법」에 따른 국민건강보험공단 또는 건강보험심사평가원
3. 등록기관·뇌사판정기관·뇌사판정대상자관리전문기관 또는 장기구득기관
4. 그 밖에 장기등의 기증·적출 또는 이식에 관한 사업을 하는 법인·기관 또는 단체

제31조(비밀의 유지) ① 국립장기이식관리기관·등록기관·뇌사판정기관(제16조 제5항에 따른 의료기관을 포함한다)·이식의료기관(제25조 제3항 단서에 따른 의료기관을 포함한다)·뇌사판정대상자관리전문기관·장기구득기관에 종사하는 사람으로서 대통령령으로 정하는 사람은 이 법에서 특별히 규정한 경우 외에는 해당 장기등기증자 등의 등록, 뇌사판정대상자 관리, 장기구득 또는 장기등의 적출·이식과 관련된 업무를 담당하는 사람 외의 사람에게 다음 각 호의 어느 하나에 해당하는 행위를 하여서는 아니 된다.

1. 장기등기증자와 적출한 장기등에 관한 사항을 알려주는 행위
2. 이식대상자와 이식한 장기등에 관한 사항을 알려주는 행위
3. 장기등기증희망자 및 장기등이식대기자에 관한 사항을 알려주는 행위

② 다음 각 호의 어느 하나에 해당하는 경우에는 제1항을 적용하지 아니한다.

1. 범죄수사를 위하여 수사기관이 장기등의 적출 또는 이식에 관련된 자료를 요청한 경우
2. 재판과 관련하여 법관이 장기등의 적출 또는 이식과 관련된 자료의 제출명령을 한 경우
3. 제6조 제2항 제1호에 따라 장기등기증희망자임을 표시하기 위하여 해당 증명서의 발급기관에 장기등기증희망자의 명단을 제공하는 경우
4. 장기기증 홍보사업 등 공익 목적을 위하여 장기등기증자 또는 장기등이식대기자 본인이 정보제공에 동의한 경우

제4장 장기등기증자 등에 대한 지원

제32조(장기등기증자 등에 대한 지원 등) ① 국가는 다음 각 호의 어느 하나에 해당하는 자에게 예산의 범위에서 장제비·진료비 등을 지급할 수 있다.

1. 장기등기증자
2. 장기등기증자의 가족 또는 유족
3. 장기등기증자인 근로자(「근로기준법」 제2조 제1항 제1호에 따른 근로자를 말한다. 이하 이 조에서 같다)의 사용자

② 근로자인 장기등기증자가 장기등을 기증하기 위한 신체검사 또는 적출 등에 필요한 입원기간에 대하여는 공무원인 근로자의 소속 기관의 장은 그 기간을 병가로 처리하고, 공무원 외의 근로자의 사용자는 그 기간을 유급휴가로 처리하여야 한다.

③ 국가는 장기등기증자 및 그 유족에 대한 추모 및 예우 사업을 실시할 수 있다.

④ 국립장기이식관리기관의 장은 장기등기증자인 뇌사자 또는 사망한 자에 대한 장례지원 방법·절차, 가족 또는 유족에 대한 상담 등 가족관리, 사후 행정처리 지원 등에 관한 표준지침을 마련하고 이를 뇌사판정대상자관리전문기관, 장기구득기관, 이식의료기관 등 관련 기관이 따르도록 권고할 수 있다.

⑤ 제1항에 따른 지급의 범위 및 절차, 제3항에 따른 사업의 내용 등에 관하여 필요한 사항은 보건복지부령으로 정한다.

제33조(국립장기이식관리기관 등에 대한 지원) 국가나 지방자치단체는 국립장기이식관리기관·등록기관·뇌사판정기관·뇌사판정대상자관리전문기관·장기구득기관 및 이식의료기관에 대하여 필요한 예산 등을 지원할 수 있다.

제5장 감독

제34조(보고·조사 등) ① 보건복지부장관 또는 국립장기이식관리기관의 장은 장기등의 기증·적출 또는 이식 등과 관련하여 필요하다고 인정하면 등록기관·뇌사판정기관·뇌사판정대상자관리전문기관·장기구득기관 또는 이식의료기관의 장 및 그 종사자에게 그 업무에 관하여 필요한 명령을 하거나, 보고 또는 관계 서류의 제출을 명할 수 있다.

② 보건복지부장관 또는 국립장기이식관리기관의 장은 제1항에 따라 등록기관 등의 관계 서류 등을 관계 공무원에게 조사하게 할 수 있다. 이 경우 조사를 담당하는 관계 공무원은 그 권한을 표시하는 증표를 지니고 이를 내보여야 한다.

③ 제1항 및 제2항의 경우에 등록기관·뇌사판정기관·뇌사판정대상자관리전문기관·장기구득기관 또는 이식의료기관의 장 및 그 종사자는 정당한 사유가 없으면 이에 따라야 한다.

제35조(시정명령) 보건복지부장관 또는 국립장기이식관리기관의 장은 등록기관·뇌사판정기관·뇌사판정대상자관리전문기관·장기구득기관 또는 이식의료기관의 장 및 그 종사자가 다음 각 호의 어느 하나에 해당하면 3개월의 범위에서 일정한 기간을 정하여 해당 기관의 장에게 위반된 사항을 시정할 것을 명할 수 있다.

1. 제14조 제3항에 따라 장기등기증자 등의 등록결과를 알리지 아니한 경우
2. 제15조 제2항 및 제4항에 따라 장기등기증희망자 등록 및 준수 결과를 알리지 아니한 경우
3. 제18조 제1항에 따라 지체 없이 현장에 출동하여 뇌사판정대상자의 상태를 파악하지 아니한 경우
4. 제18조 제5항에 따라 뇌사판정서 및 회의록의 사본 등을 국립장기이식관리기관의 장에게 보내지 아니한 경우
5. 제20조 제3항에 따른 준수사항을 지키지 아니한 경우
6. 제28조 제1항에 따라 장기등의 적출·이식 및 장기등을 이식받은 사람의 사후 경과에 관한 기록을 작성하지 아니한 경우
7. 제28조 제2항 또는 제3항에 따른 통보를 하지 아니한 경우

제36조(지정취소 등) ① 보건복지부장관은 등록기관, 장기구득기관 또는 이식의료기관이 다음 각 호의 어느 하나에 해당하면 그 지정을 취소하거나 1년 이내의 기간을 정하여 장기등기증자·장기등기증희망자 등의 등록업무, 장기구득에 관한 업무, 장기등의 적출 또는 이식에 관한 업무의 정지를 명할 수 있다.

1. 제13조 제1항 전단, 제20조 제7항 또는 제25조 제2항에 따른 시설·장비·인력 등을 갖추지 아니한 경우
2. 제13조 제1항 후단에 따라 등록받을 수 있는 장기등이 아닌 장기등에 대한 등록업무를 한 경우
3. 제34조 제1항에 따른 명령을 이행하지 아니하거나 같은 조 제2항에 따른 조사에 응하지 아니한 경우

② 국립장기이식관리기관의 장은 뇌사판정기관이 다음 각 호의 어느 하나에 해당하면 3년 이내의 기간을 정하여 뇌사판정업무의 정지를 명할 수 있다.

1. 제16조 제2항에 따른 시설·장비·인력 등을 갖추지 아니한 경우
2. 제16조 제2항에 따른 뇌사판정위원회를 설치하지 아니한 경우
3. 제18조를 위반하여 뇌사판정업무를 한 경우
4. 제34조 제1항에 따른 명령을 이행하지 아니하거나 같은 조 제2항에 따른 조사에

응하지 아니한 경우
5. 제35조에 따른 시정명령을 이행하지 아니한 경우
6. 제37조 제3항에 따른 뇌사판정업무 종료 통보를 하지 아니한 경우
7. 그 밖에 이 법 또는 이 법에 따른 명령을 위반한 경우
③ 국립장기이식관리기관의 장은 뇌사판정대상자관리전문기관이 다음 각 호의 어느 하나에 해당하면 그 지정을 취소하거나 1년 이내의 기간을 정하여 뇌사판정대상자 관리업무의 정지를 명할 수 있다.
1. 제19조 제2항에 따른 요건을 갖추지 못한 경우
2. 제34조 제1항에 따른 명령을 이행하지 아니하거나 같은 조 제2항에 따른 조사에 응하지 아니한 경우
3. 제35조에 따른 시정명령을 이행하지 아니한 경우
4. 제37조 제1항에 따른 폐업신고 또는 업무종료 신고를 하지 아니한 경우
④ 보건복지부장관 또는 국립장기이식관리기관의 장은 등록기관·뇌사판정대상자관리전문기관·장기구득기관 또는 이식의료기관이 제1항 또는 제3항에 따른 업무정지명령을 위반하여 업무를 하면 그 지정을 취소할 수 있다.
⑤ 제1항·제3항 및 제4항에 따라 지정이 취소된 등록기관·뇌사판정대상자관리전문기관·장기구득기관 또는 이식의료기관은 그 지정이 취소된 날부터 1년 이내에 등록기관·뇌사판정대상자관리전문기관·장기구득기관 또는 이식의료기관으로 지정받을 수 없다.

제37조(폐업 등의 신고·통보 및 자료이관) ① 등록기관·뇌사판정대상자관리전문기관·장기구득기관 또는 이식의료기관이 폐업하려 하거나 장기등기증자·장기등기증희망자 등의 등록업무, 뇌사판정대상자 관리업무, 장기구득에 관한 업무 또는 장기등의 적출·이식 업무를 끝내려고 하는 경우에는 보건복지부령으로 정하는 바에 따라 보건복지부장관 또는 국립장기이식관리기관의 장에게 신고하여야 한다.
② 보건복지부장관 또는 국립장기이식관리기관의 장은 제1항에 따른 신고를 받은 경우 그 내용을 검토하여 이 법에 적합하면 신고를 수리하여야 한다.
③ 뇌사판정기관이 뇌사판정업무를 끝내려면 그 사실을 국립장기이식관리기관의 장에게 알려야 한다.
④ 제1항 및 제3항에 따라 폐업하거나 업무를 끝내려는 등록기관·뇌사판정기관·뇌사판정대상자관리전문기관·장기구득기관 또는 이식의료기관의 장, 제36조에 따라 업무정지명령을 받거나 지정이 취소된 등록기관·뇌사판정기관·뇌사판정대상자관

리전문기관·장기구득기관의 장은 대통령령으로 정하는 바에 따라 관련 자료를 국립장기이식관리기관의 장에게 이관하여야 한다.

제6장 보칙

제38조(협조의무) 보건복지부장관 또는 국립장기이식관리기관의 장은 장기등을 안전하고 신속하게 적출·운반하거나 이식하기 위하여 필요한 조치를 관계 기관의 장에게 요청할 수 있다. 이 경우 관계 기관의 장은 정당한 사유가 없으면 요청에 따라야 한다.

제39조(국립장기이식관리기관 등의 명칭 사용금지) 이 법에 따른 국립장기이식관리기관, 등록기관, 뇌사판정기관, 뇌사판정대상자관리전문기관, 장기구득기관 또는 이식의료기관이 아니면 각각 해당 명칭을 사용하지 못한다.

제40조(권한의 위임) 이 법에 따른 보건복지부장관의 권한은 그 일부를 대통령령으로 정하는 바에 따라 소속 기관의 장이나 특별시장·광역시장·도지사·특별자치도지사 또는 시장·군수·구청장(자치구의 구청장을 말한다. 이하 같다)에게 위임할 수 있다.

제41조(청문) 보건복지부장관 또는 국립장기이식관리기관의 장은 제36조 제1항·제3항 및 제4항에 따른 취소처분을 하려면 청문을 하여야 한다.

제42조(장기등의 적출·이식 비용의 부담 등) ① 장기등의 적출 및 이식에 드는 비용은 해당 장기등을 이식받은 사람이 부담한다. 다만, 이식받은 사람이 부담하는 비용에 대하여 다른 법령에서 따로 정하는 경우에는 해당 법령에서 정하는 바에 따른다.

② 제1항에 따른 비용은 「국민건강보험법」에서 정하는 바에 따라 산출한다. 다만, 「국민건강보험법」에서 규정하지 아니한 비용은 보건복지부령으로 정하는 바에 따라 산출한다.

제43조(수수료) ① 장기등이식대기자로 등록하려는 사람은 등록기관의 장에게 수수료를 내야 한다.

② 제1항에 따른 수수료의 금액 등에 관하여 필요한 사항은 보건복지부령으로 정한다.

제7장 벌칙

제44조(벌칙) ① 다음 각 호의 어느 하나에 해당하는 자는 무기징역 또는 2년 이상의

유기징역에 처한다.

1. 제11조 제1항을 위반하여 감염성병원체에 감염된 장기등, 암세포가 침범한 장기등 또는 이식대상자의 생명·신체에 위해를 줄 우려가 있는 장기등을 적출하거나 이식한 자
2. 제11조 제2항을 위반하여 이식대상자가 정하여지지 아니한 장기등을 적출한 자
3. 제11조 제3항을 위반하여 같은 항 각 호의 어느 하나에 해당하는 사람으로부터 장기등을 적출한 자
4. 제11조 제4항을 위반하여 16세 이상인 미성년자의 장기등을 적출한 자
5. 제11조 제5항을 위반하여 살아있는 사람으로부터 적출할 수 없는 장기등을 적출한 자
6. 제18조에 따른 뇌사판정을 받지 아니한 뇌사추정자의 장기등을 적출한 자
7. 제18조 제2항을 위반하여 뇌사판정을 한 자
8. 제22조 제1항 또는 제2항을 위반하여 본인 등의 동의를 받지 아니하고 장기등을 적출한 자
9. 제22조 제3항을 위반하여 뇌사자로부터 장기등을 적출한 자

② 제1항 각 호의 어느 하나를 위반하여 사람을 사망에 이르게 한 자는 사형·무기징역 또는 5년 이상의 유기징역에 처한다.

제45조(벌칙) ① 제7조 제1항 제1호 또는 제3호를 위반하여 장기등을 주고 받거나 주고 받을 것을 약속하거나, 이를 교사·알선·방조하는 자 또는 같은 조 제3항을 위반하여 장기등을 적출하거나 이식한 자는 2년 이상의 유기징역에 처한다.

② 제7조 제1항 제2호를 위반하여 장기등을 주고 받거나 주고 받을 것을 약속하거나, 같은 조 제2항을 위반하여 같은 조 제1항 제1호 및 제2호의 행위를 교사·알선·방조하는 자는 10년 이하의 징역 또는 1억원 이하의 벌금에 처한다. 이 경우 징역과 벌금은 병과(倂科)할 수 있다.

③ 제26조 제1항부터 제3항까지의 규정에 따른 이식대상자의 선정 또는 선정 승인과 관련하여 금전, 재산상의 이익, 그 밖의 대가적 급부를 받은 자는 7년 이하의 징역 또는 7천만원 이하의 벌금에 처한다. 이 경우 징역과 벌금은 병과할 수 있다.

④ 제1항부터 제3항까지의 죄를 범하여 얻은 금전이나 재산상의 이익은 몰수한다. 다만, 몰수할 수 없으면 그 가액(價額)을 추징한다.

제46조(벌칙) ① 제18조 제1항에 따른 전문의사 또는 진료담당의사가 뇌사조사서를 거짓으로 작성하여 뇌사자가 아닌 사람에게 뇌사판정을 하게 한 경우에는 1년 이상

의 유기징역에 처한다.

② 제1항의 죄를 범하여 사람을 상해(傷害)에 이르게 한 경우에는 2년 이상의 유기징역에 처한다.

③ 제1항의 죄를 범하여 사람을 사망에 이르게 한 경우에는 사형·무기징역 또는 5년 이상의 유기징역에 처한다.

제47조(벌칙) ① 제18조 제1항에 따른 전문의사 또는 진료담당의사가 업무상 과실로 뇌사조사서를 사실과 다르게 작성하여 뇌사자가 아닌 사람에게 뇌사판정을 하게 한 경우에는 5년 이하의 금고 또는 5천만원 이하의 벌금에 처한다.

② 제1항의 죄를 범하여 사람을 상해에 이르게 한 경우에는 7년 이하의 금고 또는 7천만원 이하의 벌금에 처한다.

③ 제1항의 죄를 범하여 사람을 사망에 이르게 한 경우에는 10년 이하의 금고 또는 1억원 이하의 벌금에 처한다.

제48조(벌칙) 다음 각 호의 어느 하나에 해당하는 자는 5년 이하의 징역 또는 5천만원 이하의 벌금에 처한다.

1. 제16조 제1항을 위반하여 국립장기이식관리기관의 장에게 알리지 아니하고 뇌사판정업무를 하거나 제36조 제2항에 따른 뇌사판정업무의 정지기간 중에 뇌사판정업무를 한 의료기관의 장
2. 제16조 제2항 및 제3항에 따른 시설·장비·인력 등을 갖추지 아니하거나 뇌사판정위원회를 설치하지 아니하고 뇌사판정업무를 한 의료기관의 장. 다만, 뇌사판정기관에 설치된 뇌사판정위원회가 제16조 제4항 단서에 따라 뇌사판정업무를 하는 경우는 제외한다.
3. 제22조 제3항을 위반하여 사망한 자로부터 장기등을 적출한 자
4. 제25조 제3항을 위반하여 장기등을 적출하거나 이식한 자
5. 제26조 제1항 전단을 위반하여 이식대상자의 선정기준에 따르지 아니하고 이식대상자를 선정한 자
6. 제26조 제4항을 위반하여 이식대상자를 선정하거나 그 장기등을 이식한 자
7. 제27조를 위반하여 뇌사자의 장기등의 적출 또는 이식수술에 참여한 자

제49조(벌칙) 다음 각 호의 어느 하나에 해당하는 자는 3년 이하의 징역 또는 3천만원 이하의 벌금에 처한다.

1. 제26조 제2항 후단을 위반하여 이식대상자를 선정한 사유 및 선정결과를 국립장기이식관리기관의 장에게 알리지 아니한 자

2. 제28조 제3항을 위반하여 뇌사자의 장기등을 적출한 사실을 관할 지방검찰청 또는 지방검찰청지청의 장에게 서면으로 알리지 아니한 자
3. 제31조를 위반하여 같은 조 제1항 각 호의 어느 하나에 해당하는 행위를 한 자

제50조(벌칙) 다음 각 호의 어느 하나에 해당하는 자는 2년 이하의 징역 또는 2천만원 이하의 벌금에 처한다.

1. 업무상 과실로 제11조 제1항을 위반하여 감염성병원체에 감염된 장기등, 암세포가 침범한 장기등 또는 이식에 적합하지 아니한 장기등을 적출하거나 이식한 자
2. 제13조 제1항을 위반하여 등록기관으로 지정받지 아니하고 장기등기증자 등의 등록업무를 수행한 자
3. 제18조 제5항을 위반하여 뇌사판정서 및 회의록의 사본과 해당 자료를 국립장기이식관리기관의 장에게 보내지 아니한 자
4. 제24조를 위반하여 장기등을 적출한 자
5. 제26조 제3항을 위반하여 국립장기이식관리기관의 장의 승인을 받지 아니하고 이식대상자를 선정하여 장기등을 기증한 자
6. 제28조 제1항을 위반하여 장기등의 적출·이식에 관한 기록을 작성하지 아니하거나 거짓으로 작성한 자
7. 제29조 제1항을 위반하여 뇌사판정서 등 뇌사판정에 관련된 자료를 15년 동안 보존하지 아니한 자
8. 제29조 제2항을 위반하여 장기등의 적출·이식에 관한 기록을 보존하지 아니한 자

제51조(자격정지의 병과) 이 법을 위반한 자를 유기징역에 처할 경우에는 10년 이하의 자격정지를 병과할 수 있다.

제52조(양벌규정) 법인의 대표자나 법인 또는 개인의 대리인, 사용인, 그 밖의 종업원이 그 법인 또는 개인의 업무에 관하여 제45조 제2항·제3항, 제47조부터 제50조까지의 어느 하나에 해당하는 위반행위를 하면 그 행위자를 벌하는 외에 그 법인 또는 개인에게도 해당 조문의 벌금형을 과(科)한다. 다만, 법인 또는 개인이 그 위반행위를 방지하기 위하여 해당 업무에 관하여 상당한 주의와 감독을 게을리하지 아니한 경우에는 그러하지 아니하다.

제53조(과태료) ① 다음 각 호의 어느 하나에 해당하는 자에게는 500만원 이하의 과태료를 부과한다.

1. 제3조 제3항을 위반하여 시정요구를 따르지 아니한 자

2. 제28조 제1항을 위반하여 사후 경과에 관한 기록을 작성하지 아니하거나 거짓으로 작성한 자
3. 제29조 제2항을 위반하여 사후 경과에 관한 기록을 보존하지 아니한 자

② 다음 각 호의 어느 하나에 해당하는 자에게는 300만원 이하의 과태료를 부과한다.

1. 제14조 제3항, 제15조 제2항을 위반하여 등록결과를 국립장기이식관리기관의 장에게 알리지 아니한 자
2. 제17조 제1항을 위반하여 뇌사추정자를 알리지 아니하거나 신고하지 아니한 자
3. 제23조를 위반하여 동의 및 승인 사실 또는 본인 여부를 확인하지 아니하거나 필요한 설명을 하지 아니한 자
4. 제26조 제1항 후단 또는 제2항 후단을 위반하여 이식대상자의 선정사실을 장기등기증자, 이식대상자와 그 가족·유족에게 알리지 아니한 자
5. 제37조 제4항을 위반하여 국립장기이식관리기관의 장에게 관련 자료를 이관하지 아니한 자

③ 다음 각 호의 어느 하나에 해당하는 자에게는 200만원 이하의 과태료를 부과한다.

1. 제34조 제1항에 따른 명령을 이행하지 아니하거나 같은 조 제2항에 따른 조사를 거부·방해 또는 기피한 자
2. 제39조를 위반하여 국립장기이식관리기관·등록기관·뇌사판정기관·뇌사판정대상자관리전문기관·장기구득기관 또는 이식의료기관이라는 명칭을 사용한 자

④ 다음 각 호의 어느 하나에 해당하는 자에게는 100만원 이하의 과태료를 부과한다.

1. 제14조 제5항 또는 제15조 제6항을 위반하여 등록을 말소하지 아니한 자
2. 제30조를 위반하여 기록의 열람 또는 사본의 제공 요구에 따르지 아니한 자
3. 제37조 제1항 또는 제3항에 따른 신고 또는 통보를 하지 아니한 자

제54조(과태료의 부과·징수절차) 제53조에 따른 과태료는 대통령령으로 정하는 바에 따라 보건복지부장관 또는 그 소속 기관의 장이 부과·징수한다.

부칙 〈제16256호, 2019. 1. 15.〉

이 법은 공포한 날부터 시행한다. 다만, 제30조의2의 개정규정은 공포 후 6개월이 경과한 날부터 시행한다.

실험동물에 관한 법률

[시행 2019. 3. 12] [법률 제15944호, 2018. 12. 11, 일부개정]

식품의약품안전처(임상제도과) 043-719-1851

제1장 총칙

제1조(목적) 이 법은 실험동물 및 동물실험의 적절한 관리를 통하여 동물실험에 대한 윤리성 및 신뢰성을 높여 생명과학 발전과 국민보건 향상에 이바지함을 목적으로 한다.

제2조(정의) 이 법에서 사용하는 용어의 정의는 다음과 같다.

1. "동물실험"이란 교육·시험·연구 및 생물학적 제제(製劑)의 생산 등 과학적 목적을 위하여 실험동물을 대상으로 실시하는 실험 또는 그 과학적 절차를 말한다.
2. "실험동물"이란 동물실험을 목적으로 사용 또는 사육되는 척추동물을 말한다.
3. "재해"란 동물실험으로 인한 사람과 동물의 감염, 전염병 발생, 유해물질 노출 및 환경오염 등을 말한다.
4. "동물실험시설"이란 동물실험 또는 이를 위하여 실험동물을 사육하는 시설로서 대통령령으로 정하는 것을 말한다.
5. "실험동물생산시설"이란 실험동물을 생산 및 사육하는 시설을 말한다.
6. "운영자"란 동물실험시설 혹은 실험동물생산시설을 운영하는 자를 말한다.

제3조(적용 대상) 이 법은 다음 각 호의 어느 하나에 필요한 실험에 사용되는 동물과 그 동물실험시설의 관리 등에 적용한다.

1. 식품·건강기능식품·의약품·의약외품·생물의약품·의료기기·화장품의 개발·안전관리·품질관리
2. 마약의 안전관리·품질관리

제4조(다른 법률과의 관계) 실험동물의 사용 또는 관리에 관하여 이 법에서 규정한 것

을 제외하고는 「동물보호법」으로 정하는 바에 따른다.

제5조(식품의약품안전처의 책무) ① 식품의약품안전처장은 제1조의 목적을 달성하기 위하여 다음 각 호의 사항을 수행하여야 한다.

1. 실험동물의 사용 및 관리에 관한 정책의 수립 및 추진
2. 동물실험시설의 설치·운영에 관한 지원
3. 동물실험시설 내에서 실험동물의 유지·보존 및 개발에 관한 지원

3의2. 실험동물자원은행(실험동물 종의 보존과 실험적 개입을 받은 실험동물 유래 자원의 관리를 위한 시설을 말한다)의 설치·운영

4. 실험동물의 품질향상 등을 위한 연구 지원
5. 실험동물 관련 정보의 수집·관리 및 교육에 대한 지원
6. 동물실험을 대체할 수 있는 방법의 개발·인정에 관한 정책의 수립 및 추진
7. 그 밖에 실험동물의 사용과 관리에 필요한 사항

② 제1항을 수행하기 위하여 필요한 사항은 총리령으로 정한다.

제2장 실험동물의 과학적 사용

제6조(동물실험시설 운영자의 책무) 동물실험시설의 운영자는 동물실험의 안전성 및 신뢰성 등을 확보하기 위하여 다음 각 호의 사항을 수행하여야 한다.

1. 실험동물의 과학적 사용 및 관리에 관한 지침 수립
2. 동물실험을 수행하는 자 및 종사자에 대한 교육
3. 동물실험을 대체할 수 있는 방법의 우선적 고려
4. 동물실험의 폐기물 등의 적절한 처리 및 작업자의 안전에 관한 계획 수립

제7조(실험동물운영위원회 설치 등) ① 동물실험시설에는 동물실험의 윤리성, 안전성 및 신뢰성 등을 확보하기 위하여 실험동물운영위원회를 설치·운영하여야 한다. 다만, 해당 동물실험시설에 「동물보호법」 제25조에 따른 동물실험윤리위원회가 설치되어 있고, 그 위원회의 구성이 제2항 및 제3항의 요건을 충족하는 경우에는 그 위원회를 실험동물운영위원회로 본다.

② 실험동물운영위원회는 위원장 1명을 포함하여 4명 이상 15명 이내의 위원으로 구성한다.

③ 위원은 다음 각 호의 어느 하나에 해당하는 사람 중에서 동물실험시설의 운영자가 위촉하고, 위원장은 위원 중에서 호선(互選)한다.

1. 「수의사법」에 따른 수의사
2. 동물실험 분야에서 박사 학위를 취득한 사람으로서 동물실험의 관리 또는 동물실험 업무 경력이 있는 사람
3. 동물보호에 관한 학식과 경험이 풍부한 사람 중에서 「민법」에 따른 법인 또는 「비영리민간단체 지원법」에 따른 비영리민간단체가 추천하는 사람으로서 대통령령으로 정하는 자격요건에 해당하는 사람
4. 그 밖에 동물실험에 관한 학식과 경험이 풍부한 사람으로서 총리령으로 정하는 사람

④ 다음 각 호의 사항은 실험동물운영위원회의 심의를 거쳐야 한다.

1. 동물실험의 계획 및 실행에 관한 사항
2. 동물실험시설의 운영과 그에 관한 평가
3. 유해물질을 이용한 동물실험의 적정성에 관한 사항
4. 실험동물의 사육 및 관리에 관한 사항
5. 그 밖에 동물실험의 윤리성, 안전성 및 신뢰성 등을 확보하기 위하여 위원회의 위원장이 필요하다고 인정하는 사항

⑤ 제1항의 실험동물운영위원회의 운영 등에 관하여 필요한 사항은 대통령령으로 정한다.

제3장 동물실험시설 등

제8조(동물실험시설의 등록) ① 동물실험시설을 설치하고자 하는 자는 식품의약품안전처장에게 등록하여야 한다. 등록사항을 변경하는 경우에도 또한 같다.

② 동물실험시설에는 해당 시설 및 실험동물의 관리를 위하여 대통령령으로 정하는 자격요건을 갖춘 관리자(이하 "관리자"라 한다)를 두어야 한다.

③ 제1항에 따른 등록기준 및 절차 등에 관하여 필요한 사항은 총리령으로 정한다.

제9조(실험동물의 사용 등) ① 동물실험시설에서 대통령령으로 정하는 실험동물을 사용하는 경우에는 다음 각 호의 자가 아닌 자로부터 실험동물을 공급받아서는 아니 된다.

1. 다른 동물실험시설
2. 제15조 제1항에 따른 우수실험동물생산시설
3. 제12조에 따라 등록된 실험동물공급자

② 외국으로부터 수입된 실험동물을 사용하고자 하는 경우에는 총리령으로 정하는 기준에 적합한 실험동물을 사용하여야 한다.

제10조(우수동물실험시설의 지정) ① 식품의약품안전처장은 실험동물의 적절한 사용 및 관리를 위하여 적절한 인력 및 시설을 갖추고 운영상태가 우수한 동물실험시설을 우수동물실험시설로 지정할 수 있다. 이 경우 지정기준, 지정사항 변경 등에 관한 사항은 총리령으로 정한다.

② 제1항에 따른 우수동물실험시설로 지정받고자 하는 자는 총리령으로 정하는 바에 따라 지정신청을 하여야 한다.

③ 식품의약품안전처장은 실험동물을 사용하는 관련 사업자 또는 연구 용역을 수행하는 자에게 제1항에 따라 지정된 우수동물실험시설에서 그 업무를 수행하도록 권고할 수 있다.

제11조(동물실험시설 등에 대한 지도·감독) ① 제8조 또는 제10조에 따라 동물실험시설로 등록 또는 우수동물실험시설로 지정 받은 자는 식품의약품안전처장의 지도·감독을 받아야 한다.

② 제1항에 따른 지도·감독의 내용·대상·시기·기준 등에 관하여 필요한 사항은 식품의약품안전처장이 정한다.

제4장 실험동물의 공급 등

제12조(실험동물공급자의 등록) ① 대통령령으로 정하는 실험동물의 생산·수입 또는 판매를 업으로 하고자 하는 자(이하 "실험동물공급자"라 한다)는 총리령으로 정하는 바에 따라 식품의약품안전처장에게 등록하여야 한다. 다만, 제8조의 동물실험시설에서 유지 또는 연구 과정 중 생산된 실험동물을 공급하는 경우에는 그러하지 아니하다.

② 제1항에 따른 등록사항을 변경하고자 할 때에는 총리령으로 정하는 바에 따라 변경등록을 하여야 한다.

제13조(실험동물공급자의 준수사항) 실험동물공급자는 실험동물의 안전성 및 건강을 확보하기 위하여 다음 각 호의 사항을 준수하여야 한다.

1. 실험동물생산시설과 실험동물을 보건위생상 위해(危害)가 없고 안전성이 확보되도록 관리할 것
2. 실험동물을 운반하는 경우 그 실험동물의 생태에 적합한 방법으로 운송할 것

3. 그 밖에 제1호 및 제2호에 준하는 사항으로서 실험동물의 안전성 확보 및 건강관리를 위하여 필요하다고 인정하여 총리령으로 정하는 사항

제14조(실험동물 수입에 관한 사항) 실험동물의 수입과 검역에 관하여는 「가축전염병예방법」 제32조, 제34조, 제35조 및 제36조의 규정에 따른다.

제15조(우수실험동물생산시설의 지정 등) ① 식품의약품안전처장은 실험동물의 품질을 향상시키기 위하여 충분한 인력 및 시설을 갖추고 관리상태가 우수한 실험동물 생산시설을 우수실험동물생산시설로 지정할 수 있다. 이 경우 지정기준, 지정사항 변경 등에 관한 사항은 총리령으로 정한다.

② 제1항에 따른 우수실험동물생산시설로 지정받고자 하는 자는 총리령으로 정하는 바에 따라 지정신청을 하여야 한다.

③ 제1항에 따라 우수실험동물생산시설로 지정된 경우가 아니면 실험동물의 운송용기나 문서 등에 우수실험동물생산시설 또는 이와 유사한 표지를 부착하거나 이를 홍보하여서는 아니 된다.

제16조(실험동물공급자 등에 대한 지도·감독) ① 제12조에 따라 실험동물공급자로 등록하거나 제15조에 따라 우수실험동물생산시설로 지정받은 자는 식품의약품안전처장의 지도·감독을 받아야 한다.

② 제1항에 따른 지도·감독의 대상·시기·기준 등에 관하여 필요한 사항은 식품의약품안전처장이 정한다.

제5장 안전관리 등

제17조(교육) ① 다음 각 호의 자는 실험동물의 사용·관리 등에 관하여 교육을 받아야 한다. 1. 동물실험시설 운영자

2. 제8조 제2항에 따른 관리자

3. 제12조에 따른 실험동물공급자

4. 그 밖에 동물실험을 수행하는 자

② 식품의약품안전처장은 제1항에 따른 교육을 수행하여야 하며, 교육 위탁기관, 교육내용, 소요경비의 징수 등에 관하여 필요한 사항은 총리령으로 정한다.

제18조(재해 방지) ① 동물실험시설의 운영자 또는 관리자는 재해를 유발할 수 있는 물질 또는 병원체 등을 사용하는 동물실험을 실시하는 경우 사람과 동물에 위해를 주지 아니하도록 필요한 조치를 취하여야 한다.

② 동물실험시설 및 실험동물생산시설로 인한 재해가 국민 건강과 공익에 유해하다고 판단되는 경우 운영자 또는 관리자는 즉시 폐쇄, 소독 등 필요한 조치를 취한 후 그 결과를 식품의약품안전처장에게 보고하여야 한다. 이 경우 「가축전염병예방법」 제19조를 준용한다.

③ 동물실험 및 실험동물로 인한 재해가 국민 건강과 공익에 유해하다고 판단되는 경우 운영자 또는 관리자는 살처분 등 필요한 조치를 취한 후 그 결과를 식품의약품안전처장에게 보고하여야 한다. 이 경우 「가축전염병예방법」 제20조를 준용한다.

제19조(생물학적 위해물질의 사용보고) ① 동물실험시설의 운영자는 총리령으로 정하는 생물학적 위해물질을 동물실험에 사용하고자 하는 경우 미리 식품의약품안전처장에게 보고하여야 한다.

② 제1항의 보고에 관한 사항은 총리령으로 정한다.

제20조(사체 등 폐기물) ① 삭제

② 동물실험시설의 운영자 및 관리자 또는 실험동물공급자는 동물실험시설과 실험동물생산시설에서 배출된 실험동물의 사체 등의 폐기물은 「폐기물관리법」에 따라 처리한다. 다만, 제5조 제1항 제3호의2에 따른 실험동물자원은행에 제공하는 경우에는 그러하지 아니하다.

제6장 기록 및 정보의 공개

제21조(기록) 동물실험을 수행하는 자는 총리령으로 정하는 바에 따라 실험동물의 종류, 사용량, 수행된 연구의 절차, 연구에 참여한 자에 대하여 기록하여야 한다.

제22조(동물실험 실태보고) ① 식품의약품안전처장은 동물실험에 관한 실태보고서를 매년 작성하여 발표하여야 한다.

② 제1항에 따른 실태보고서에는 다음 각 호의 사항이 포함되어야 한다.

1. 동물실험에 사용된 실험동물의 종류 및 수
2. 동물실험 후의 실험동물의 처리
3. 동물실험시설 및 실험동물공급시설의 종류 및 수
4. 제11조에 따른 동물실험시설 등에 대한 지도·감독에 관한 사항
5. 제18조에 따른 재해유발 물질 또는 병원체 등의 사용에 관한 사항
6. 제19조에 따른 위해물질의 사용에 관한 사항
7. 제24조에 따른 지정취소 등에 관한 사항

8. 그 밖에 총리령으로 정하는 사항

제7장 보칙

제23조(실험동물협회) ① 동물실험의 신뢰성 증진 및 실험동물산업의 건전한 발전을 위하여 실험동물협회(이하 "협회"라 한다)를 둘 수 있다.

② 협회는 법인으로 한다.

③ 다음 각 호에 해당하는 자는 협회의 회원이 될 수 있다.

1. 제8조 제1항에 따른 등록을 한 자
2. 제8조 제2항에 의한 관리자
3. 실험동물분야에 관한 지식과 기술이 있는 자 중 협회의 정관으로 정하는 자

④ 협회를 설립하고자 하는 경우에는 대통령령으로 정하는 바에 따라 정관을 작성하여 식품의약품안전처장의 설립인가를 받아야 한다.

⑤ 협회의 정관 기재 사항과 업무에 관하여 필요한 사항은 대통령령으로 정한다.

⑥ 협회에 관하여 이 법에 규정되지 아니한 사항은 「민법」 중 사단법인에 관한 규정을 준용한다.

⑦ 국가는 협회가 제1항에 따라 사업을 하는 때에 필요하다고 인정하는 경우 재정 등의 지원을 할 수 있다.

제24조(지정 등의 취소 등) ① 식품의약품안전처장은 제8조 또는 제12조에 따라 동물실험시설 또는 실험동물공급자로 등록한 자가 다음 각 호의 어느 하나에 해당하는 때에는 해당 시설 또는 공급자의 등록을 취소하거나 6개월 이내의 범위에서 시설의 운영 또는 영업을 정지할 수 있다.

1. 속임수나 그 밖의 부정한 방법으로 등록한 것이 확인된 경우
2. 동물실험시설로부터 또는 실험동물공급과 관련하여 국민의 건강 또는 공익을 해하는 질병 등 재해가 발생한 경우
3. 제11조 또는 제16조에 따른 지도·감독을 따르지 아니하거나 기준에 미달한 경우
4. 동물실험시설이 제9조 제1항을 위반하여 다른 동물실험시설, 우수실험동물생산시설 또는 실험동물공급자가 아닌 자로부터 실험동물을 공급받은 경우

② 식품의약품안전처장은 제10조 또는 제15조에 따라 우수동물실험시설 또는 우수실험동물생산시설로 지정을 받은 자가 다음 각 호의 어느 하나에 해당하는 때에는 그 지정을 취소하거나 또는 6개월 이내의 범위에서 시설의 운영을 정지할 수 있다.

1. 속임수나 그 밖의 부정한 방법으로 지정을 받은 것이 확인된 경우
2. 우수동물실험시설 또는 우수실험동물생산시설로부터 국민의 건강 또는 공익을 해하는 질병 등 재해가 발생한 경우
3. 제11조 또는 제16조에 따른 지도·감독을 따르지 아니하거나 기준에 미달한 경우

③ 제1항 및 제2항에 따른 처분의 기준은 총리령으로 정한다.

제25조(결격사유) 다음 각 호의 어느 하나에 해당하는 자는 동물실험시설의 운영자 또는 관리자 및 실험동물공급자가 될 수 없다.

1. 「정신건강증진 및 정신질환자 복지서비스 지원에 관한 법률」 제3조 제1호에 따른 정신질환자. 다만, 전문의가 운영자 또는 관리자로서 적합하다고 인정하는 사람은 그러하지 아니하다.
2. 피성년후견인 또는 피한정후견인
3. 마약·대마·향정신성의약품 중독자
4. 이 법을 위반하여 금고 이상의 실형을 선고받고, 집행이 종료(집행이 종료된 것으로 보는 경우를 포함한다)되거나 집행이 면제된 날부터 2년이 지나지 아니한 자
5. 이 법을 위반하여 금고 이상의 형의 집행유예 선고를 받고 그 유예기간 중에 있는 자
6. 제24조 제1항에 따라 시설의 운영정지를 받거나 등록이 취소된 후 2년이 지나지 아니한 자

제26조(청문) 식품의약품안전처장은 제24조에 따라 해당 시설의 등록 취소, 운영정지, 지정 취소 등을 하고자 하는 때에는 미리 청문을 실시하여야 한다.

제27조(지도·감독 등) ① 식품의약품안전처장은 제11조 및 제16조에 따른 지도 및 감독을 위하여 관계 공무원으로 하여금 현장조사를 하게 하거나 필요한 자료의 제출을 요구할 수 있다.

② 제1항에 따라 조사를 하는 공무원은 그 권한을 표시하는 증표를 지니고 이를 관계인에게 제시하여야 한다.

제28조(과징금) ① 식품의약품안전처장은 시설의 운영자가 제24조에 해당하는 경우에는 해당 시설의 운영정지를 갈음하여 1억원 이하의 과징금을 부과할 수 있다.

② 제1항에 따라 과징금을 부과하는 위반행위의 정도 등에 따른 과징금의 금액 등에 관하여 필요한 사항은 대통령령으로 정한다.

③ 식품의약품안전처장은 과징금의 부과를 위하여 필요하면 다음 각 호의 사항을 적은 문서로 관할 세무관서의 장에게 과세정보의 제공을 요청할 수 있다.

1. 납세자의 인적사항
2. 사용 목적
3. 과징금의 부과기준이 되는 매출금액

④ 제3항에 따라 요청을 받은 자는 정당한 사유가 없으면 이에 따라야 한다.

⑤ 식품의약품안전처장은 제1항에 따른 과징금을 내야할 자가 납부기한까지 내지 아니하면 대통령령으로 정하는 바에 따라 제1항에 따른 과징금 부과처분을 취소하고 제24조 제1항 또는 제2항에 따른 운영정지처분을 하거나 국세 체납처분의 예에 따라 이를 징수한다. 다만, 폐업 등으로 제24조 제1항 또는 제2항에 따른 운영정지 처분을 할 수 없는 경우에는 국세 체납처분의 예에 따라 이를 징수한다.

⑥ 식품의약품안전처장은 제1항에 따라 과징금을 부과받은 자가 다음 각 호의 어느 하나에 해당하는 사유로 과징금의 전액을 일시에 납부하기 어렵다고 인정되는 경우에는 12개월의 범위에서 납부기한을 연장하거나 분할납부하게 할 수 있다.

1. 재해 등으로 인하여 재산에 현저한 손실을 입은 경우
2. 과징금의 일시납부에 따라 자금사정에 현저한 어려움이 예상되는 경우
3. 그 밖에 제1호 또는 제2호에 준하는 사유가 있는 경우

⑦ 식품의약품안전처장은 제6항에 따라 납부기한이 연장되거나 분할납부가 허용된 과징금납부의무자가 다음 각 호의 어느 하나에 해당할 때에는 납부기한 연장이나 분할납부 결정을 취소하고 과징금을 일시에 징수할 수 있다.

1. 분할납부가 결정된 과징금을 그 납부기한 내에 납부하지 아니하였을 때
2. 강제집행, 경매의 개시, 파산선고, 법인의 해산, 국세 또는 지방세의 체납처분을 받는 등 과징금의 전부 또는 잔여분을 징수할 수 없다고 인정될 때
3. 그 밖에 제1호 또는 제2호에 준하는 사유가 있을 때

⑧ 제6항 및 제7항에 의한 과징금 납부기한의 연장, 분할납부 등에 관하여 필요한 사항은 총리령으로 정한다.

제29조(수수료) 다음 각 호의 어느 하나에 해당하는 자는 총리령으로 정하는 바에 따라 수수료를 납부하여야 한다.

1. 제8조에 따른 등록 또는 제10조에 따른 지정을 받고자 하는 자
2. 제12조에 따른 등록 또는 제15조에 따른 지정을 받고자 하는 자

제30조(벌칙) 제12조 제1항 또는 제2항을 위반하여 등록 또는 변경등록을 하지 아니한 자는 500만원 이하의 벌금에 처한다.

제31조(벌칙) 다음 각 호의 어느 하나에 해당하는 자는 200만원 이하의 벌금에 처한다.

1. 제9조 제1항을 위반하여 다른 동물실험시설, 우수실험동물생산시설 또는 실험동물공급자가 아닌 자로부터 실험동물을 공급받은 자
2. 제27조 제1항에 따른 현장조사를 정당한 사유 없이 거부·기피·방해한 자 또는 자료제출 요구에 응하지 아니하거나 거짓의 자료를 제출한 자

제32조(양벌규정) 법인의 대표자나 법인 또는 개인의 대리인·사용인 및 그 밖의 종업원이 그 법인 또는 개인의 업무에 대하여 제31조에 해당하는 행위를 한 때에는 행위자를 벌하는 외에 그 법인 또는 개인에 대하여도 각 해당 조의 벌금형을 과한다. 다만, 법인 또는 개인이 그 위반행위를 방지하기 위하여 해당 업무에 관하여 상당한 주의와 감독을 게을리하지 아니한 경우에는 그러하지 아니하다.

제33조(과태료) ① 다음 각 호의 어느 하나에 해당하는 자에게는 300만원 이하의 과태료를 부과한다.

1. 제7조 제1항을 위반하여 실험동물운영위원회를 설치·운영하지 아니한 동물실험시설의 운영자 또는 관리자
2. 제7조 제4항을 위반하여 실험동물운영위원회의 심의를 거치지 아니한 동물실험시설의 운영자 또는 관리자

② 다음 각 호의 어느 하나에 해당하는 자에게는 100만원 이하의 과태료를 부과한다.

1. 제8조에 따른 등록을 하지 아니한 자
2. 제15조 제3항을 위반하여 우수실험동물생산시설 또는 이와 유사한 표지를 부착하거나 이를 홍보한 자
3. 제17조 제1항을 위반하여 교육을 받지 아니한 동물실험시설 운영자, 관리자 또는 실험동물공급자
4. 제18조 제2항 및 제3항 또는 제19조 제1항에 따른 보고를 하지 아니하거나 거짓으로 보고한 자

③ 제1항 및 제2항에 따른 과태료는 대통령령으로 정하는 바에 따라 식품의약품안전처장이 부과·징수한다.

④ 삭제 〈2013. 3. 23.〉

⑤ 삭제 〈2013. 3. 23.〉

부칙 〈제15944호, 2018. 12. 11.〉

제1조(시행일) 이 법은 공포 후 3개월이 경과한 날부터 시행한다.

제2조(과징금 부과에 관한 경과조치) 이 법 시행 전의 위반행위에 대한 과징금 부과에 관하여는 종전의 규정에 따른다.

참고문헌

권복규, 『의료윤리교육방법론』, 서울: 로도스, 2015.

권복규·박은정, 『줄기세포 연구자를 위한 생명윤리』, 서울: 세창출판사, 2007.

김은애, 「보조생식술에 대한 공적 규제 및 지원·감독 체계에 관한 연구」, 『한국의료법학회지』 22권 1호, 한국의료법학회, 2014, pp.43-76.

김현철, 「생명윤리법학의 의의」, 『생명윤리정책연구』 8권 1호, 서울: 이화여자대학교 생명의료법연구소, 2010, pp.101-118.

김현철·고봉진·박준석·최경석, 『생명윤리법론』, 서울: 박영사, 2014.

김현철·김정아·김휘원·장원경, 『UNESCO 생명윤리와 인권 보편선언의 국내법적 제도화에 관한 연구』, 세종: 한국법제연구원, 2016.

대한민국 학술원, 『한국의 학술연구: 의과학』, 서울: 대한민국 학술원, 2004.

데이비스, 폴, 『생명의 기원』, 고문주 옮김, 서울: 북스힐, 1998.

드워킨, 로널드, 『생명의 지배영역: 낙태, 안락사 그리고 개인의 자유』, 서울: 로도스, 2014.

롤즈, 존, 『정의론』, 황경식 옮김, 서울: 이학사, 2003.

박수헌, 『IRB와 법의 이해』, 서울: 유원북스, 2019.

박은정, 『생명 공학시대의 법과 윤리』, 서울: 이화여자대학교출판부, 2000.

배현아, 「바이오기술과 생명윤리 법정책의 쟁점과 개선방향: 유전자 치료 연구를 중심으로」, 『바이오경제연구』, 1권 2호, 한국바이오경제학회, 2018, pp.31-48.

배현아·이석배, 「착상전유전자선별검사와 배아생성자의 권리」, 『서울대학교 법학』 59권 1호, 서울대학교 법학연구소, 2018, pp.393-420.

샌델, 마이클, 『생명의 윤리를 말하다: 유전학적으로 완벽해지려는 인간에 대한 반론』, 서울: 동녘, 2010.

싱어, 피터, 『실천윤리학』, 황경식 등 옮김, 서울: 철학과현실사, 1992.

______, 『동물해방』, 김성한 옮김, 서울: 인간사랑, 1999.

싱어, 피터·커스, 헬가 엮음, 『생명윤리학』 I, II, 변순용 등 옮김, 서울: 인간사랑, 2006.

이동익, 『생명공학과 가톨릭 윤리』, 서울: 가톨릭대학교출판부, 2004.

이상돈, 『생명공학과 법』, 서울: 아카넷, 2003.

이인영, 『생명의 시작과 죽음: 윤리논쟁과 법 현실』, 서울: 삼우사, 2009.

장영민 외, "「생명윤리 및 안전에 관한 법률」의 유전자치료 및 배아·태아의 유전자검사에 대한 개선 방안 연구", 『생명윤리정책연구』, 이화여자대학교 생명윤리법정책연구소, 2006.

존슨, 앨버트, 『의료윤리의 역사』, 이재담 옮김, 서울: 로도스, 2014.

존슨, 앨버트·툴민, 스티브, 『결의론의 남용: 도덕 추론의 역사』, 권복규 외 옮김, 서울: 로도스, 2014.

최경석, 「호스피스·완화의료 및 연명의료결정에 관한 법률의 쟁점과 향후 과제」, 『한국의료윤리학회지』 19권 2호, 한국의료윤리학회, 2016, pp.121-140.

최경석, 「생명윤리와 생명윤리법 — 다원주의 사회에서 학제적 생명윤리학의 학문적 정체성과 미래 —」, 『법학논집』 17권 1호, 이화여자대학교 법학연구소, 2012, pp.224-260.

최경석·김현철, 『생명윤리 및 안전에 관한 법률의 쟁점과 이해』, 서울: 이화여자대학교 생명윤리법정책연구소, 2010.

칸트, 임마누엘, 『실천이성비판』, 백종현 옮김, 서울: 아카넷, 2002.

토머스마, 데이비드·쿠시너, 토머신 엮음, 『탄생에서 죽음까지: 과학과 생명윤리』, 김완구 옮김, 서울: 문예출판사, 2003.

페를만, 카임, 『법과 정의의 철학』, 심헌섭 옮김, 서울: 종로서적, 1989.

Beauchamp, T. L.·Childress, J. F., 『생명의료윤리의 원칙들(6판)』, 최경석 외 옮김, 서울: 이화여자대학교 생명의료법연구소, 2014.

Macer, Darryl, 『시민을 위한 생명윤리학』, 권복규 옮김, 서울: 이화여자대학교 생명윤리법정책연구소, 2007.

Munson, R., 『의료문제의 윤리적 성찰』, 박석건 외 옮김, 서울: 단국대학교출판부, 2001.

Pence, Gregory E., 『고전적 사례로 본 의료윤리(4판)』, 김장한·이재담 옮김, 서울: 지코사이언스, 2007.

Beauchamp, T. L. & Childress, J. F.. *Principles of Biomedical Ethics*(7th ed.), New York: Oxford, 2013.

Beecher, H., "Ethics and Clinical Research", *NEJM*, 274(24), 1966, pp.367-372.

Brody, B., *The Ethics of Biomedical Research*, New York: Oxford University Press, 1998.

Buchanan, Allen E. & Brock, Dan W., *Deciding For Others: the ethics of surrogate decision making*, Cambridge: Cambridge University Press, 1990.

Dubernardetat. J. M., "Outcomes 18 months after the first human partial face transplantation", *NEJM*, 157(24), 2007, pp.2451-2460.

Dworkin, Gerald, *The Theory and Practice of Autonomy*, Cambridge: Cambridge University Press, 1988.

Dworkin, Roger B., *Limits: the role of the law in bioethical decision making*, Bloomington: Indiana University Press, 1996.

Ellershaw, J. et al., "Care of the Dying Patients: The Last Hours or Days of Life", *BMJ*, 326, 2003, pp.30-34.

Faden, Ruth R. & Beauchamp, Tom L., *A History and Theory of Informed Consent*, New York: Oxford University Press, 1986.

Garrison, Marsh & Schneider, Carl E., *The Law of Bioethics: Individual Autonomy and Social Regulation*, St. Paul: Thomson & West, 2003.

Jonsen, A. R., *The Birth of Bioethics*, New York: Oxford University Press, 1998.

Kasman, D. L., "When Is Medical Treatment Futile?", *Journal of General Internal Medicine*, 19(10), 2004, pp.1053-1056.

McMahan, Jeff, *The Ethics of Killing: Problems at the Margins of Life*, New York: Oxford University Press, 2002.

Noble, Denis & Vincent, Jean-Didier, *The Ethics of Life*, Paris: Unesco Publishing, 1997.

Pallis, C., "Whole brain death reconsidered-physiological facts and philosophy", *J Med Ethics*, 9, 1983, p.35.

Pop, T. & Hexum, M., "Legal Briefing: POLST: Physician Orders for Life-Sustaining Treatment", *Journal of Clinical Ethics*, 23(4), 2012, pp.353-376.

Thomson, J. J., "A Defense of Abortion", *Philosophy and Public Affairs*, 1(1), 1971, pp.47-66.

Traphagan, John W., *Rethinking Autonomy: A Critique of Principlism in Biomedical Ethics*, New York: Suny Press, 2013.

Warnock, Mary, *Nature & Mortality: recollections of a philosopher in public life*, London: Continuum, 2003.

찾아보기

생명윤리와 법(제4개정판)

펴낸날 1판 1쇄 2005년 7월 29일
2판 1쇄 2009년 2월 28일
3판 1쇄 2014년 12월 10일
4판 1쇄 2020년 8월 31일
2쇄 2021년 8월 26일
지은이 권복규 · 김현철 · 배현아
펴낸이 이승아
펴낸곳 이화여자대학교출판문화원
주소 서울특별시 서대문구 이화여대길 52(우 03760)
등록 1954년 7월 6일 제9-61호
전화 02) 3277-2965(편집), 02) 362-6076(마케팅)
팩스 02) 312-4312
전자우편 press@ewha.ac.kr
홈페이지 www.ewhapress.com
표지 디자인 정혜진
본문 디자인 신성기획
책임 편집 민지영
찍은곳 (주)현문자현

ISBN 979-11-5890-384-8 93360
값 22,000원

이 도서의 국립중앙도서관 출판시도서목록(CIP)은 서지정보유통지원시스템 홈페이지(http://seoji.nl.go.kr)와 국가자료공동목록시스템(http://www.nl.go.kr/kolisnet)에서 이용하실 수 있습니다.(CIP제어번호: CIP2020033926)